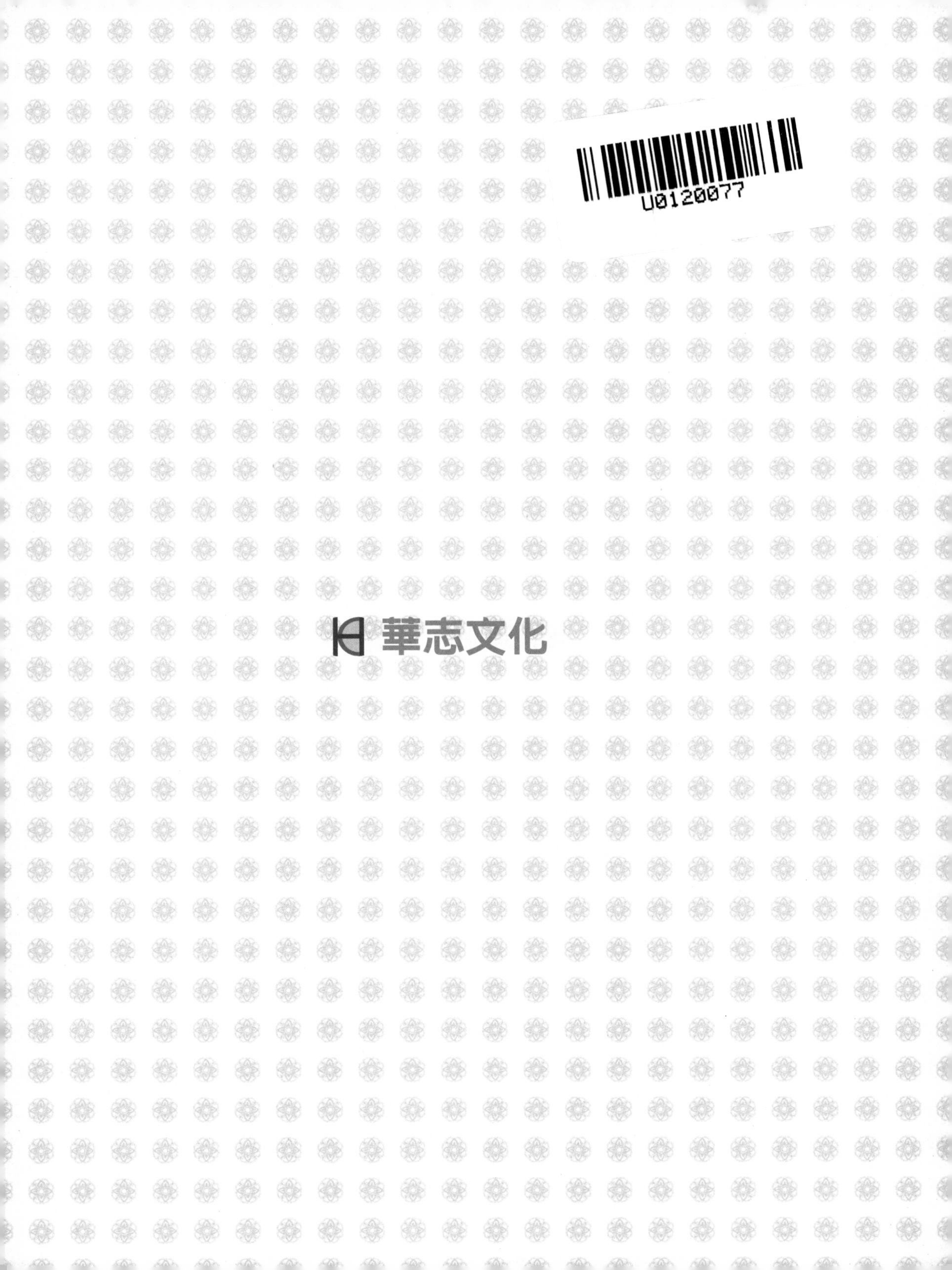
U0120077
華志文化

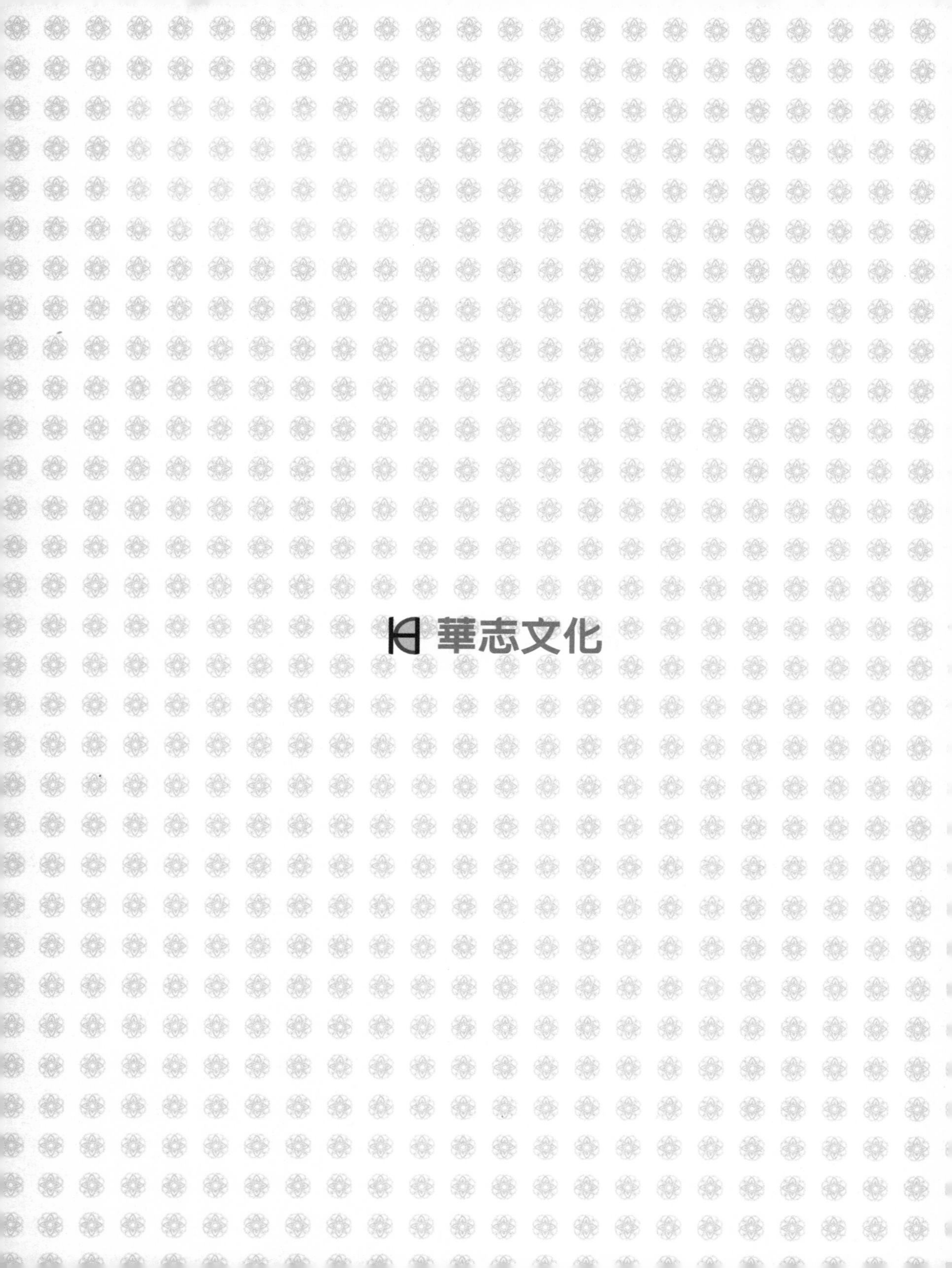
華志文化

你不可不知的

防癌抗癌100招

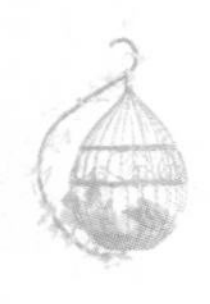

前言

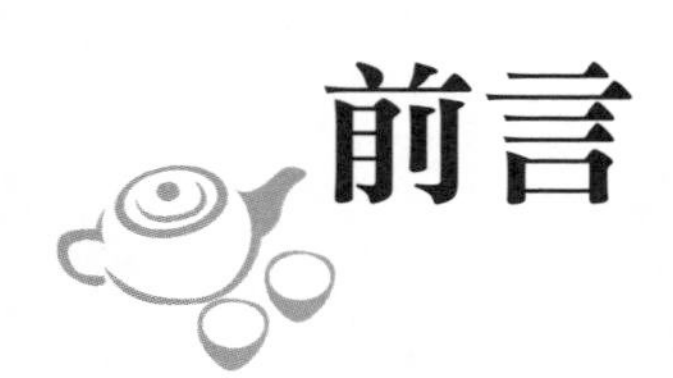

科學家認為，每人身上均有原癌基因，也有抗癌基因，一般情況下它們都處於一種動態的平衡狀態。但如果發生了某種特別情況，這個平衡不能夠再維持下去，人就會患上癌症。破壞這種平衡的外因主要源自於人們的不健康生活方式和生活行為。

據報導，肺癌患者有比往年增加的趨勢。以前以男性居多，但現在隨著環境污染、車輛廢氣等原因，女性肺癌患者也在增多。除去空氣污染外，吸菸是肺癌的重要因素。預防肺癌，戒菸是首要，其次，飲食中要多吃富含維生素C的蔬菜和水果，避免進食黴變食物、醃製火腿及燻烤食品、農藥污染的食物。

據調查，得胃癌的年輕人也呈增多的趨勢。黃麴毒素、亞硝酸鹽所導致的胃癌病例已呈下降趨勢，但不良生活方式所導致的胃癌人數在增多。喜吃煙燻、油炸和烘烤食物，暴飲暴食，進食過快，進食時情緒緊張，飲酒無度，新鮮蔬菜、膳食纖維進食過少，高蛋白高脂肪食物過多，長期處於高壓狀態等都會誘發胃癌。因此，要注意改變不良的飲食習慣。

從門診情況看，城市女性乳癌的發病率正迅速成長，並且發病傾向趨於低齡化，賀爾蒙依賴型乳癌病例也正在增多。乳癌的發病原因除了遺傳因素外，工作節奏加快、內分泌失調以及過多人工流產、服用避孕藥物、飲酒、抽菸等不良的生活習慣也是禍首。預防乳癌，首先要早期檢查，盡量不用賀爾蒙干預類藥物，並且要保持開朗的心情和健康的體魄。

以上所列舉的種種就在我們的身邊人群中時有發生，因此本書

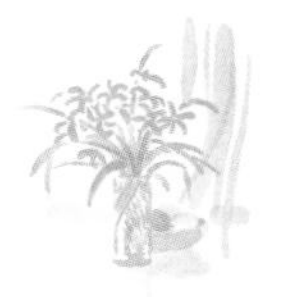

從改變不良習慣著手，提出了生活環境、飲食、運動、心理等方面的防癌抗癌妙招，可供讀者瀏覽。

此外，還對一些常見癌症的防治方法進行探討，並對中醫中藥的一些防癌抗癌知識進行了簡要介紹。

祝每一位讀者開卷有益，遠離不良生活方式引起的癌，且越活越健康！

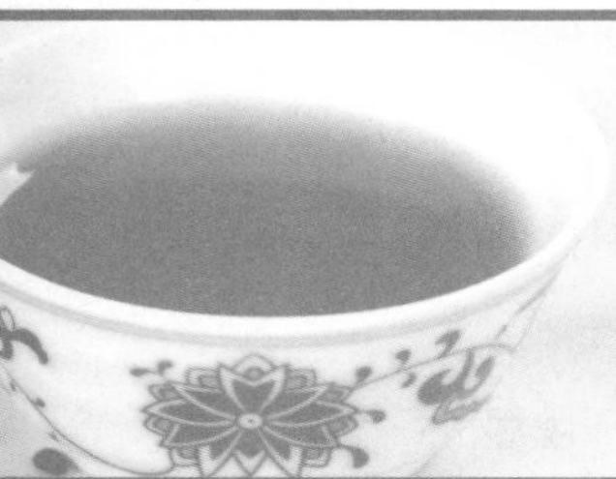

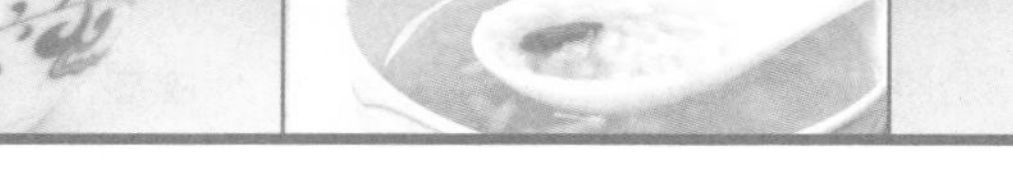

目錄

第一篇：改變不良習慣可以防癌抗癌

第二篇：良好生活環境可以防癌抗癌

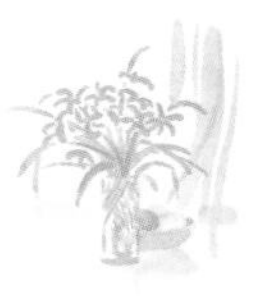

第三篇：飲食防癌抗癌

第四篇：運動防癌抗癌

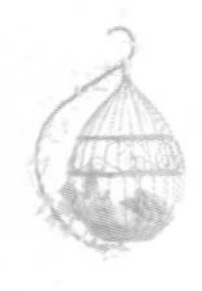

第五篇：心理防癌抗癌

第六篇：常見癌症的防治

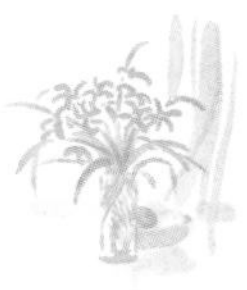

第七篇：中醫藥與防癌抗癌

第一篇

改變不良習慣
可以防癌抗癌

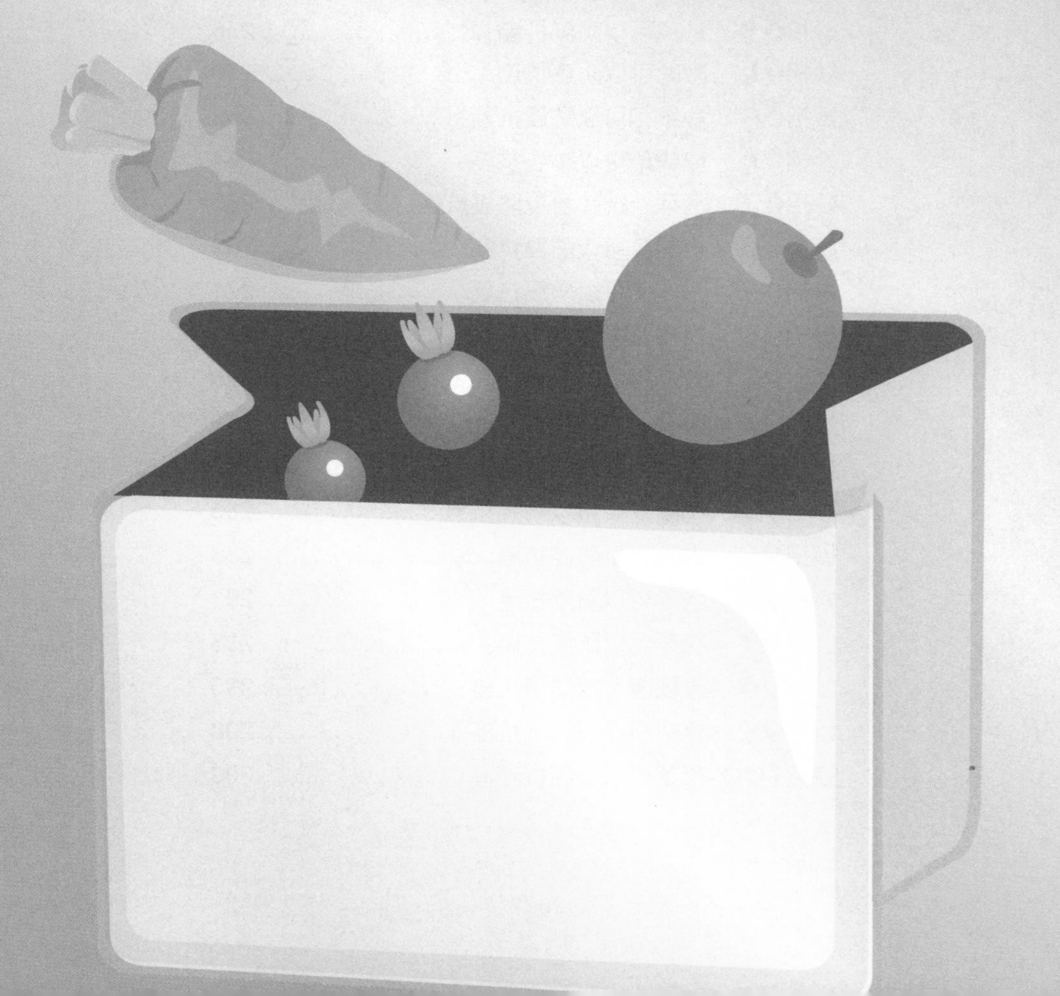

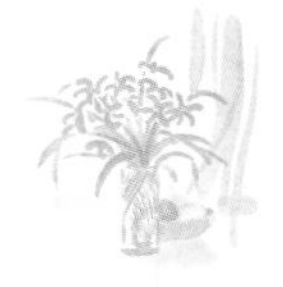

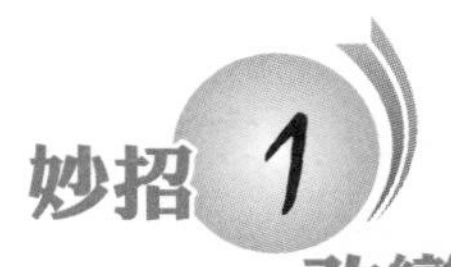

妙招1 改變生活方式，戰勝生活方式癌

2007年8月，英國廣播公司在一篇特別報導中談及由於人們的不良生活方式而導致癌症，並且為其取名為「生活方式癌」。隨後，這個詞語被快速傳播到世界的每個角落。抽菸、酗酒、經常熬夜吃宵夜，在車水馬龍的街頭呼吸汽車排放出的廢氣，甚至在家炒菜時吸進油煙霧氣等，都存在著致癌的可能性。生活水準的提高，生活方式的改變，社會的轉型，使人類逐步擺脱了營養不良和傳染性疾病，但大量慢性非傳染性疾病又湧現在人類面前，癌症就是其中之一。世界衛生組織指出：癌症患者中，生活方式癌所佔的比例高達80%！

癌症分類

從發病原因看，癌症大致可分為三類：①生物致癌，包括病毒和寄生蟲，如白血病、鼻咽癌、血吸蟲所致的直腸癌等。②化學物質致癌，如亞硝胺、苯並芘可致食道癌、肺癌。③物理因素致癌，如放射線過多照射可引起白血病等。

生活方式癌

每個人身上都有原癌基因，也有抗癌基因。一般情況下它們都是處於封存不動狀態。然而，如果發生了某種特別情況，使得原癌基因被啟動或抗癌基因丟失，人就會患上癌症。

原癌基因被啟動、抗癌基因丟失都與外界因素有關，這種外界的因素就源自於人們的生活方式和生活習慣。隨著生活水準的提高，因為不良飲食習慣、精神緊張以及缺乏運動等不健康的生活方式，使患病的人越來越多。不良生活習慣有以下10種：極度缺乏運動，有病不求醫，不定期體檢，不吃早餐，與家人缺少交流，長時間處在空調環境中，長坐不動，沒有充足睡眠時間，面對電腦過久，三餐飲食無規律。

生活方式的改變的確可以改變癌症發生的機率，這是預防「生活方式癌」的最大動力。以女性惡性癌症的發生為例，據統計，早年初期女性惡性癌症中排序第一的子宮頸癌現在已下降，而過去極少見的乳癌現在卻排到了第一，這是生活方式的改變影響女性癌症排序發生變化的最明顯的例子。因為子宮頸癌的發生與生孩子多、性行為混亂有關，18歲以前發生過性行為的女性也易患上子宮頸癌，而乳癌的發生則與營養過剩、哺乳過少有關。

切斷生活方式與癌的通道

只要改善生活方式，1/3的癌症可以預防；1/3的癌症如能早發現即可治癒；還有1/3的癌症積極治療即可延長生命。

防癌抗癌要宣導健康的生活方式。飲食要清淡；保持好心情，因為情緒憂鬱會導致免疫力下降，讓癌症有可乘之機；加強運動，運動可防癌。

吃低脂飲食。很多癌症與高脂肪飲食有關，在乳癌發病率中，文明城市較鄉村比率高，這都與高脂肪飲食有關。

多吃新鮮蔬菜和水果。不要吃得太精細，多吃纖維素高的食物。戒菸斷酒。飲食清淡不僅意味著少油，還意味著少鹽。

改變一日三餐的營養結構。受現代生活方式的影響，一般家庭的晚餐往往營養過剩，還有的人經常吃宵

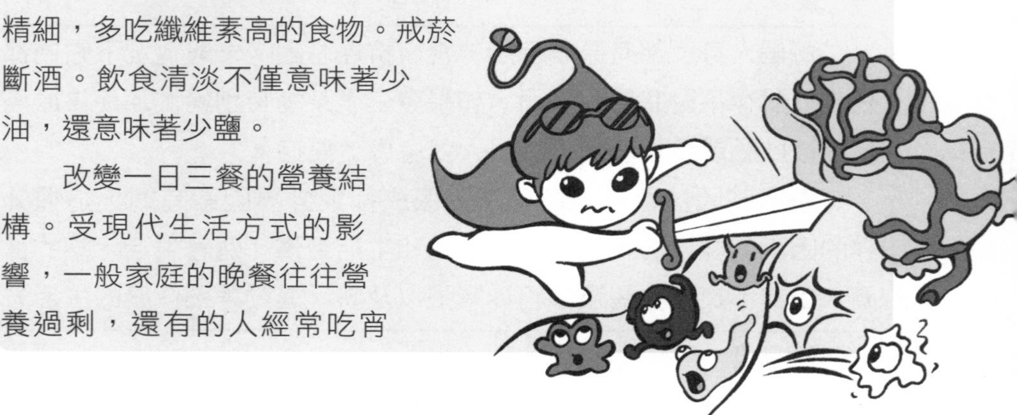

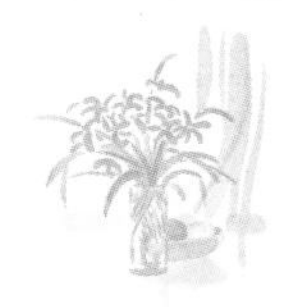

夜，胃腸不堪重負的時候，癌變的可能性就會隨之增加。

人們都喜歡醃魚臘肉，這些容易致癌的食品若與富含維生素C的蔬菜，如甜椒、綠花椰菜、豌豆苗、花椰菜、芹菜、青菜、苦瓜、豆瓣菜等搭配食用，將會安全得多。

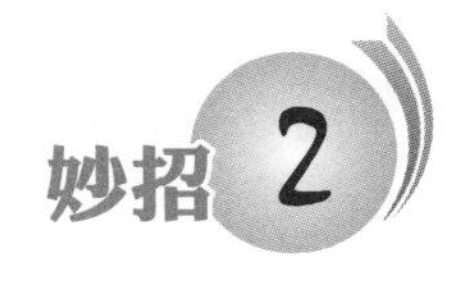

人的皮膚下存在一種組織，平時處於休眠狀態，當用毛巾摩擦皮膚後，受到刺激的組織細胞就會活躍起來，進入血液循環，並逐步發展演變為網狀細胞。網狀細胞具有免疫功能，經常擦背能增加免疫力，達到防癌的效果。

妙招2 改善營養，防癌抗癌

一般情況下，單是營養不良並不誘發癌症，但癌症誘因是綜合性的，營養不良與癌症誘發有一定的關聯。

蛋白質不足

蛋白質是維持人體正常生命活動的最基本因素，人體一切細胞組織都由蛋白質組成。食物中所含的必須胺基酸種類越全，數量越多，比例越合適（近似於人體蛋白質的組成情況），其利用價值就越高。

人體一旦缺乏蛋白質，免疫球蛋白、T細胞、B細胞等免疫細胞便失去來源，機體失去免疫功能，人體便會罹患癌症等疾病，甚至死亡。

蛋白質是生命的物質基礎，蛋白質的攝入不足或消耗過大，人體的免疫機制遭到破壞，機體抵抗力下降，容易導致癌症。研究發現，飲食中蛋白質含量下降時，可導致人和動物罹患癌症，在提高蛋白質的量或補充胺基酸後，則可抑制癌症的生長。海產低等動物蛋白質和某些胺基酸微生物有抑制癌症的功效，蛋白質對胃內致癌物亞硝胺的合成也有抑制作用。

調查顯示，胃癌、食道癌、肝癌等癌症患者的病前飲食中，蛋白質攝入不足者的患癌比例明顯高於正常人。

維生素缺乏

近年來隨著對癌症防治研究的深入，人們越來越注意到某些維生素與許多癌症的發生和發展有密切關係，主要是維生素A、維生素C、維生素E，同時也研究了解複合維生素B的功用。其中，體內維生素A、維生素C、維生素E缺乏與食道癌、胃癌、肺癌、子宮癌等多種癌症有密切關係。

維生素A可增強免疫力，具有抗癌作用。胡蘿蔔素中尤以β胡蘿蔔素最佳，不具毒性，沒有過剩之虞，而且具抗癌作用，有助降低有害的膽固醇含量。β胡蘿蔔素、視黃醇和類維生素A類對某些上皮癌可能的防護作用正在研究之中。當人體缺乏維生素A時，易使上皮細胞角質化，這是一種癌前期病變，動物實驗證明維生素A對該病有防治作用。

維生素C有增強抵抗力、抗病毒、抗感染、抗腫瘤的作用。維生素C可以阻斷甲基苯胺與亞硝酸鈉在胃內合成甲基苯甲基亞硝胺，抑制透明質酸酶的形成，從而產生抑癌作用。

維生素E具有一定的抗癌作用，特別是對乳癌的效果較好。維生素E能阻止某些有毒物質的致癌過程。維生素E還可以防止前列腺癌。芬蘭科學家進行的一項研究證明了這一點。

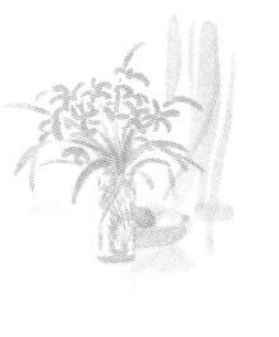

微量元素缺乏

一些微量元素有抑癌、抗癌和防癌多重作用。長期的低碘或缺碘飲食可引起甲狀腺腫大，一部分甲狀腺腫大的患者可以惡變而轉化為甲狀腺癌。缺碘也可能與乳癌有一定關係。

腫瘤患者血清中硒含量減少，尤其是消化道腫瘤更為明顯。在腫瘤流行病學上常以血清硒濃度作為腫瘤診斷及鑑別的參考依據。硒能透過谷胱甘肽過氧化物酶阻止自由基引發的脂質過氧化反應，在慢性疾病及癌症病人中，細胞內的谷胱甘肽過氧化物酶的活性均降低而使脂質過氧化物反應增強。另外，硒還可直接作用於腫瘤細胞，使腫瘤細胞在活體內的增殖力減弱，控制腫瘤細胞的分化生長，而對宿主的正常細胞並無不良作用。攝入適當劑量的硒有利於機體增強抗腫瘤作用。有專家還發現，硒有抑制癌前病變的作用。

鉬與癌症的關係也十分密切。在食道癌高發區飲水中，鉬含量僅為低發區的1/23，糧食樣品中鉬含量與食道癌死亡率成負相關。高發區居民血清、尿液及頭髮中鉬含量明顯低於低發區，食道癌病人體內鉬的吸收率也比較低。鉬的防癌抗癌作用，一是透過減少致癌物質亞硝胺的合成原料，猶如釜底抽薪；二是透過增加維生素C，來阻斷合成亞硝胺，從而消除引起食道癌、胃癌的病因。病因消除了，癌症自然會被控制和根除。

膳食纖維減少

膳食纖維是指一切不受消化酶影響的植物纖維。動物性食物缺乏膳食纖維，腸內厭氧細菌在未消化的食物殘渣中大量繁殖，可產生致癌的有害物質。另外，膽鹽

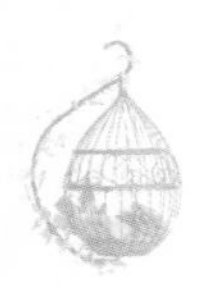

或代謝前驅物化為致癌物，與腸黏膜接觸過久，就會誘發結腸癌。膳食纖維有很好的吸收水分和保持水分的性能，並能夾帶著未被消化的食物殘渣和有害的代謝物較快地排出體外。所以膳食纖維有良好的防癌作用。

營養學家認為每人每天纖維素的供給量不應低於20～30克，由於年老體弱、生活習慣等原因而進食穀物、蔬菜太少者，纖維素攝入量便相對減少，很容易引起結腸癌。

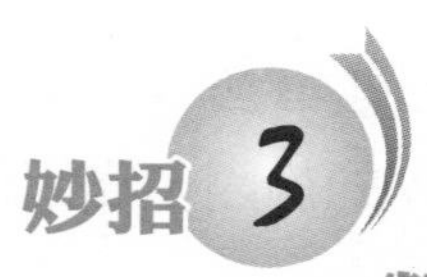

有些中老年人為降低血脂而長期吃素，其實也不妥。發生高血脂症的原因複雜，不少是由於血脂代謝紊亂所致，不能單純用油、肉吃得太多來解釋。同時，長期忌食葷腥是一種偏食，會使蛋白質、脂類、脂溶性維生素、某些微量元素攝入不足，導致營養不良，免疫力下降，甚至可能誘發癌症。

妙招3 營養過剩會增加癌症發病率

在每5例患者死因中，有1例就是死於惡性腫瘤，這中間很多都與營養過剩有關。

脂肪攝入過多

20世紀上半葉，有學者研究發現，高脂飲食會促進實驗動物的腫瘤生長，從而引起了人們對飲食中脂肪作為癌症病因的重視。在這項早期工作中還發現限制脂肪攝入量能顯著降低腫瘤的發生率。

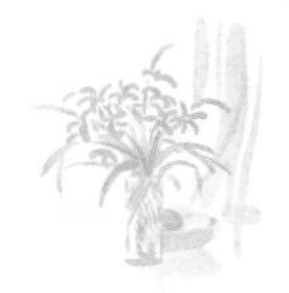

調查發現，高脂肪膳食與腸癌及乳癌的發病率有關。如乳癌及結腸癌，在歐洲、北美和澳洲等脂肪食用較多地區多發，而在多數非洲及亞洲食用脂肪較少國家低發。此外，高脂飲食還可增加乳癌、結腸癌、前列腺癌、卵巢癌、子宮內膜癌、胰臟癌發生的危險。

低脂肪飲食還能遏制皮膚癌擴散。

蛋白質攝入過多

蛋白質攝入量不足可誘發癌症，但攝入過多，也能增加多種癌症的發病率。

長期蛋白質攝入量達到正常需要量2～3倍時，可出現致癌作用。經常攝入超量的蛋白質會增加發生乳癌、結腸癌、胰臟癌、腎癌、前列腺癌和子宮內膜癌的危險。當一個人每日攝入90克以上的蛋白質時，其體內鈣、磷、鐵、鋅、鎂的含量就會降低，而鋅和鎂與抑制癌症的發生有直接關係。人們吃肉類食物時，往往吃入過多的脂肪，因此，在考慮蛋白質時，不妨增加一些豆類蛋白。為了防癌，人們應避免高脂肪、高蛋白、高熱量的飲食，蛋白質攝入量不宜過多。一個體重60公斤的成年人，每天需要70克優質蛋白質，攝入過多、過少均不利於防癌。

微量元素攝入過多

適量的微量元素為人體健康所必須，但一些微量元素攝入過多，造成體內的含量過高，也會直接或間接地毒害身體的相關臟器和組織，誘發多種癌症。

多種微量元素如硒、鋅、鐵、鎳、鉻等均與癌症的發生有密切關

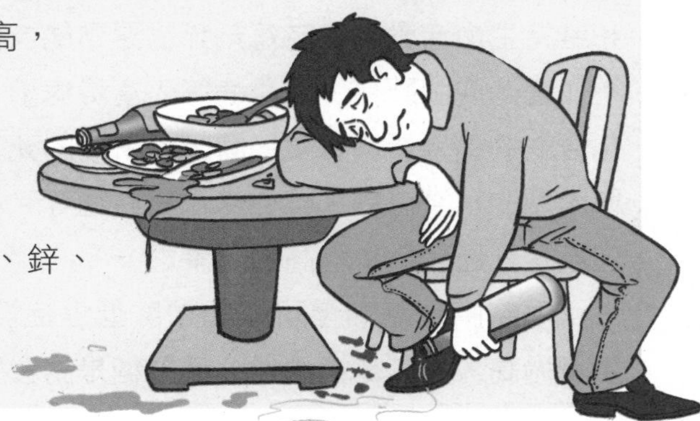

係。研究顯示，在腫瘤的形成過程中往往伴有血清銅含量的升高和鋅含量的降低。與非消化道腫瘤病人相比，消化道惡性腫瘤患者血清銅/鋅比值均升高，食道癌明顯高於結腸直腸癌病人。

確定致癌的微量元素有鉻、鎳、砷三種；懷疑致癌的有鈹和鎘，鈹還能使人患鈹矽病，其死亡率之高並不亞於癌症；潛在致癌的微量元素有鈷、鐵、鋁、錫、鉬等。高鎘飲水區的居民其食道癌、直腸癌、喉癌、肺癌及前列腺癌均高於其他地區；過量的砷能誘發肺癌、喉癌、白血病，長期接觸砷化合物其肺癌發病率比一般人高3～8倍。鉛可誘發腎癌、胃腸癌及血液系統的惡性腫瘤。過量的鎳可誘發口腔、咽喉部癌及直腸癌；鈹與骨癌、乳癌及子宮頸癌的發病有關。還有些元素的致癌作用不能肯定，但是隨著科技的發展，微量元素在人體內的生物學作用會逐漸被揭示清楚的。

微量元素的致癌與治癌是相對而言的。微量元素鉻，其六價鉻是致癌因素，而三價鉻是營養素，既可預防中老年人易患的心血管疾病和糖尿病的發生，又可預防青少年近視。但是，如果體內積存過多，就能致癌。據統計，長期接觸鉻的人，肺癌發生率是正常人的3～30倍。鎳經研究證實具有致癌性，它可以引起口腔癌、鼻咽癌、直腸癌以及肺癌。其發病率與外界環境中的鎳含量呈正相關。

碳水化合物攝入過多

碳水化合物是人體的主要能源物質。人們從事工作勞動、運動和維持生命活動，每時每刻都需要熱能，但碳水化合物攝入過多，不僅會造成肥胖症、糖尿病等「富貴病」，也容易誘發癌症。碳水化合物的攝入量與婦女的胰臟癌所致的死亡率有直接關係，尤其攝取過多的精製白糖、精白米、精白麵等。精製碳水化合物食物，被認為是乳癌發病率增高的因素之一。

限制膳食總熱量可以明顯降低癌症發病率。研究顯示，膳食熱量過高，尤其是攝入過多低聚糖是誘發結腸癌和胰臟癌的危險因

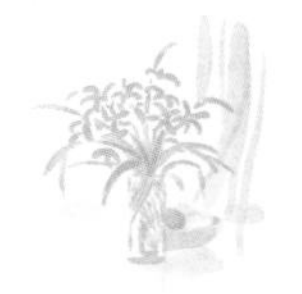

素。熱量攝入不足，會消耗體內儲存的蛋白質、脂肪等，天長日久會出現體重減輕，逐漸消瘦。如果熱量供應過多，多餘的熱量便會積存轉化為脂肪。體重超標，表現為女性多發乳癌，男性多發大腸癌。超重的人較體重正常或略輕的人更容易患癌症，病死率也較高。

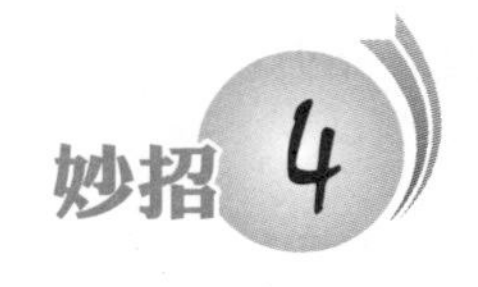

過量飲酒也是誘發癌症的重要因素。過量飲酒與口腔癌、咽癌、喉癌、食道癌、肝癌、直腸癌、乳癌的發病，有密切關係。要想預防癌症的發生，我們必須從生活中的點滴做起。我們對自己的飲食習慣應該做個合理的調整，均衡營養是關鍵。

妙招4 戒菸可以防癌抗癌

據統計，全世界每年約有250萬人，即平均每13秒鐘就有1人死於吸菸引起的各種疾病。

並預測到2014年，西方國家女性吸菸者的肺癌死亡率將大大超過其他癌症。菸草及煙霧中含有大量致癌物質，可導致多種癌症的發生。在所有的癌症中，大約30%是由吸菸所引起的。

吸菸引起癌症不是即時效應，而是在幾十年後才能顯示出來。如果及時戒菸，對於降低日後的患癌機會，降低癌症發病率是非常有效的。

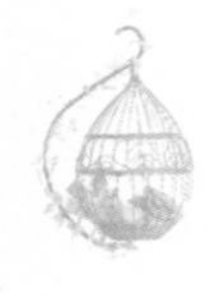

吸菸致癌

吸菸與口腔癌、鼻咽癌、食道癌、肺癌、胃癌、腸癌、乳癌等多種癌症有關。減少吸菸或不吸菸，可大大減少患癌的機會。

吸菸致癌主要在於以下三大因素：

（1）破壞細胞基因。香菸含有許多致癌物質，這些致癌物無孔不入，會「鑽入」基因鹼基中，破壞去氧核糖核酸的結構。如果被損害的去氧核糖核酸沒能得到及時的修復，就會將有病的基因轉交給子代細胞，成為潛在性的癌細胞，當受到其他因素的作用後，癌細胞就發生大量增殖而形成癌腫瘤。

（2）放射性損傷。菸草在生長過程中，較其他植物容易從土壤肥料、水和空氣中攝取放射性物質，致使菸草中含有較多的放射性元素。其中危害較大的是一種叫做釙210的放射性物質，這種物質在人們吸菸時揮發，並隨著煙霧流入人體內積聚，不斷地放射肉眼看不見的α射線，損傷機體組織細胞，影響組織細胞的代謝，可引起基因突變，誘發並促使癌腫的形成和生長。

（3）損傷免疫功能。吸菸可引起人體免疫功能的損傷，這種損傷與吸菸者感染和癌症發生率升高呈因果關係。人體免疫系統中有一種自然殺傷細胞——淋巴細胞，它可直接抑制和殺滅癌細胞。而吸菸則會導致自然殺傷細胞活性降低，吸菸越嚴重，其活性就越低。

有的人整天吸菸為何不得肺癌

這與各人體質不同有關。煙霧中引起肺癌的致癌物主要是苯並芘類，它必須經過人體內一種叫烴化酶的物質作用才能產生致癌結果。這種酶活力高者容易罹患癌症，而活力低者就不容易患癌。另外，這裡還有個統計學問題。流行病學調查需要大量樣本，而一個人接觸的對象畢竟有限。你認識的100個吸菸者中只有10人得了

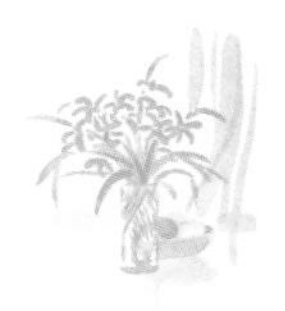

癌，並不能簡單地認為肺癌的患病率為10%，而經統計成千上萬的人才能得到準確的結論。有人問：「不吸菸者為何也會得肺癌？」吸菸雖然是肺癌的主要病因，但並非唯一病因。與其相關的因素至少還有：職業致癌因素、空氣污染、電離輻射、飲食因素、病毒感染、真菌毒素、內分泌失調、家族遺傳等。

肺癌的發生是多因素共同作用的結果，不吸菸不等於沒有被動吸菸，不等於沒有接觸到其他的致癌因素。肺癌分為四類，其中最常見的鱗癌與吸菸關係最密切，患小細胞癌者多有吸菸史，不吸菸者的肺癌多為腺癌和大細胞癌。還有人問：「有人被動吸菸為何會得肺癌？」吸菸是室內空氣污染源之一，在一個15平方公尺居室內，同時有兩人連續吸菸2支以上，其釋放出來的焦油、尼古丁、一氧化碳、煙鹼、多環芳烴、吡啶、亞硝胺類等有毒有害物質，超過正常空氣允許含量的4～5倍，最高時可達到17倍。夫婦中只要有一個人大量吸菸，另一個人患肺癌的危險性就會大大增加。這是因為香菸煙霧中致癌劑的含量比吸菸者自己吸入的要高50倍以上。不吸菸的女性與吸菸者結婚，其患肺癌的危險性為與不吸菸者結婚的人的2.5～3倍。雖然被動吸菸只吸入少量煙霧，但其中的致癌化學物質的含量是可觀的。可見，被動吸菸者也得肺癌並不奇怪。

請盡早戒菸

（1）戒菸從現在開始，完全戒菸或逐漸減少吸菸次數的方法，通常3～4個月就可以成功。

（2）丟掉所有的香菸、打火機、火柴和菸灰缸。

（3）避免參與往常習

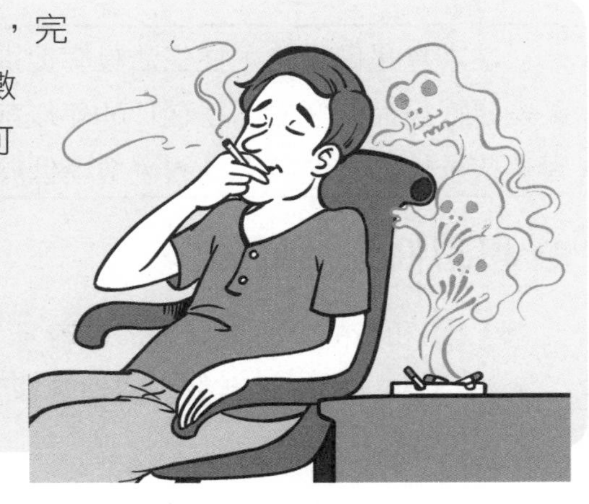

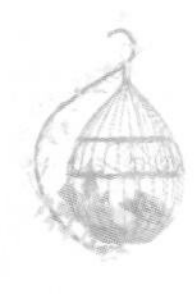

慣吸菸的場所或活動。

（4）餐後喝水、吃水果或散步，擺脫飯後一支菸的想法。

（5）菸癮來時，要立即做深呼吸活動，或咀嚼無糖分的口香糖，避免用零食代替香菸，否則會引起血糖升高、身體過胖。

（6）堅決拒絕香菸的引誘，經常提醒自己，再吸一支菸足以令戒菸的計畫前功盡棄。

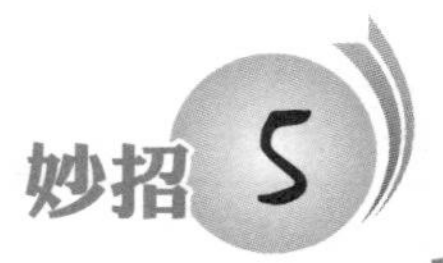

菸草中的毒物尼古丁先興奮後抑制中樞神經，使人對疲乏的感覺遲鈍而掩蓋了疲勞的感覺，實際上是尼古丁中毒的一種症狀。吸菸非但提不了精神，反而引起注意力分散、思維不集中、記憶減退、失眠、易疲勞等。很顯然，菸草是一種刺激劑，使人越吸越多，形成惡性循環。菸草是癌症的頭號推手，是健康的大敵。

妙招5 和諧性生活可以防癌抗癌

性本身是健康的，性生活具有促進健康的功能，並有助於預防某些惡性癌症的發生。遠在1700年以前，醫生就發現，性活躍和生育過孩子的婦女，其乳癌的發病率低於獨身禁欲的修女。

和諧性生活好處多

（1）和諧的性生活有利於美容。

（2）和諧的性生活有利於消除緊張情緒。

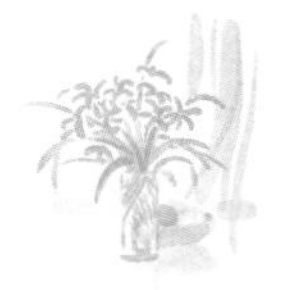

（3）和諧的性生活對人體呼吸有相當的益處。

（4）和諧的性生活能產生控制體重的作用。

（5）和諧的性生活能使男性前列腺保持良好的工作狀態。

（6）積極而又和諧的性生活有一定預防癌症的作用。

規律的性愛可防癌

研究發現，50歲後，人們更需要規律、美滿的性生活，這不僅有益於家庭幸福，還能促進身體健康、預防癌症。50歲後，處於停經期的女性若缺少性愛，極易出現憂鬱、記憶力減退以及背部疼痛等心理、生理問題。性欲減退的女性在健康狀況以及與健康相關的生活品質方面都會明顯下降。

英國劍橋大學的調查顯示，男性過了50歲，如果能保持規律、正常的性生活，能大幅降低前列腺癌的患病風險。

精液能夠幫助女性防癌

德國醫學家在一次生物試驗中發現，男性的精液裡含有一種重要的抗菌物質精液胞漿素，它是一種具有特殊功能的蛋白質，一旦進入菌體細胞內，就能阻止細菌核糖核酸的合成，核糖核酸是構成蛋白質必不可少的生化物質，它的合成受阻便使細菌無法生長。精液胞漿素能像青黴素、鏈黴素和四環素那樣殺滅葡萄球菌、鏈球菌及其他致病菌。

據報導，有專家對100位結婚30年以上，每週有1～2次和諧性生活的婦女進行調查，得陰道炎、子宮頸炎、子宮內膜炎、輸卵管炎等婦科病的僅佔10%，大大低於較少有正常性生活的婦女。

另外，精液在保護婦女體內賀爾蒙平衡上發揮關鍵作用，因而可以防治或減少乳癌的發病率。對腸癌也有預防作用。

癌症患者的性生活

（1）治療期間：由於癌症本身對機體的影響，以及手術、放射線治療、化學治療癌等治療過程帶來的影響，使患者在精力、營養等方面消耗很大。這時，患者體質虛弱，應該把更多的精力放到治療上而暫時停止性生活。

（2）治療結束後，或基本治預後的鞏固治療階段：如果患者病情穩定，體力恢復好，那麼恢復適當、有規律的性生活是可以的，以此協調夫妻關係。至於性生活的頻度，應因人因病制宜，與病前性生活頻度及患者的體質、年齡、病種有關，以性生活次日不感疲乏為宜。

（3）對於那些陰莖癌、外陰癌等生殖器官癌症，因治療而帶來外生殖器官殘疾的患者，一方面可以設法做相應的重建手術；另一方面也可以透過交談，生活上相互體貼等性愛方式來加以補償。最重要的是夫妻雙方的體諒。

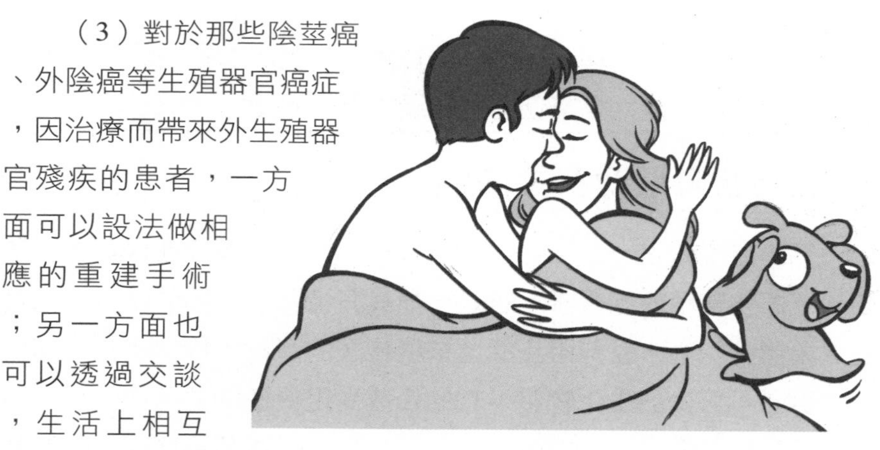

健康小常識

精神緊張，情緒壓抑，悲觀憂愁，會嚴重抑制機體免疫功能，有利於癌細胞活躍。相反，樂觀、開朗即能顯示出極大的抑制癌症的效應。

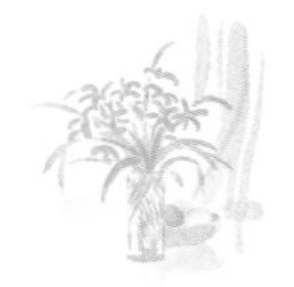

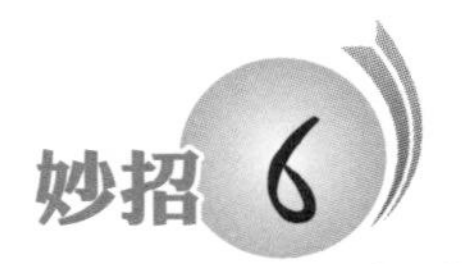

妙招6 避免壞情緒可以防癌抗癌

對於癌症的病因，人們普遍重視物理化學因素、病毒及慢性感染以及遺傳因素等，卻往往忽視了社會、經濟、職業、個性、情緒及生活習慣等心理、社會因素的影響。實際上，惡性情緒可致癌。

什麼是癌症性格

美國學者湯瑪斯把孤僻、憂鬱、自悲等稱為「癌症性格」，並宣布他的調查結果，癌症的40%是由於性格內向憂鬱、有意隱藏內心的憤怒和失望等自我損害造成的。

有研究顯示：性格情緒對人體免疫系統的功能影響很大。戰爭中，勝利者的傷口比失敗者的傷口癒合得好，康復得快，是因為愉快等良好的情緒，激發、增強了勝利者的免疫能力。而消極、沮喪的不良情緒，降低、抑制了失敗者的免疫能力。性格孤僻的人，表面看來對什麼事都不在乎，其內心卻長期處於壓抑狀態，免疫功能很難發揮正常作用，對癌症的抵抗能力會大大降低；遭遇不幸的人，如果不盡快解脫出來，不良情緒透過神經遞質和神經內分泌激素，影響免疫系統，導致人體內防線迅速瓦解，癌細胞便會乘虛而入。因此，醫學界不少人認為：不良性格是癌症的催化劑。

人生最大的敵人是自己。人們若想戰勝癌症，必須首先戰勝自己，陶冶情操，改善性格。

癌症與性格的關係

近年來，不少醫學研究都證實了癌症的發生與惡性刺激有關。調查發現，癌症前期有明顯心理影響者為76%，而一般內科患者

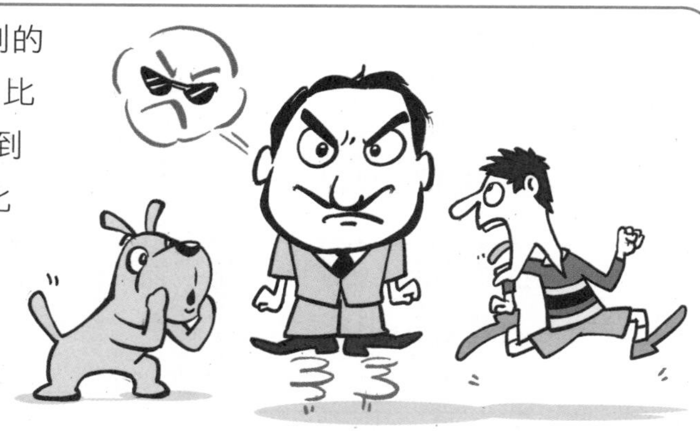

只有32%；從受到的精神刺激強度來比較，癌症患者受到的精神刺激強度比一般患者要強。

隨著對癌症心理學研究的進展，發現存在有克制自己、壓抑憤怒、不安全感及不滿情緒的人易患癌症。對治療懷疑、喪失信心、焦慮者常常復發；有壓抑及克制情緒者往往預後不良。

不良情緒對機體免疫機能有抑制作用，從而影響免疫系統識別和消滅癌細胞的「免疫監視」作用。但並非所有受到強烈刺激和承受巨大精神壓力的人都會患癌。這種差別與個人的性格及對壓力的反應類型有關，癌症患者多是性格孤僻、沉默、情緒憂鬱的人。

因此，培養樂觀開朗的性格，經常參加有益身心健康的集體活動，學會在緊張的生活中放鬆自己，善於解脫惡性精神刺激便是一項重要的防癌措施。此外，安定的社會環境，和睦的家庭生活，富裕的社會福利保障，以及堅定的信仰等社會、心理因素，都有助於減少癌症的發生。

保持好情緒的妙招

壞情緒誰都難避免，關鍵是如何將它轉變成好情緒，專家教大家以下三招：

（1）一手掌心對準胃部，一手掌心對著丹田，閉上眼，緩慢呼吸。

（2）面對壓力情緒無法緩解的時候，可以採取四肢放鬆法，即深吸氣，然後緩慢呼出，四肢肌肉完全放鬆。多做幾次，直至注

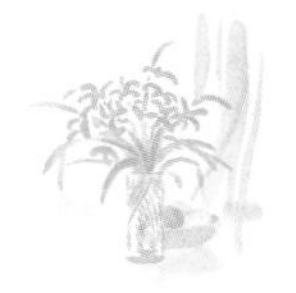

意力從壓力這件事上得到轉移。

（3）「四一二經絡調理法」——四就是合谷、內關、足三里、太沖四個穴位的按摩，每日2次，每次5分鐘；一：是以腹式呼吸為主的基本氣功鍛鍊，每日2次，每次5分鐘；二：就是以兩條腿為主的下蹲運動，每日1次，每次5分鐘。可產生調暢氣血、緩解憂鬱的作用。

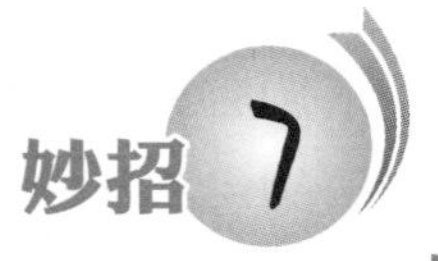

生存壓力讓很多人越來越情緒化，有些情緒連自己都沒意識到，但身體卻早早地發出了警報信號。當人情緒變化時，往往伴隨著一系列生理變化。比如恐懼會讓人瞳孔變大、口渴、出汗、臉色發白；而情緒低落或過度緊張時，人會越來越討厭自己的長相，然後就會發現自己頭髮愛出油、鼻翼出油、心煩冒汗，甚至下體分泌物異常或有氣味。不管是正面情緒還是負面情緒，長時間處在某種情緒中不能自拔，就會對健康產生不利影響。

妙招 7 增強免疫力可以防癌抗癌

決定人體不得癌的最重要原因之一，是人體的自然防禦能力。一個健全的免疫系統是防癌的主要基礎。所謂免疫力，是指機體識別自己、排斥外來或內在的異常物質的生理功能。免疫力包括生理防禦、自我穩定和自我監視三種功能。免疫力的自我監視作用能識別和清除機體中經常出現的突變細胞，如果自我監視功能發生問題，突變細胞就可能發展成癌。

免疫力與癌症的關係

人體複雜的免疫系統，好像是國防部和警政署，它擁有強大的防衛和攻擊力量，使人體免遭外來「入侵者」和內部「變節者」的攻擊。免疫系統包括各種腺體，主要是胸腺，分布在全身各處的免疫細胞（T淋巴細胞、B淋巴細胞、天然殺傷細胞、巨噬細胞等），好像是人體的「衛兵」，分別執行警戒、促進、啟動、包圍、殺傷、消除等任務。許多免疫細胞能合成和分泌特殊物質，包括抗體，生物活性物質如干擾素、白血球介素、癌症壞死因子等，在抵抗「侵略者」的戰鬥中執行通信兵、調度員和後備隊的任務。抗原是免疫系統的信號兵，附著在所有細胞的表面，是可識別的分子標記物。人體所有正常細胞都有抗原，發出「自己人」的信號，不會被認為是外來者而遭到攻擊。外來的微生物、病毒和任何致癌物質，其自身帶有可識別的抗原，發出「外來者」的信號，人體免疫系統發現後立即予以攻擊。一旦正常細胞癌變後，其細胞表面的抗原也發生變化，被稱為「癌特異抗原」或「癌相關抗原」，這一微細的改變也逃不掉免疫系統的監視，而被視為「變節者」或外來「侵略者」，從而調動部隊消滅它。

研究顯示，機體的免疫狀態與癌症的發生發展有密切聯繫。有先天性免疫缺陷的人，患癌率遠遠超過正常人。腎移植的患者，由於長時間使用免疫抑制劑，其癌症的發病率高出其他人群許多倍。

癌症的發展與宿主對癌的抵抗力有很大關係。當癌的侵襲性與宿主免疫呈相持狀態時，癌的發展就緩慢，這時期稱為癌緩慢進展期，也稱免疫相對穩定期。

當癌的侵襲性佔優勢，宿主的免疫能力降低時，癌的發展就急劇增加，此期稱為癌的抵抗性急劇進展期，也稱免疫衰退期。當宿主已處於免疫麻痺階段時，病情急劇進展得更快，這時稱癌的無抵抗性急劇進展期，也稱免疫衰竭期。

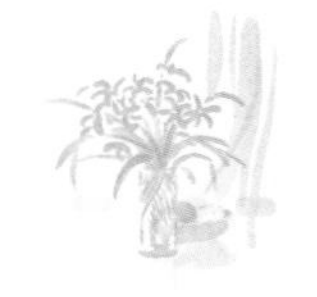

因此，無論是預防癌症的發生，抑或是對癌症進行治療，均需加強機體的免疫機能。

增強免疫力妙招

（1）好好睡一覺。睡眠不足和免疫系統功能降低有關。體內的T細胞負責對付病毒和癌症，如果得不到充足的睡眠，T細胞的數目會減少，生病機率隨之增加。不過一定要睡8小時才夠嗎？這倒未必，只要早上醒來覺得精神舒暢就可以。

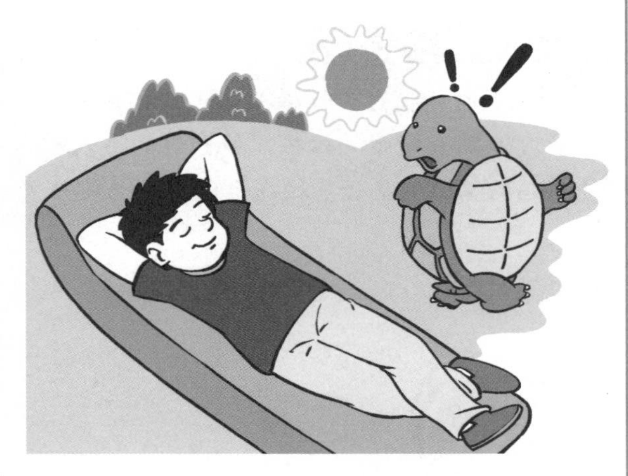

（2）每天運動30分鐘。每天運動30～45分鐘，每週5天，持續12週後，免疫細胞數目會增加，抵抗力也相對增加。運動只要心跳加速即可，晚餐後散步就很適合。太過激烈或時間超過1小時，身體反而會制造一些激素，抑制免疫系統的活動。

（3）按摩。按摩使身體放鬆，減少壓力激素，免疫功能有明顯改善。

（4）吃些人參。人參含有人參苷，可以強化免疫功能。

（5）每天服用200毫克維生素C和200國際單位維生素E，可以增強免疫力。

（6）每天喝酒不要超過一杯。酒精會抑制製造抗體的B細胞，增加細菌感染的機會，因此，即使喝葡萄酒可能降低膽固醇，每天還是不要超過1杯。

（7）交三五知己。良好的社交關係有助於對抗壓力，減少壓力激素，影響免疫細胞功能。但是與太多人往來，也可能變成一種壓力。

（8）笑可以減少壓力激素。據說笑能使干擾素明顯增加，刺激免疫功能，免疫細胞因此變得更活躍。

（9）每天花5分鐘做白日夢，可以增加免疫細胞的數目和活動能力。

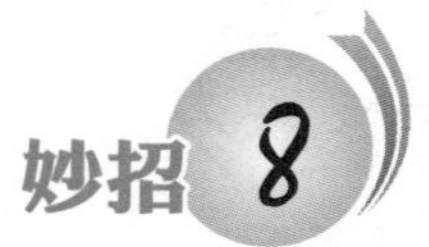

健康小常識

人體免疫力與性格有關，性格較為強悍的男子擁有較強的免疫力。調查顯示，性格比較強悍的男人體內兩種有助於增強免疫系統的淋巴細胞含量較高，免疫力也最強。

妙招8 避免不正常的性關係可以防癌抗癌

性生活是成年男女正常的生理活動，和諧的夫妻關係、正常的性生活對夫妻雙方的身心健康都是有益的，而且是家庭穩定、增進夫妻感情的黏合劑。但是，不正常的性關係，不僅是導致夫妻離異、家庭解體的重要原因，也是誘發各種疾病特別是婦女子宮頸癌、乳癌的禍根。這裡所說的不正常的性關係，主要指的是性生活過早、婚外同居、與多個男子發生性關係等。

不正常的性關係可致癌

不正常性關係容易引起諸如梅毒、淋病等性傳播性疾病和陰道炎、子宮頸炎等婦科疾病，這已被大量的臨床病例所證實。同時它

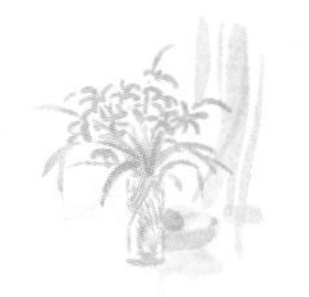

又是婦女惡性癌症子宮頸癌、乳癌的重要誘因。

臨床經驗和病例統計顯示，性生活過早（主要指18歲以前過性生活）的婦女，其子宮頸癌的發病率是正常婚齡婦女的4倍。如果性生活過早，同時還患有梅毒、淋病等性傳播性疾病，其子宮頸癌的發病率是正常婦女的6倍。臨床已證實，一名婦女如果同多個男子發生性關係，則發生子宮頸癌的機會較多。這是因為處於青春前期的少女，下生殖道尚未完全發育成熟，對致癌因素的刺激比較敏感，如果性生活過早，又被某種細菌和病毒感染，在與多個男子發生性關係的刺激下，最終引發子宮頸癌。

不正常的性關係還可能引發乳癌。因為乳腺受體內多種內分泌激素如雌激素、孕激素、催乳素、甲狀腺素、生長激素及胰島素等的作用，具有維持婦女乳腺的生長發育及乳汁分泌的功能。性生活不規律，可導致體內激素，尤其是雌激素分泌紊亂、失調，甚至導致過敏性變態現象，從而引發各種乳腺疾病，甚至發生乳癌。

此外，不正常的性關係，由於缺乏正常夫妻性生活的環境和規律，也會給男女雙方帶來心理上的緊張和壓力，心理和生理上的雙重原因，導致有不正常性關係的婦女容易誘發癌症。

夫妻生活要注意性衛生

首先，夫妻雙方，尤其是新婚夫妻，出於各方面原因，可能會對性生活有不同的要求和認識，這是十分正常的。彼此應相互理解、相互尊重、相互配合、逐漸適應，不應不顧對方的感受和心理承受力，操之過急，強加於人。

其次，要注意保持良好的情緒、情感狀態，在夫妻生活中亦要維護自己人格的整體性。這對於保持主體健康的心理和良好的人格是十分重要的。應當認為性生活中的許多內容也展現了人的文化教養、思想素質、心理品質。在夫妻性生活中，任何導致和強化主體變態心理形成和發展的行為方式，儘管很可能無損於第三者和社

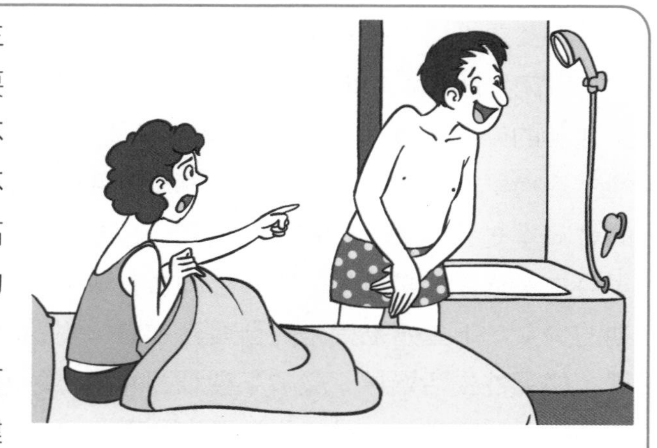

會，但卻反映了主體不健康的心理要求和習慣。這種不良心理應當透過不斷陶冶情操，提高修養，培養崇高的信念來矯正。

許多原因都可能妨礙性心理的健康發展。不注重性心理衛生會導致許多不良後果：可以破壞夫妻雙方的感情，使一方對性生活抱有逃避、反抗心理，不再想去逐漸適應對方，有可能女性一方產生性冷淡，男性一方表現為早洩、陽痿；有可能使整個性格特徵發生變化，產生變態心理，甚至產生更多方面更嚴重的後果。

健康小常識

性關係是指性伴侶之間進行性活動和相互交往。性關係是在性成熟期以後兩性之間發展起來的，可有多種形態。成年人之間透過婚姻建立起來的性關係，是合法的，受到法律的保護。婚外性關係則是非法的，對社會的穩定有不良作用，不受法律保護。未成年人之間的性關係，不利於雙方身心健康的成長，常導致少女懷孕或單親家庭等社會問題，為一些國家的法規所禁止。同性之間性關係的合法性在不同文化的社會存在爭議。在性自由的社會大多承認這種性關係合法，中國和一些國家則對此持否定態度。

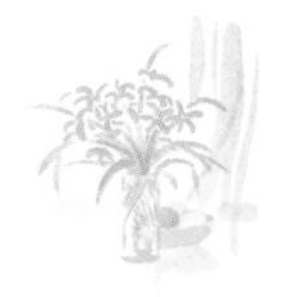

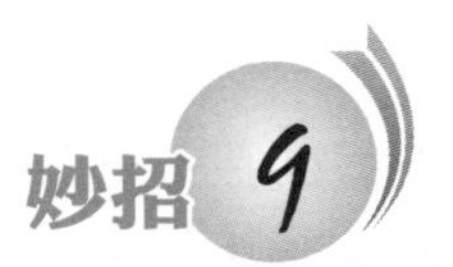

妙招9 癌症患者在生活起居中如何防癌抗癌

癌症患者發病後，無論在生理上、心理上都發生很大變化，要重新建立生活規律，養成良好習慣，有利於戰勝癌症。

生活起居中的防癌抗癌

（1）癌症患者生活要有規律，根據個人的身體條件和「能走就不坐，能坐就不臥，能吃一口就不吃半口飯」的原則，制訂生活時間表，養成有節奏、有規律的生活習慣。

（2）每天要切實做到五個按時辦到的事情：按時起床，按時睡覺，按時用餐，按時活動，遵循醫囑按時服藥、打針。午飯後可睡眠1小時左右，醒後喝一杯淡茶或有助抗癌的保健飲料，這樣不僅可清心明目，而且可補益氣血。

（3）經常保持體能運動或力所能及的鍛鍊，選擇1～2樣使你有興趣、能快樂的活動，如操練太極拳、五禽戲等，也可打羽毛球，或在室外散步半小時至1小時。但活動量要適度，避免久坐、久立、久行、久臥。

（4）倘若你能自己動動手，可以在家中烹飪一些可口的菜餚、湯羹或點心，以增強自己的飲食欲望。也可適量做一點家務工作，但不宜過於勞累。

（5）大小便時最好選用坐式便池，盡量不使用蹲式，每日堅持排便1～2次，無便意時切勿強行用力排便，養成習慣後多可自然通暢。

（6）夏天使用電風扇時，不宜對著身體直吹，每次使用電扇時間不宜過長，風力不宜過大；使用空調的，其室內外溫差不宜過

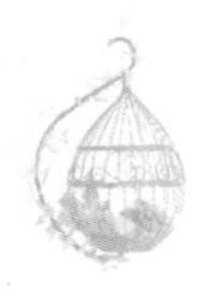

大，而且要注意定期開窗通風換氣，保持室內空氣清新。

（7）在養病及康復期間，收看電視時間每次不宜過長，一般情況下，看電視的距離應在2～3公尺以外，過近會引起視覺疲勞，久而久之將導致免疫功能下降。

（8）癌症患者在手術後或放射線治療、化學治療後，體質都較差，相對虛弱，因此，尤須重視氣候變化較大季節時的衣著增減，寒冷時及時添加必須的衣衫；感到熱的時候，採取緩減的措施，整體原則應以保暖為準。

（9）出門或上街，要注意安全，少到人多、擁擠及車多嘈雜的地方去，即使去商場、書店，逗留的時間也不宜超過一小時，這些地方空氣污染的因素較多。癌症患者應避免去地下商場或地下娛樂場所。

（10）癌症患者若併發有病情較重的高血壓病，或冠心病、高血脂症等病症者，行動時要放慢速度，變更體位（如起床、站立、彎腰等）及上下樓梯、上下汽車時應注意安全，防止踩空、跌倒或絆倒。無需害羞，可隨身攜帶手杖。

起居禁忌

（1）不吃發黴的糧食及其製品。花生、大豆、米、麵粉、植物油等發黴後，可產生黃麴黴素，是一種強烈的致癌物質。

（2）少吃燻製或醃製的食物，因為這些食物可產生一種致癌物質——亞硝胺。

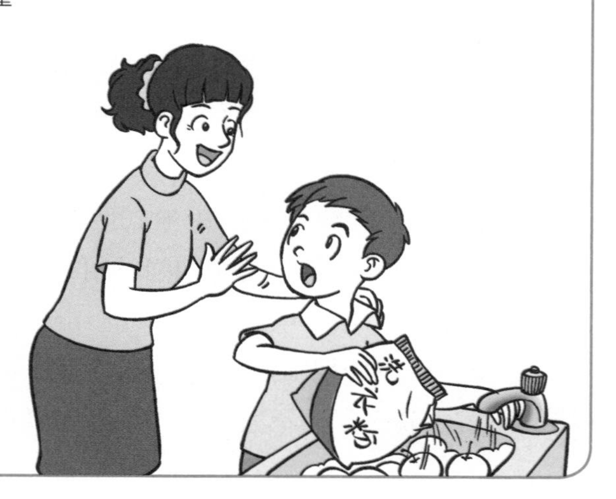

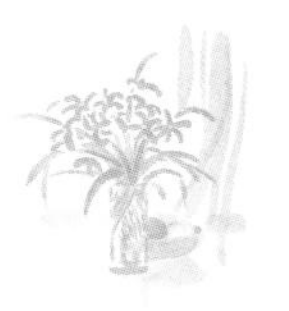

（3）不飲酒，特別是不飲烈性酒。因為酒在製作過程中產生多種致癌物質，酒精又能直接刺激口、舌、食道、胃、腸黏膜，可能致癌。

（4）不吸菸。煙塵吸入氣管和肺中，危害比空氣污染大5萬倍，煙霧中有多種致癌物質。

（5）不接觸或少接觸大煙囪裡冒出的煤煙，被它污染的空氣含有小量的致癌物質。

（6）不吃被農藥污染的蔬菜、水果和其他東西。吃前要充分洗淨。

（7）不能用洗衣粉擦洗食具、茶具或洗食物。洗衣粉可促使癌瘤發展。

（8）不要用有毒的塑膠薄膜包裝食品或用有毒塑膠製品盛裝食物。

（9）不要過度曬太陽。太陽光中有強烈的紫外線，久曬對皮膚有致癌作用。

（10）不吃過熱、過硬、燒焦或太鹹的食物，不喝過燙的水。因為它能刺激胃黏膜上皮細胞，破壞黏膜屏障的保護作用，給癌變以可乘之機。

（11）同時飲酒和吸菸，會大大增加致癌的機會。

（12）多吃新鮮蔬菜，吃飯不要過飽，控制肉類食物，體重不要過胖，這樣可以減少癌症發病率。

（13）不要經常吃有可能致癌的藥物，如激素類藥物、大劑量的維生素E等。這些藥物可降低人的免疫能力，給癌症發病造成機會。

（14）有子宮頸糜爛的婦女，要定期檢查並及時治療，防止癌變。

（15）有陰莖包皮過長（包莖）的成人和兒童，要及時做切除手術，環狀切除後，可以防止陰莖癌。

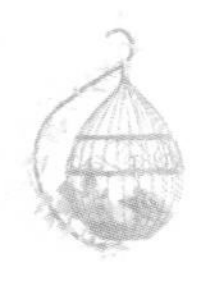

健康小常識

常吃宵夜易引發胃癌。胃黏膜上皮細胞的壽命很短，2～3天就要更新再生一次。而這一再生修復過程，一般是在夜間胃腸道休息時進行的。如果經常在夜間進餐，胃腸道得不到必要的休息，其黏膜的修復也就不可能順利地進行。其次，夜間睡眠時，吃的宵夜長時間停滯在胃中，可促進胃液的大量分泌，對胃黏膜造成刺激，久而久之，易導致胃黏膜糜爛、潰瘍，抵抗力減弱，如果食物中含有致癌物質，長時間滯留在胃中，更易對胃黏膜造成不良影響，進而導致胃癌。

妙招10 自我檢查可以防癌抗癌

許多癌症患者在初期並沒有明顯的徵象和不適的感覺。不過，如果大家能夠定期自我檢查，便可能及早發現問題，早做治療。

初步自我檢查

自我檢查可定期在每月的某天於沐浴後進行。地方只需光線充足，較為清靜，不受外界騷擾便可，如設有一面大鏡子則更理想。檢查很簡單，無需特別儀器，只需以手和眼觸摸和觀察所檢查的部位是否正常。倘若細心行事，便可能發現一些不易看見的病徵。

進行皮膚檢查，須仔細觀察身體上下（從頭到腳）、前後每一部位，包括胸部、腹部、背部、臀部和四肢，以及乳房下方皺褶之處、下頷、毛髮、指甲床等，留意這些部位是否正常，有沒有出現任何變化，例如痣、粉刺或疤痕的面積、顏色與表面有沒有改變，

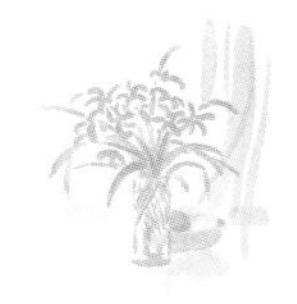

皮膚上的潰瘍是否經久不癒，是否感到刺痛、麻木、反應遲鈍等。把所有發現一一紀錄下來，然後在每次檢查後比較徵狀不尋常之處有沒有變大、變色或出現其他改變。

頭部檢查

臉部：觀察臉龐是否左右對稱，是否浮腫，臉上的痣有沒有增加或改變。

眼部：觀察眼球是否發黃、發紅，眼瞼是否蒼白無力，眼角有沒有不正常的症狀。

鼻子：用食指將鼻尖輕往上推，觀察鼻孔內部是否有變化，再用手指輕摸鼻子外部，看看是否有腫脹或不正常的症狀。

耳朵：分別用左右手的拇指、食指和中指，輕捏整個耳朵凹陷的部位，留意是否有硬塊或疼痛感覺。

口腔檢查

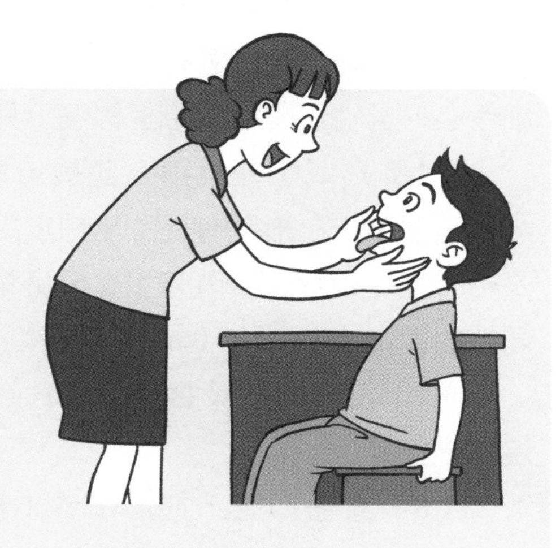

觀察嘴唇的顏色、張合幅度和形狀是否正常，觸摸嘴唇和嘴角，看看是否有硬塊。

（1）把口張開，觀察兩頰內部黏膜及牙齦部分（特別是假牙附近）有沒有出現紅腫、破損、斑點或裂痕，以及變硬或變厚的症狀，還須留意有沒有白色的斑痕。

（2）若咽喉部分感到異常，須留意聲音是否沙啞，進食時是否感到疼痛或難以吞嚥。

（3）留意舌頭伸縮運轉是否靈活，有沒有偏位、震顫、不對稱的症狀，活動是否自如；舌頭的顏色和表面、舌尖及周邊是否有變化。再將舌尖向上蜷縮，看舌腹的靜脈是否曲張、發腫或長出任何白色的東西。

頸部檢查

頸部檢查主要是有系統地觸摸所有頭頸部的淋巴結，前面的包括耳前、頷下、扁桃腺、深頸部、前頸鏈、鎖骨等六處，而後面則包括耳後、枕骨、淺頸部、後頸鏈等四處，以食指及中指輕壓每一淋巴組織，留意其上皮膚的移動狀況，並察覺淋巴結的大小、形狀和輪廓，如發現有異常之處，便須加倍留意是否有單側的鼻塞、流鼻血或耳塞等情況。甲狀腺檢查，頭向後仰，以拇指輕壓頸部，留意甲狀腺的大小、堅實度、移動性以及皮膚的顏色是否有改變。

乳房檢查

女性的乳房檢查應在每次月經過後一週內進行，停經者則應自行選定一天每月定期進行。如家族中有曾患乳癌者，檢查時更應仔細留心。男性也有可能患上乳癌，只是其比例遠較女性為低。

（1）站或坐在鏡前，雙肩自然垂下，細看兩側乳房是否大小、高低不一，形狀有異；乳房皮膚是否皺縮或是凹陷；乳頭表皮是否有變。輕壓乳頭時有沒有分泌物流出。然後，高舉雙臂，再做同樣的檢查。

（2）上身向前彎曲30°～40°，看乳頭是否縮陷或乳房輪廓有沒有變化。

（3）身體仰臥，把浴巾或小枕頭墊於左肩下，左臂枕於頸下，右手五指併攏，由外至內順序按壓整個左乳房，留意是否有硬塊或厚感。還要特別注意左乳外側上方及腋下的淋巴結是否有異樣。

（4）再以同樣方法檢查右乳。

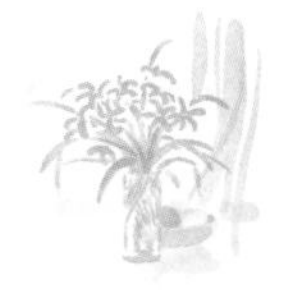

腹部檢查

（1）先觀察腹部的外形、皮紋、顏色、血管及毛髮有沒有異樣。

（2）肚臍有沒有變色或流出分泌物。

（3）身體平躺，兩膝屈曲，放鬆腹部，雙手五指併攏，輕輕壓摸整個腹部，檢查是否有硬塊或感到疼痛。

陰部檢查

（1）輕按睪丸及陰莖，檢查是否有硬塊或其他異樣，並觀察龜頭部分是否異常。

（2）檢查睪丸時，可以食指及中指按一邊，另以大拇指按著另一邊，然後輕輕轉動睪丸，輕按每一細微之處，仔細留意是否有某部分凸起，或睪丸是否變大。觀察分泌物。

（3）小便的尿徑、流速、尿量、顏色是否有變。

（4）大便的粗細度、乾稀度是否正常，是否顯示食物完全消化，並須特別注意糞便的顏色，例如是否色黑而亮、帶有咖啡色或紅色的血絲或血塊等。

健康小常識

有的家庭喜歡在洗手間放置各種香型的除味劑，雖然掩蓋了異味，但這些香味都是化學合成物，長期吸入很可能誘發肺癌等。因此，洗手間盡量不要放置除味劑，如想去除異味，可經常開窗或打開排氣扇，上完廁所後不要馬上關門。

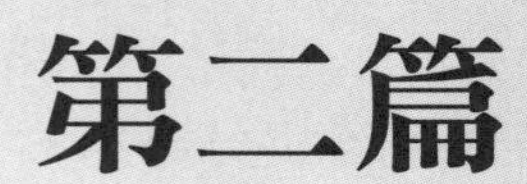

第二篇

良好生活環境
可以防癌抗癌

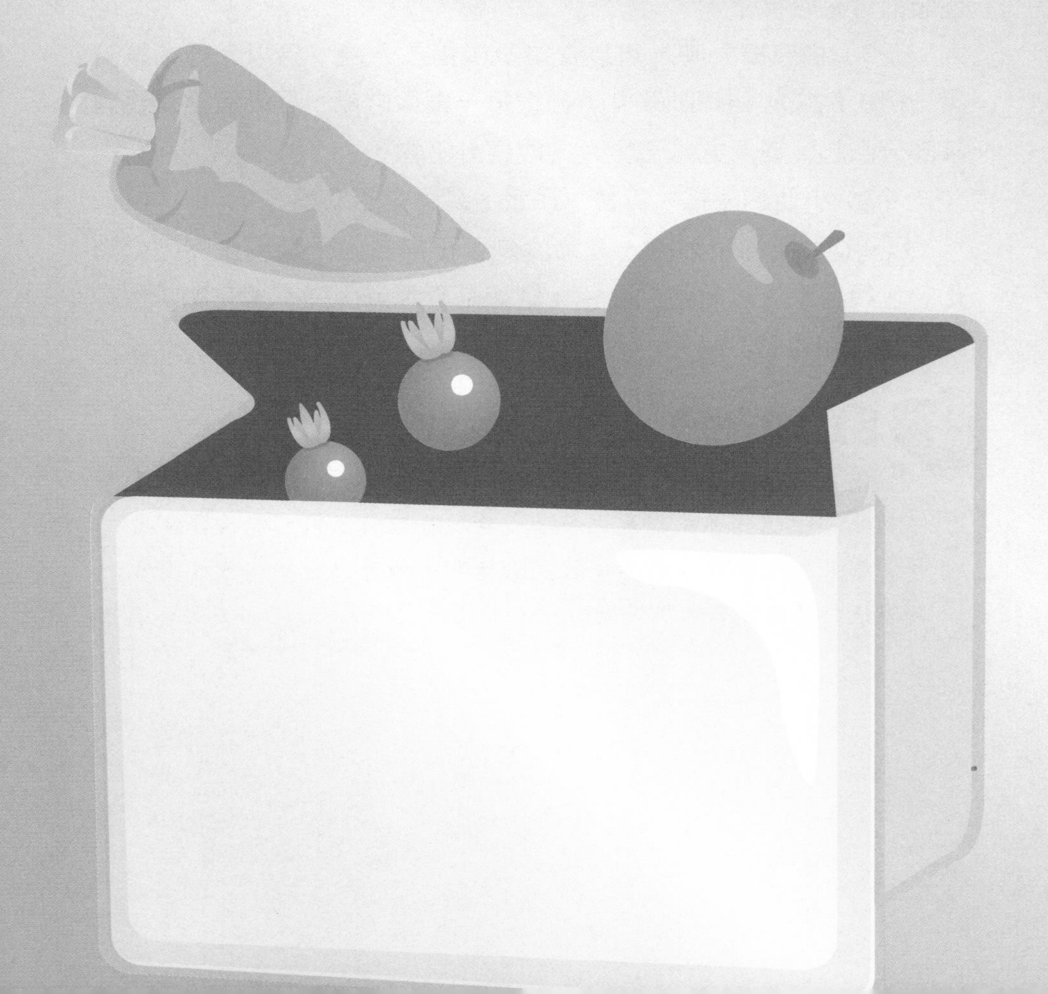

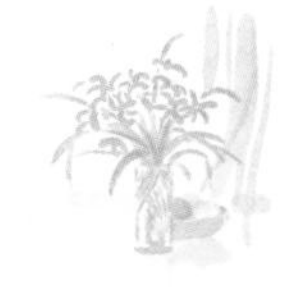

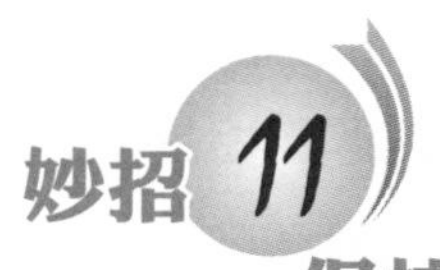

妙招11 保持室內空氣清潔可以防癌抗癌

室內有機化合物、吸菸和燃料燃燒造成的煙霧，以及空氣中的細菌，都是室內污染的主要來源。其中有些污染物是致癌的，另一些則會影響健康。

室內空氣污染的來源

（1）人體呼吸、煙氣：人體在新陳代謝過程中，會產生約500多種化學物質，經呼吸道排出的有149種，人體呼吸散發出的病原菌及多種氣味，其中混有多種有毒成分，絕不可忽視。吸菸也是室內空氣污染的主要來源之一，菸草煙氣中的致癌物多達40多種。

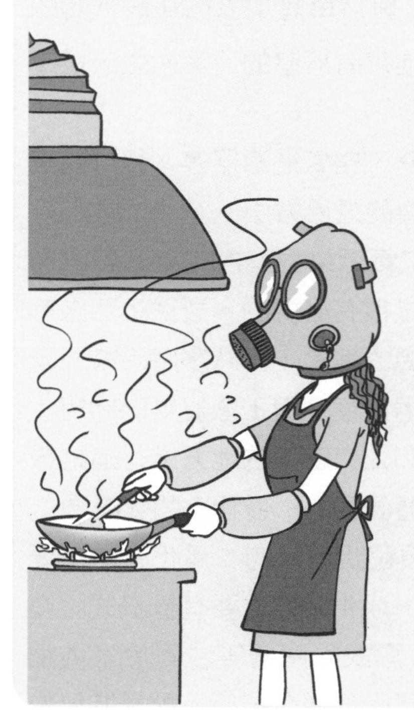

（2）裝修材料、日常用品：室內裝修使用各種塗料、油漆、牆布、膠黏劑、人造板材、大理石地板以及新購買的家具等，都會散發出酚、甲醛、石棉粉塵、放射性物質等，它們可導致人們頭疼、失眠、皮膚炎和過敏等反應，使人體免疫功能下降，因而國際癌症研究所將其列為可疑致癌物質。

（3）微生物、病毒、細菌：微生物及微塵多存在於溫暖潮濕及不乾淨的環境中，隨灰塵顆粒一起在空氣中飄散，成為過敏源及疾病傳播的途徑。

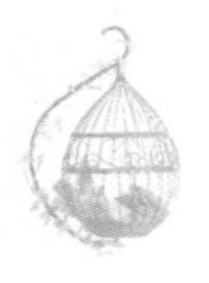

（4）廚房油煙：城市女性中肺癌患者在增多，且多為肺腺癌，它是一種與吸菸極少有聯繫的肺癌病例。致癌途徑與廚房油煙導致突變性，和高溫食用油氧化分解的致變物有關。廚房內的另一主要污染源為燃料的燃燒。在通風差的情況下，燃具產生的一氧化碳和氮氧化物的濃度遠遠超過空氣品質標準規定的極限值，這樣的濃度必然會造成對人體的危害。

（5）空調綜合症：長期在空調環境中工作的人，往往會感到煩悶、乏力、嗜睡、肌肉痛，感冒的發生機率也較高，工作效率和健康明顯下降。

保持室內空氣清潔

室內空氣品質好壞直接影響到身心健康，因此要對室內空氣污染進行整治。

（1）加強室內通風換氣的次數：對於甲醛、室內放射性氡物質等，應加強通風換氣次數。保持癌症患者居室的清潔衛生，並為居住房間打造一個通風良好的環境。

例如，使用排氣扇、空氣熱交換器、空氣過濾器等。經常開窗以保持室內空氣暢通則是最簡單、經濟的通風方法。

（2）合理配置：為了減少室外空氣污染對室內空氣品質的影響，對城區內各污染源進行合理配置是很有必要的。居民生活區等人口密集的地方，應安置在遠離污染源的地區，同時應將污染源安置在遠離居民區的下風口方向，避免居民住宅與工廠混雜的問題。衛生和環保部門應加強對居民生活區和人口密集的地方進行追蹤檢測和評價，以提供室內空氣品質對人體健康的影響程度的資料。

（3）使用淨化技術：對於室內顆粒狀污染物，淨化方法主要有靜電除塵、擴散除塵、篩分除塵等。淨化裝置主要有機械式除塵器、過濾式除塵器、荷電式除塵器、濕式除塵器等。對於室內細菌、病毒的污染，淨化方法是低溫等離子體淨化技術。配套裝置是

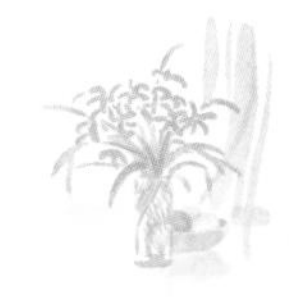

低溫等離子體淨化裝置。對於室內異味、臭氣的清除，淨化方法是選用0.2～5.6微米的玻璃纖維絲編織成的多功能高效微粒濾芯。

對室內空氣品質的要求不僅僅局限於家居，而是所有的室內場所都存在，如飯店、旅社的房間、餐廳、娛樂場所和商場、影劇院、展覽館等，還有政府部門的辦公室、會客室、學校以及其他辦公場所。

健康小常識

地面及許多建築材料都能釋放致癌氣體—氡及其子體（氡衰變的物質），開窗可使室內空氣中的這類致癌物降到最小密度。

妙招12 減少室內裝修污染可以防癌抗癌

室內氡氣污染是僅次於吸菸導致肺癌的第二大誘因，流行病學調查和分子生物學實驗已經證實，氡及其衰變產物氡子體是導致人體肺癌的主要危害因素之一。吸入肺部的氡衰變成釙、鉛、鉍的放射性同位素，以金屬離子的形式附著在支氣管表層黏膜，有的溶於體液進入細胞組織，它們繼續衰變放射出α、β和γ射線對細胞造成損傷，最終誘發肺癌。

室內裝修污染

（1）氡及其衰變產物氡子體：人體受氡氣的傷害主要是因為住所、工作場所可能存在的室內氡濃度偏高。通常地下室、緊鄰地下室的房屋、空調房間、封閉性較強的辦公室、飯店和使用含放射性元素偏高的建築材料建築的房屋，容易出現室內氡濃度偏高。

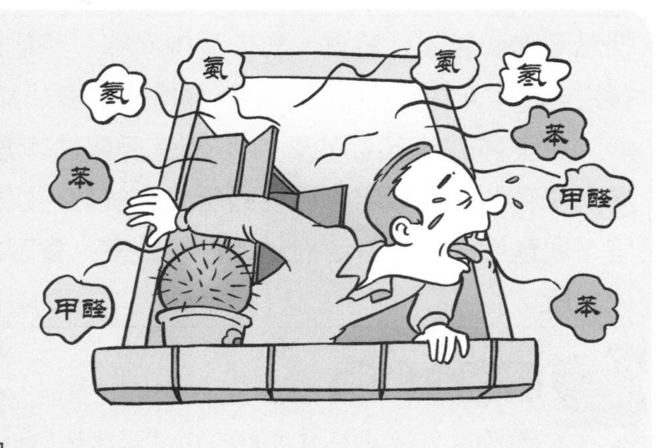

（2）甲醛：人造板材黏合劑、化妝品、清潔劑、殺蟲劑、消毒劑、防腐劑、印刷油墨等中都含有甲醛，它具有刺激性氣味。吸入高濃度甲醛後，會出現呼吸道的嚴重刺激。經常吸入少量甲醛，會引起慢性中毒。

（3）苯系物：包括苯、甲苯和二甲苯等，主要存在於油漆、膠以及各種內牆塗料中。苯會損害人體的造血機能，可導致白血病等血液病，已經被世界衛生組織確定為致癌物質。

（4）氨氣：室內氨氣主要來源於混凝土防凍劑。氨氣主要對人體的呼吸道、眼結膜以及皮膚造成損害，使人出現流淚、頭疼、頭暈等症狀。

減少室內裝修污染

（1）從裝修開始，必須選擇達到國家環保標準的建材進行裝修。尤其是在使用大芯板、膠合板、刨花板、密度板等多層板材時要特別注意。並少用或不用硝基漆和硝基稀料，宜用有品牌的乳膠漆。

（2）注意選擇含氡量低的裝飾材料。在一般的天然石材中，含氡量大致是按紅色、肉色、灰色、白色、黑色的順序依次遞減。

（3）加強室內通風。室內通風是最方便、最有效的降氡措施。當門窗敞開時，室內氡及其子體的濃度與外環境中的大致相等，所以經常開窗通氣尤為重要。

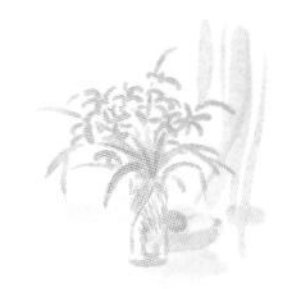

（4）使用有降氡作用的室內空氣淨化器或採取除氡措施。氡能溶於水中，很多固體物質如活性炭、橡膠、石蠟等對氡也具有很強的吸附能力，可作為除氡濾料。堵塞牆壁和地面的孔隙、鋪蓋牆紙也有助於降低氡的析出。

（5）甲醛是一種無色有害氣體，長期接觸可能引起鼻腔、口腔、咽喉、皮膚和消化道癌症。而住宅內的甲醛主要來源於各類木板、家具以及油漆等裝飾材料。

健康小常識

家庭裝修污染去除方法：①開窗通風，盡快將室內主要污染排放到室外。②通風去除大面積污染後，可以引進花卉植物，比如吊蘭、仙人球等具有吸味作用的綠色植物，並繼續通風、換氣。③使用活性炭吸味劑吸味。

妙招13 防範亞硝胺可以防癌抗癌

亞硝胺的化學式為NH_4NO_2。亞硝酸鹽廣泛存在於自然界環境中，尤其是在食物中。因此，亞硝酸鹽每天都會隨著糧食、蔬菜、魚肉、蛋、奶進入人體。

食品中的亞硝胺來源

亞硝酸鹽是亞硝胺類化合物的前體物質。在自然界中，亞硝酸鹽極易與氨化合，生成亞硝胺。在人體胃的酸性環境中，亞硝酸鹽也可以轉化為亞硝胺。

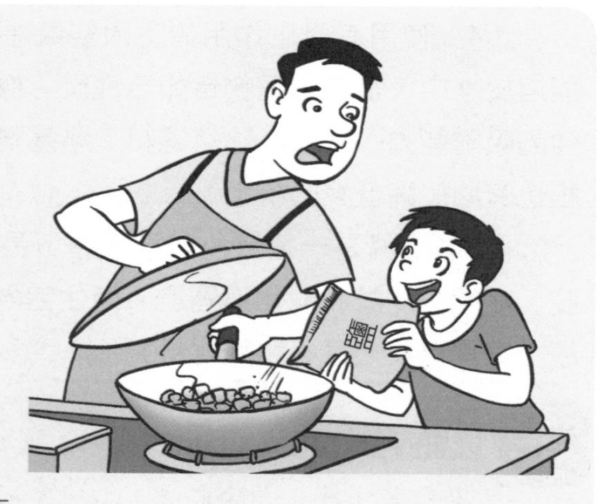

食品中的亞硝胺主要來源於：①直接被亞硝胺污染。大量硝酸鹽化肥的使用使農作物和蔬菜的硝酸鹽含量很高，硝酸鹽在細菌作用下可轉化為亞硝酸鹽，亞硝酸鹽與含氮成分（氨）反應化合成亞硝胺。②醃製食品中加用硝酸鹽、亞硝酸鹽。人們在醃製肉類食品如臘肉、火腿、香腸等過程中，為了防腐和增色，常加入一些亞硝酸鹽作為食品添加劑。新鮮蔬菜和烹調過的食物在常溫下存放24小時後，所含的硝酸鹽會轉化成亞硝酸鹽。事實證明，泡菜食品中的亞硝酸鹽有致癌作用。硝酸鹽還可以透過飲水進入人體。

在人們日常膳食中，絕大部分亞硝酸鹽在人體內像「過客」一樣隨尿排出體外，只是在特定條件下才轉化成亞硝胺。所謂特定條件，包括酸鹼度、微生物和溫度。所以，一般情況下膳食中的亞硝酸鹽不會對人體健康造成危害，只有過量攝入亞硝酸鹽，體內又缺乏維生素C的情況下，才會對人體引起危害。此外，長期食用亞硝酸鹽含量高的食品，或直接攝入含有亞硝胺的食品，有可能誘發癌症。

亞硝胺致癌嗎？

亞硝胺是一種在大量的動物實驗中已經確認的致癌物質，同時對動物還具有導致畸形和突變作用，但是目前尚缺乏對人類致癌的直接證據。根據流行病學資料的分析，胃癌、食道癌、肝癌、結腸癌和膀胱癌等的發病率都可能與亞硝胺有關。動物實驗證明亞硝胺

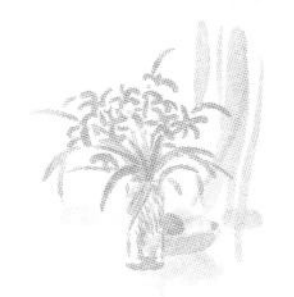

能夠透過胎盤和乳汁引起後代罹患癌症。

進入體內的硝酸鹽透過口腔和胃內的細菌還原為亞硝酸鹽，然後在胃內和蛋白質新陳代謝後產生的胺基發生亞硝化反應，合成有強致癌活性的亞硝胺醯胺。

胃內的亞硝酸鹽含量與口腔和胃內的細菌數量有密切關係。在正常胃液的pH條件下，進入胃內的硝酸鹽幾乎不轉化為亞硝酸鹽；胃酸缺乏的患者，胃內細菌繁殖，在胃液pH值大於5時，硝酸鹽還原菌數量和活性增高，從而將進入胃內的硝酸鹽還原為亞硝酸鹽。

預防亞硝胺中毒

預防亞硝胺中毒的措施有：①在食品加工中保持食品新鮮，防止微生物污染。對降低食品中亞硝胺含量至關重要。②加強對肉製品的監督、監測，嚴格控制亞硝酸鹽的最大使用量。以減少亞硝胺的前體。③多食用抑制亞硝胺形成的食物，如大蒜中的大蒜素可以抑制胃中的硝酸鹽還原菌，使胃內的亞硝酸鹽明顯降低；茶葉中的茶多酚能夠阻斷亞硝胺的形成；富含維生素C的食物可防止胃中亞硝胺的形成。④在醃製食品過程中，注意醃製時間和溫度以及食鹽的用量，溫度過高，食鹽用量不足10%，醃製時間短，易造成細菌大量繁殖，亞硝酸鹽含量增加，一般醃製10天後亞硝酸鹽開始下降。食鹽在醃製食品過程中有抑菌防腐的作用，當濃度10%～15%時，只有少數細菌生長，當濃度超過20%時，幾乎所有的微生物都會停止生長。⑤盡量少吃或不吃隔夜的剩飯剩菜，以及鹹魚、鹹蛋、鹹菜等。這些食物中含有較多的亞硝胺化合物，剩菜中的亞硝酸鹽含量明顯高於新鮮製作的菜。⑥廣泛宣傳亞硝酸鹽的毒性，督導飲食業者和食品加工者不可濫用白色粉末當食鹽。

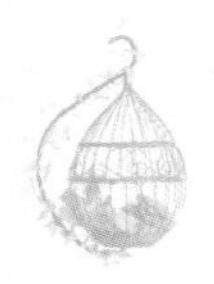

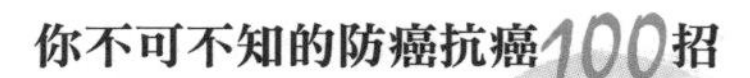

健康小常識

蔬菜生長會吸收土壤中的硝酸鹽，收穫以後的蔬菜，因為保管不善，或者存放時間過長，也會增加蔬菜中的硝酸鹽、亞硝酸鹽的含量。在蔬菜醃製過程中，如果投放的食鹽用量不足，或者溫度過高，極易被細菌污染。這樣，不僅增加硝酸鹽、亞硝酸鹽的含量，還能使硝酸鹽、亞硝酸鹽轉變成強致癌物質亞硝胺，因而會對人體健康造成嚴重威脅。綠茶中的茶多酚、兒茶素等抗氧化成分對多種致癌物，包括黃麴黴素、苯並芘、香菸致癌物、胺基酸裂解產物等誘導的細胞惡性轉化均有明顯的抑制作用，並可阻斷亞硝胺在體內合成，因此有抑制亞硝胺致癌的作用。

妙招14 遠離3，4-苯並芘可以防癌抗癌

3，4-苯並芘是由5個苯環構成的多環芳烴，是1993年第一次由瀝青中分離出來的，是一種常見的高活性間接致癌物，主要引起肺癌、胃癌、皮膚癌、白血病等。

3，4-苯並芘的來源

（1）環境污染：煙塵及汽車廢氣中含有大量3，4-苯並芘，經葉片及根轉入植物體內。因此，糧食、蔬菜中均含有微量的3，4-苯並芘。

（2）不合理的加工方法：如煙燻和火烤食品等易產生3，4-苯並芘。

（3）機油的污染：在車子保養的過程中，往往有機油滴落而

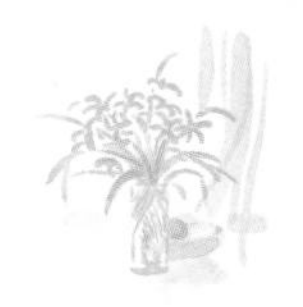

造成污染。

（4）貯藏容器污染：如啤酒常因貯存在有瀝青的酒槽中受污染。

（5）直接進口的食品：如銷售、運輸過程中受灰塵的污染，也可使3，4-苯並芘含量增高。

燻烤的食物有可能致癌

燻烤的食物中含有致癌物質，長期大量食用可誘發胃癌和腸癌等多種癌症。煙燻食品無論用何種燃料，其食品中均含有3，4-苯並芘，如燻魚3，4-苯並芘可達15微克／公斤，而未經燻製的魚中僅含1～2微克／公斤，燻肉、燻腸的情況，也類似。有食用燻魚習慣的人患癌症的風險比沒有食用燻魚習慣的大得多。烘烤的食物也能產生大量的致癌物質。這是因為烘烤時食品與煙直接接觸，溫度很高，一般在400℃以上。這時，食品除受到煙塵中的3，4-苯比芘的污染外，烘烤的食品，如肉、魚、鴨等，其中的脂肪與胺基酸在高溫下大量分解，經過環化和聚合可形成含苯並芘較多的化學物質多環芳烴。烘烤過度到焦化時，3，4-苯並芘的含量會急劇增加，最高時可達每公斤100微克。

燻烤食品致癌性的大小決定於以下因素：①與攝入量有關：吃得越多，攝入的苯並芘等致癌物也越多。所以不宜長期大量食用。②與

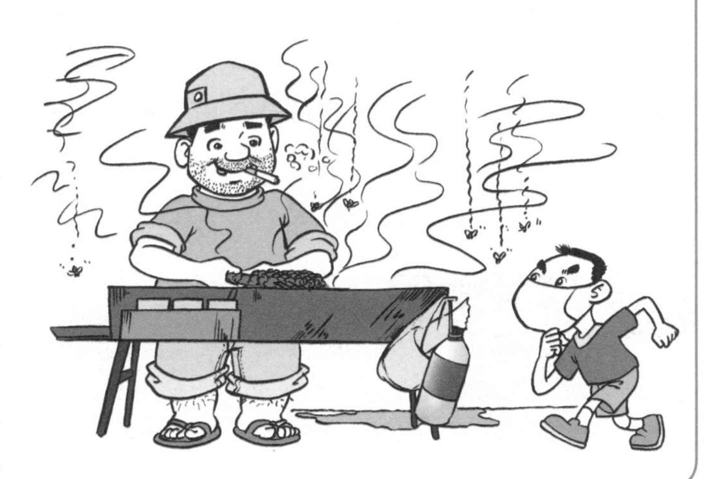

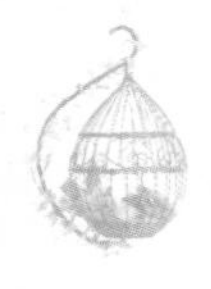

燻烤方法、時間和燃料有關：最好不用木材作燃料，而用優質的焦炭作燻烤或微波爐烘烤。另外，燻烤時食物不宜直接與火接觸，燻烤時間不宜過長，尤其不能烤焦。③和食物種類有關：肉類燻製品中致癌物質含量較多，澱粉類燻烤食品含量較少。如1公斤煙燻烤羊肉串相當於250支香菸所產生的苯並芘。油脂中的3，4-苯並芘可透過活性炭吸附的方法除去。

應急處理方法

（1）洩漏應急處理：隔離洩漏污染區，周圍設警告標誌，應急處理人員戴自給式呼吸器，穿化學防護服。不要直接接觸洩漏物，避免揚塵，小心掃起，用水泥、瀝青或適當的熱塑性材料固化處理再廢棄。如大量洩漏，收集回收或無害處理後廢棄。

（2）防護措施：①呼吸系統防護：一般不需特殊防護，但建議在特殊情況下，配帶自給式呼吸器。②眼睛防護：戴安全防護眼鏡。③防護服：穿聚乙烯薄膜防毒服。④手防護：必要時戴防化學品手套。⑤其他：工作後，淋浴更衣。避免長期反覆接觸，謹防其致癌性。

（3）急救措施：①皮膚接觸：脫去污染的衣著，用肥皂水及清水徹底沖洗。②眼睛接觸：立即翻開上下眼瞼，用流動清水沖洗15分鐘，再進一步就醫治療。③吸入：脫離污染環境，用水漱洗鼻咽部的粉塵，再進一步就醫治療。④食入：誤服者充分漱口，飲水，催吐，再進一步就醫治療。⑤滅火方法：二氧化碳、乾粉、滅火劑、沙土。用水可引起沸濺。

健康小常識

3，4-苯並芘主要來源於工業生產和生活中煤炭、石油和天然氣燃燒產生的廢氣，汽機車輛排出的廢氣，加工橡膠、燻製食品以及紙菸與菸草的煙氣等，是空氣致癌物質的代表。

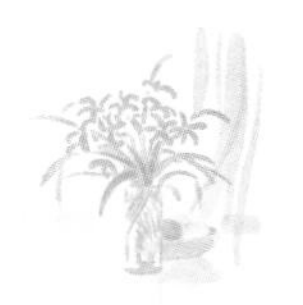

【注】苯並芘又稱苯並（a）芘，英文縮寫BaP，是一種常見的高活性間接致癌物。3，4-苯並芘釋放到空氣中以後，總是和空氣中各種類型微粒所形成的氣溶膠結合在一起，在8微米以下的可吸入塵粒中，吸入肺部的比率較高，經呼吸道吸入肺部，進入肺泡甚至血液，導致肺癌和心血管疾病。

（中文名稱：苯並（a）芘 英文名稱：Benzo（a）pyrene；3,4-Benzy pyrene 別名：3,4-苯並芘縮寫：BaP、B（a）P 化合物類別：芳烴類 分子式：$C_{20}H_{12}$ 外觀與性狀：無色至淡黃色、針狀、晶體（純品）。

妙招15 減少廚房油煙可以防癌抗癌

廚房油煙和婦女肺癌的發生有明顯關係。廚房油煙已成了威脅我們生命健康的「隱形殺手」。

廚房油煙可能致癌

已知女性癌症的增多，可能與廚房內的油煙有關。廚房油煙與燒菜時油的溫度有直接的關係。當油燒到150℃時，其中的甘油就會生成油煙的主要成分丙烯醛，它具有強烈的辛辣味，對鼻、眼、咽喉黏膜有較強的刺激，可引起鼻炎、咽喉炎、氣管炎等呼吸道疾病；當油燒到「吐火」時，油溫可達350℃，這時除了產生丙烯醛外，還會產生凝聚體，不僅會使人產生「醉油」症狀，還能導致慢性中毒，容易誘發癌症。

食用油反覆使用，裡面就會含有很多致癌物質3，4-苯並芘。廚房內另一個致癌因素是燃料的燃燒。常用燃料都產生致癌物質——3，4-苯並芘。據調查，在通風系統差、燃燒效能極低的炊具上做飯，對健康造成的損害，相當於每天吸兩包菸。廚房油煙可導

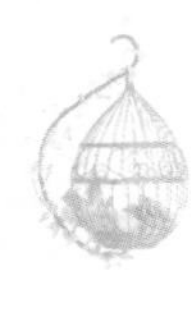

致肺癌、肺炎及其他下呼吸道疾病。可能引起的其他疾病還包括哮喘，甚至白內障、婦科癌症等。

觸目驚心的數字

據世界衛生組織統計，每年由於室內空氣污染造成的死亡是400萬人口，而廚房油煙是室內空氣污染的主要組成部分。

據國外有關機構統計，目前，全球每年有160萬人死於廚房油煙所導致的肺癌。食用油受熱之後會產生300多種有害物質，其中DNP（多環芳香烴類化合物）是主要致癌物，做飯時DNP的濃度是室外的188倍。因油煙所導致的哮喘病患者日益增多。

遠離廚房油煙危害的辦法

（1）打開廚房的門窗，讓空氣流通。

（2）安裝排風扇，把廚房內污染的空氣排到室外去。

（3）安裝抽油煙機，功能好的外排式抽油煙機能把90%以上的污染物排到室外去。

（4）炒菜時不要使油鍋冒煙，縮短煎炒的時間，不要把葷、素菜煎炒成焦黃色。在選用食用油時，最好選用精製油，因為精製油產生的油煙較少。

（5）用電磁爐代替也是減少油煙的有效方法，縮短了

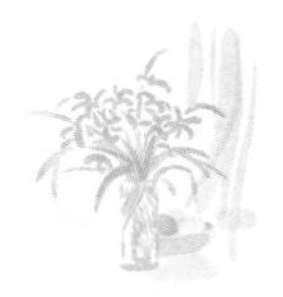

炒菜的時間，自然能減少油煙的產生。

（6）不沾鍋的平底設計，使其受熱面積大，傳熱均勻，瞬間就能達到很高溫度，有效縮短了烹飪的時間，而且不會出現糊鍋現象，減少油煙的產生。

（7）減少油煙在廚房中的停留時間。可在室內栽種一些綠色植物，既可觀賞又能吸收室內有毒氣體，如月季、藍鈴、天竺葵等對油煙的吸收效果都比較好。

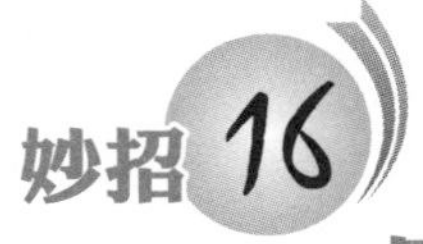

如果已經得了油煙綜合症，首先要停止油煙的繼續吸入，同時採取消炎、止咳等對症治療措施，並加強運動，每天早晨到室外呼吸1～2小時新鮮空氣，一般1～2個月即能治癒。

妙招16 日光照射會引發皮膚癌嗎？

陽光實際上是各種波長的紫外線、紅外線和可見光的混合。其中，少量的紅外線對地球上萬物生長、人類繁衍生息是必不可少的。所以，陽光是人類的朋友，我們需要它保持健康，增強人體的免疫系統。但是，有時陽光也會成為我們的敵人。紫外線是一種波長很短、具有化學活性的電磁波。如果在日光下過分曝曬，則可引起皮膚癌。所以，對紫外線不可不防。

過度曝曬會患皮膚癌

現在研究結果已非常清楚，日光中的紫外線是皮膚癌的主要致癌因素之一。皮膚癌可分為非黑色素性皮膚癌（有基底細胞癌、鱗狀細胞癌兩類型）和黑色素性皮膚癌（即惡性黑色素瘤）兩大類。基底細胞癌最為常見，約佔皮膚癌的80%。其次是鱗狀細胞癌，約佔15%。惡性黑色素瘤最少見，約佔5%，但死亡率很高。

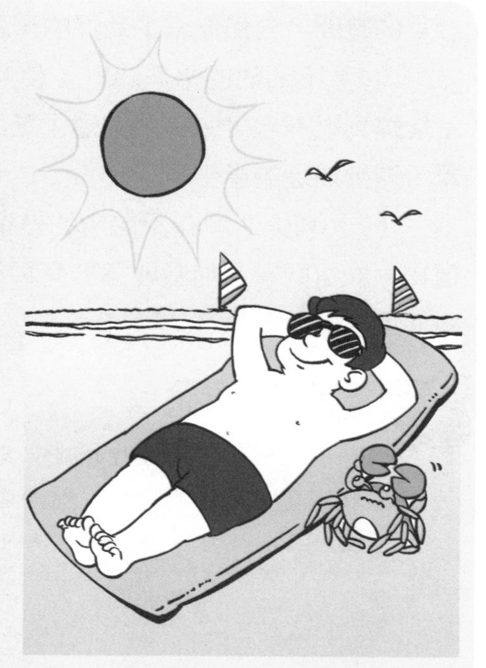

過度曝曬會增加患皮膚癌的風險，尤其是有痣人群風險更高，要做好皮膚癌的預防工作，在夏季避免曝曬非常重要。惡性黑色素瘤的發病原因除與外傷、摩擦等因素有關外，也與反覆日光照射有關，約65%以上的惡性黑色素瘤和96%的非黑色素瘤性皮膚癌起源於紫外線的照射。

一般黑痣有以下改變者，就有患惡性黑色素瘤的可能：黑痣一般在20～30歲之前出現，年齡較大時還發生新的損害，應引起懷疑；單個痣比其他痣變黑變大時，應特別注意；黑痣近期明顯增大，發生與原來不同的顏色改變，或表面有糜爛、潰瘍、出血以及有觸痛等表現時則應引起高度警覺。如果有上述癌變的徵兆時，應立即進行及時相應的診治。

少量日光照射也存在危險

德國科學家認為，即使是接受中度的日曬，也與今後皮膚表面的痣發展成為惡性黑色素瘤有關，惡性黑色素瘤是一種惡性程度最高的皮膚癌。父母皮膚上痣的數量將有助於預測將來其孩子會出現

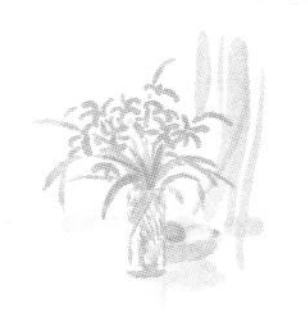

多少痣，這就意味著遺傳因素可能與惡性黑色素瘤的發生有關。日曬是導致皮膚癌發生的主要危險因素，儘管這種相關性對於惡性黑色素瘤並不明顯。這種惡性黑色素瘤發生的危險性會隨著兒童期和青少年時期日曬量的增加而升高。

研究發現，兒童體表痣的數目會隨著年齡的增加而增長。而且兒童體表大量的痣與其在日光下度假的時間、戶外活動情況、皮膚類型、面部斑點、父母種族和父母胳膊上痣的數量有關。

皮膚顏色較淺的個體，以及那些有皮膚癌家族史的個體發生皮膚癌的危險性增加。

預防皮膚癌

要預防皮膚癌，首先要減少過度曝曬，避免在烈日下工作或活動，陽光強烈時外出要塗防曬霜，戴太陽帽；避免接觸瀝青、石油等具有較強致癌性的化學物質。其次要避免過度喝濃茶、吸菸、熬夜等，多吃些葡萄、石榴、柑橘等，多喝綠茶，預防和清除癌基因。

健康小常識

老年人在曬太陽時應注意以下事項：①在夏季要適當減少戶外活動時間，不要在過強陽光下久曬。②不要在上午11點至下午3點之間曬太陽。③在陽光下工作時，應穿長袖衫，戴寬邊帽等，適當使用防曬霜。④當皮膚出現性狀、顏色改變，或黑痣迅速增大、潰爛等現象時，應及時到醫院檢查、診治。

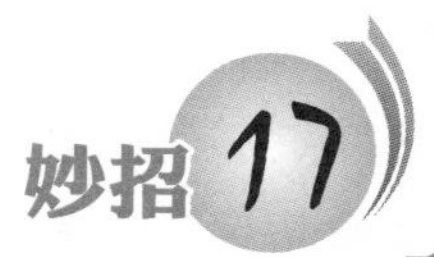

預防B型肝炎可以防癌抗癌

肝癌是嚴重危害人民健康的主要惡性癌症之一。研究顯示，肝癌與B型肝炎病毒有著十分密切的聯繫。流行病學資料顯示，80%～90%的肝癌患者都感染過B型肝炎病毒。尤其在嬰幼兒期感染，以後發生肝癌的危險性更大。預防嬰幼兒感染B型肝炎病毒對肝癌的預防有十分重要的意義。

大小三陽有癌變的可能

流行病學專家早已發現，凡B型肝炎流行的地區大多也是肝癌高發病區。病理學家研究的結果則發現，肝癌絕大多數都發生在慢性B型或C型肝炎病毒引起的肝炎，或肝硬化的基礎上。分子生物學研究顯示，在肝癌細胞的細胞核中常常發現B型肝炎病毒的去氧核糖核酸嵌合在其中，足見肝癌與肝炎病毒感染關係之密切。在肝癌病人的血液中發現有B型肝炎病毒感染證據的（即「大三陽」或「小三陽」等）佔95%，有C肝病毒感染證據的約10%。其中部分病人同時感染兩種肝炎病毒。

B型肝炎轉肝癌症狀大多不明顯

並非所有肝癌患者，特別是早、中期的患者都有明顯面黃肌瘦和腹痛的感覺。

慢性B型病毒性肝炎比起A型病毒性肝炎，所表現出來的症狀並沒有那麼明顯，因此不少染上B型肝炎的患者自己感覺沒有什麼不舒服。而且，根據臨床觀察，B型肝炎患者在緩慢發展為肝硬化和肝癌的過程中，也不會表現出明顯的症狀。因而，靠身體感覺，

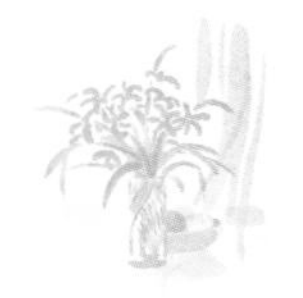

看有沒有病症表現，並不是肝炎、肝癌的確診指標。

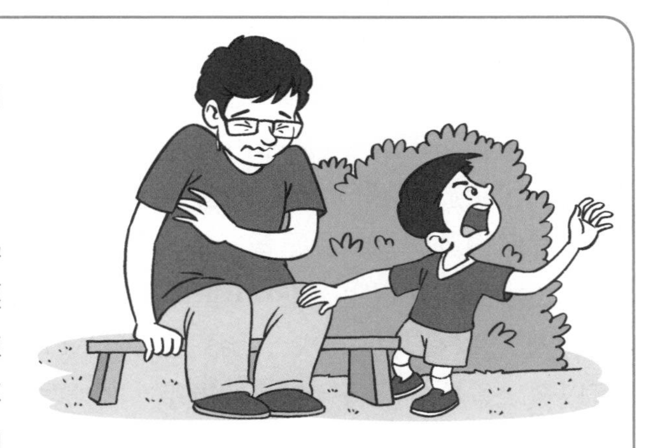

肝區疼痛是由病變的肝臟異常迅速生長，刺激肝包膜和膈肌所引起的。雖然是肝區疼痛，但不同的人發生的位置卻不同。病人最為常見的感覺是右上腹疼痛，但也有人覺得腰背痛、肩胛痛，其實這是由於肝臟壓迫膈肌引發的放射狀的疼痛，「罪魁禍首」還是肝臟損害。然而由於疼痛不發生在肝臟，而出現在其他部位，容易使患者把肝區疼痛誤認為腰背痛、肩胛痛，而延誤了治療。

肝臟健康檢查三步走

肝臟檢查可進行如下三步：

第一步，透過檢查肝功能和B型肝炎病毒DNA看看是否染上肝炎，特別是B型肝炎。一般情況下，沒有肝炎病史的人群發生肝癌的機會不大，但也不排除發生的可能。第二步，如果檢查患有肝炎特別是B型肝炎的人，建議每半年到一年進行一次B肝超音波檢查，觀察肝臟是否出現了癌變的情況。第三步，如果B肝超音波檢查異常，應馬上進行血液α-胎兒蛋白檢查，看看是否罹患肝癌以及情況如何。

預防B型肝炎癌變的關鍵

如果能預防肝炎，必定能在一定程度上降低肝癌的發病率。目前B型肝炎疫苗已經普遍應用，並已被國家列為兒童計畫免疫的

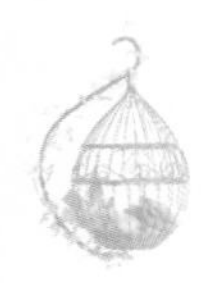

重要組成部分。一些城市對新生兒接種B型肝炎疫苗已經20餘年，目前嬰幼兒及小學低年級學生中B型肝炎的發病率已經很低。B型肝炎疫苗預防B型肝炎的作用已經肯定。可以預測，再過30年左右的時間，由於B型肝炎疫苗的普遍接種，預防了肝炎也就預防了肝癌，肝癌的發病率將會顯著下降。

透過對35歲以上、血中B型肝炎抗原抗體陽性或有慢性肝炎病史的人，每6個月做一次α-胎兒蛋白（AFP）與超聲波檢查，證明可以發現早期的肝癌。有研究顯示，在這群人中檢查發現肝癌的機會要比在一般人中檢查高出35倍之多。稱為肝癌的「高危險群」。他們不一定患肝癌，而且應該說絕大多數不會患肝癌，但是他們患肝癌的危險性確實比別人要高出許多。

健康小常識

對於B型肝炎病毒感染陽性的人，也就是通常所說的「大三陽」、「小三陽」，甚至只有B型肝炎表面抗原（HBsAg）陽性，或B型肝炎核心抗體（抗HBc）陽性的人，除了要十分關注自己的健康狀況，注意養生保健和必要的治療之外，還需要有防癌的意識，尤其是35歲以後，作為肝癌的「高危險群」，應該主動地定期就醫檢查。以便萬一有癌變時能做到早期發現、早期治療而取得較好的治療效果，甚至獲得根治的機會。

妙招18 預防EB病毒可以防癌抗癌

EB病毒又稱人類皰疹病毒。是Epstein（愛波斯坦）和Barr

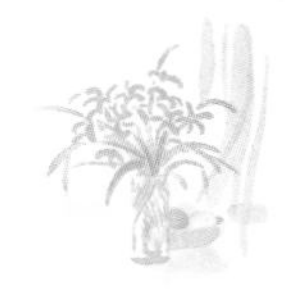

（巴爾）於1964年首次從非洲兒童淋巴瘤細胞透過體外懸浮培養而建株，並在建株細胞抹片檢查中用電子顯微鏡觀察到皰疹病毒顆粒，故名EB病毒。

EB病毒與癌

有研究顯示，EB病毒是伯基特淋巴瘤和鼻咽癌的主要病因之一，並可導致霍奇金病。

與EB病毒關係最密切的兩種癌——伯基特淋巴瘤和鼻咽癌，前者主要流行在非洲。鼻咽癌的高發區是中國南方的廣東、廣西、湖南、福建和江西等地以及東南亞的一些國家和地區。對鼻咽癌病例的檢查發現，90%以上的鼻咽癌患者，血清中EB病毒抗體為陽性。絕大多數情況下，鼻咽癌患者因為存在EB病毒才會發病，但只有EB病毒還不足以致癌，還需要許多合作因素，如遺傳因素、免疫因素或同時接觸其他致癌物或促癌物。

EB病毒僅能在B淋巴細胞中增殖，可使其轉化，能長期傳代。被病毒感染的細胞具有EB病毒的基因組，並可產生各種抗原，已確定的有EB病毒核抗原、早期抗原、膜抗原、衣殼抗原、淋巴細胞識別膜抗原。除淋巴細胞識別膜抗原外，鼻咽癌患者核抗原、膜抗原、衣殼抗原、早期抗原均產生相應的IgG和IgA抗體，研究這些抗原及其抗體，對闡明EB病毒與鼻咽癌關係及早期診斷均有重要意義。EB病毒長期潛伏在淋巴細胞內，以環狀DNA形式游離在胞漿中，並整合在染色體內。EB病毒在人群中廣泛感染，根據血清學調查，幼兒感染後多數無明顯症狀，或引起輕症咽炎和上呼吸道感染。青年期發生原發感染，約有50%出現傳染性單核細胞增多症。主要透過唾液傳播，也可經輸血傳染。EB病毒在口咽部上皮細胞內增殖，然後感染B淋巴細胞，這些細胞大量進入血液循環而造成全身性感染，並可長期潛伏在人體淋巴組織中，當機體免疫功能低下時，潛伏的EB病毒活化形成復發感染。人體感染EB病毒後

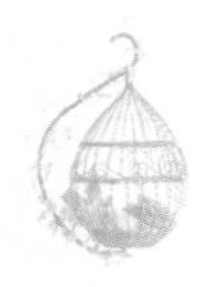

能誘生抗核抗原抗體，抗早期抗原抗體，抗衣殼抗原抗體及抗膜抗原抗體。已證明抗膜抗原的抗體能中和EB病毒。

EB病毒特異性抗體的檢測

用免疫酶染色法或免疫螢光技術檢出血清中EB病毒IgG抗體，可診斷為EB病毒近期感染。在鼻咽癌血清中可測出衣殼抗原-IgG抗體達90%左右，病情好轉；抗體效價不降，因此對鼻咽癌診斷及預後判斷有價值。尤其學者以大規模人群調查，發現抗早期抗原-IgA效價上升，極大地增加了得鼻咽癌的危險性，為該癌腫的早期診斷，提供了重要依據。

嗜異性抗體凝集試驗主要用於傳染性單核白血球增多症的輔助診斷，患者於發病早期血清可出現IgM型抗體，能凝集綿羊紅血球，抗體效價超過1:100有診斷意義，但只有60%～80%病例呈陽性，且少數正常人和血清病病人也含有此抗體，不過正常人和血清病人的抗體經豚鼠腎組織細胞吸收試驗，可變為陰性。

接吻會傳染EB病毒嗎

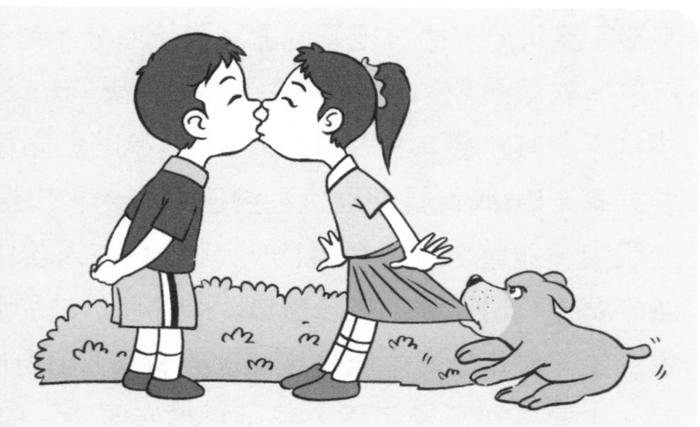

EB病毒其實是一種很常見的病毒，在人群中廣泛存在。但幼兒感染後多數無明顯症狀，或只是引起輕症咽炎和上呼吸道感染。如果是青年期發生原發感染，約有50%出現傳染性單核細胞增多症，表現為發熱、皮疹、淋巴結腫大等。

多數鼻咽癌病每人平均染有EB病毒，由此推斷出EB病毒是引

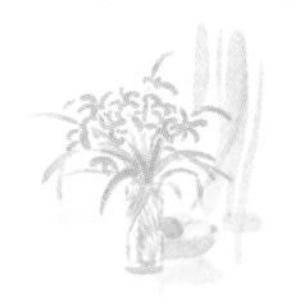

致鼻咽癌的一個重要因素；但鼻咽癌是多病因的疾病，並不是感染了EB病毒就會患上鼻咽癌的。

EB病毒俗稱「接吻病毒」，原因是EB病毒最常見的傳播途徑是唾液交換，就是說接吻時可以傳染。但大多數人在小時候已經感染了EB病毒並產生了抗體，因此不必擔心。當然也有部分病毒潛伏在人體內，沒有症狀，而一旦人體免疫力低下，則可能復發出現症狀，所以注意鍛鍊，提高免疫力才是最重要的。

對於EB病毒感染，目前並沒有針對性的有效藥物，一般透過抗病毒和對症治療便可，預後良好。

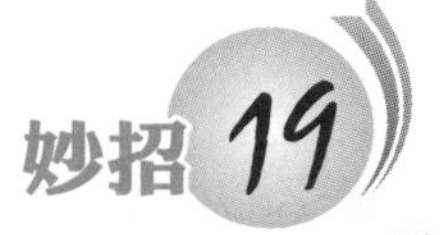

EB病毒主要是透過唾液傳染的，因此應養成良好的個人衛生習慣，禁止隨地吐痰。嚴禁口對口餵食嬰兒。醫院病區宜經常通風，患者口腔分泌物應專門容器收集、消毒無害化處理。

妙招19 遠離致癌元素可以防癌抗癌

微量元素與癌的發生、發展和防治有一定的關係：適量的微量元素為人體健康所必須，若體內微量元素過多或過少都可引起人體疾病，有的還可促進人體癌症生長甚至致癌。確定致癌的微量元素有鉻、鎳、砷三種；懷疑致癌的有鈹和鎘。潛在致癌的微量元素有鈷、鐵、鋁、錫、鉬等；還有些元素的致癌作用不能肯定。

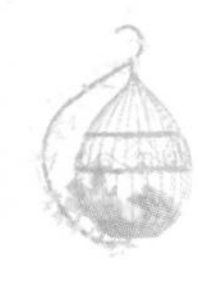

砷可致癌

砷是一種原生質毒物，在體內嚴重干擾很多重要酶的活性，以及細胞的呼吸、分裂和增殖。人接觸砷的途徑除了在某些生產中如採礦、冶煉、玻璃行業之外，還可透過含砷農藥及醫藥用品接觸到。長期慢性接觸砷化物的人群，皮膚癌和肺癌的發病率明顯升高。其次，砷拮抗保護元素硒，降低免疫功能，使人體易於罹患癌症。

鉻可致癌

鉻在工業中用途廣泛，是製造不銹鋼、耐火材料和鐵鉻合金的重要原料。自從1935年確定鉻酸鹽引起肺癌後，美國、英國、日本、前蘇聯等相繼證實鉻誘發癌症。長期接觸鉻化合物後，肺癌發病率明顯增高。除肺癌外，鉻化合物與鼻竇癌、喉癌、消化道癌也密切相關。國際癌症研究機構已明確把鉻列為肯定的致癌物質。鉻的致癌機理可能是誘發染色體畸變、斷裂或姐妹染色單體交換增加，以及鉻與DNA交聯，影響DNA聚合酶活性，導致突變而引發癌變。

鎳可致癌

1980年聯合國的全球監視規劃把鎳作為環境中最危險的污染物之一來評價。鎳的致癌作用與職業明顯有關，在造船、飛機、陶器和油漆等職業中的工人，接觸鎳的機會較多，肺癌和鼻咽癌較為常見。最近發現米、飲水中鎳含量與鼻咽癌成正相關。鎳的致癌機理為損傷遺傳物質，和其他致癌物起合作作用，誘導病毒早期抗原的表達，誘導脂質過氧化物和降低機體免疫功能。

鎘也可能致癌

鎘是一種對人體有害的元素，但其致癌性尚未完全明確。鎘

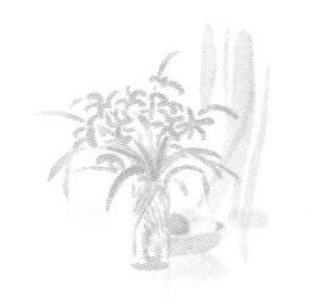

主要用於橡膠、塑膠、合金焊料、顏料和電池工業上。流行病學顯示，經常接觸鎘的工人肺癌和前列腺癌發病率明顯高於普通人群。動物實驗證明，鎘存在致癌性，鎘與一些人體必須的微量元素如鋅、銅、硒、錳、鐵等有拮抗作用。

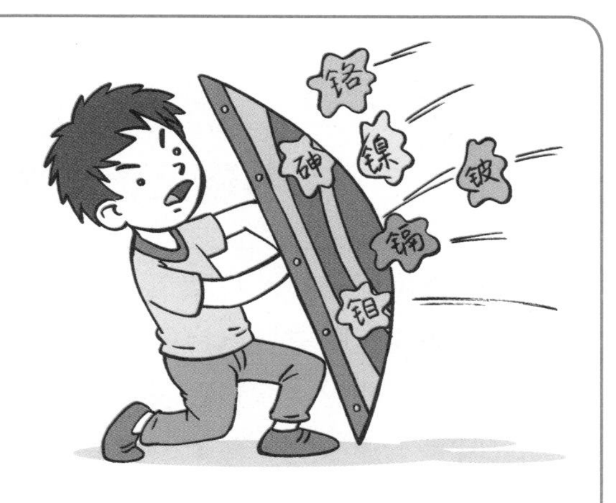

健康小常識

微量元素中雖有致癌的種類，但也有抗癌治癌的幹將。科學家們相繼發現鉑、鍺、鈁、鐳、鈀、鋼、硒、硅等元素都具有戰勝癌症的作用。鉑是最早發現具有抗癌功能的元素，其順鉑類配合物用於抗癌治療睾丸癌、卵巢癌、晚期膀胱癌和肺癌效果良好。1975年，日本用鍺治療轉移癌，肝癌、生殖系統癌、血癌和心血管系統疾病，震驚了世界醫學界。鈁能夠沉積在某些癌組織中，不僅便於早期發現癌症，而且對癌症有較好的抑制作用。鐳則依靠它放出的射線來殺傷惡性癌細胞。據美國研究人員證實：鈀的抗癌較果比鉑還要好。日本曾對不同地區的土壤、植物的食品中硒的含量做過調查，發現癌的發生率與硒的含量成反比。美國在癌症高發區調查發現，人的血硒含量與胃癌、肺癌、食道癌、肝癌和腸癌死亡率之間存在負相關。中國的研究資料也顯示，硒有明顯的抗癌較果。而微量元素硅對食道癌具有顯著的抑制作用。此外，鋼元素也有著神奇的抗癌作用。隨著科學技術的發展，微量元素在抗癌和治療癌症的領域中將做出新的貢獻。

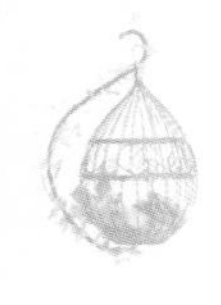

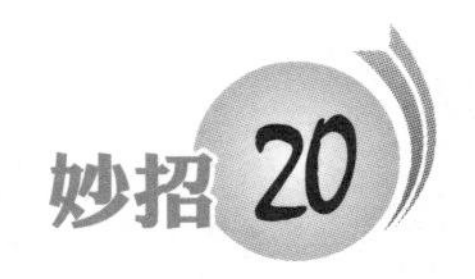

妙招20 哪些職業需要防癌抗癌

職業性癌症是長期在職業活動中受某種生產性致癌因素的影響而發生的癌症。職業性癌症的主要致癌因素是化學致癌物和電離輻射。工作者從開始接觸致癌因素到罹患癌症是一個長期過程，而且接觸有時是不連續的，職業改變或退休的癌症患者常會忽視過去職業中接觸的致癌因素。

什麼是職業性癌症

認識職業性癌症的重要性不僅是保護職業工作者的健康需要，還在於認識職業性癌症是了解一般人群中罹患癌症的重要原因。

據世界衛生組織估算：職業因素與5%～10%的癌症有關。20世紀以來，國際上普遍工業化，加速採用新的物理化學工序，這些工序帶來了對致癌物的曝露。在癌症病因學裡，職業因素的確認因曝露與發病之間需經過20～30年的時間而增加難度。

職業性癌症最常發生在皮膚、膀胱和肺，這是因為這些部位易接觸致癌物而被吸收（如皮膚和肺）或排泄（如膀胱）。職業性皮膚癌常發生於接觸砷礦、砷殺蟲劑和化工的工人；接觸煤煙和煤焦油的爐工、瀝青工和樹脂工；接觸X射線和放射線的醫務人員和科學工作者。職業性膀胱癌常發生在生產染料和顏料的工人；接觸橡膠輪胎的生產者和橡膠工人；接觸煤焦油和多環芳香碳氫化合物的瓦斯工人、鋁製品工人。

職業性肺和支氣管癌也常發生於接觸砷和煤焦油的工種；還可發生於接觸化學溶劑和有機化學品的生產者和噴漆工；鉻和鎳化合物的生產者和焊接工；石棉礦開採和加工的礦工，接觸石棉的人發

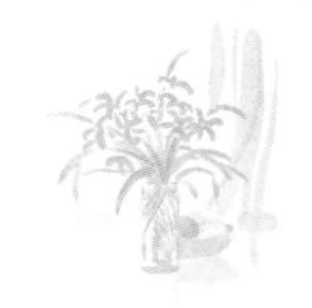

生胸膜間皮瘤遠遠高於不接觸者。接觸苯或放射線的人員易發生白血病，氯乙烯生產者易發生肝血管肉瘤和肝癌。

公認的職業致癌物

4-氨基聯苯、砷及砷化物、石棉、苯、聯苯胺、氯萘丫嗪、二（氯甲基）醚和氯甲基醚、1-（2-氯乙基）-3-（4-甲基環己基）-1-亞硝基脲、6價鉻化合物、煤的氣化、煤焦油瀝青、煤焦油類、未處理或輕度處理礦物油、2-萘胺、鎳和鎳化合物、頁岩油、煤煙、含石棉狀纖維的滑石、氯乙烯。對上述致癌物質，只需判明在生產環境中致癌物濃度，使其不超過允許濃度，加強工人個體防護，即可有預防效果。

特定的職業致癌因素

（1）石棉與肺癌和間皮瘤。

（2）聯苯胺與膀胱癌。

（3）苯與白血病。

（4）氯甲醚與肺癌。

（5）砷與肺癌和皮膚癌。

（6）煉焦與肺癌。

（7）鉻酸鹽製造業與肺癌。

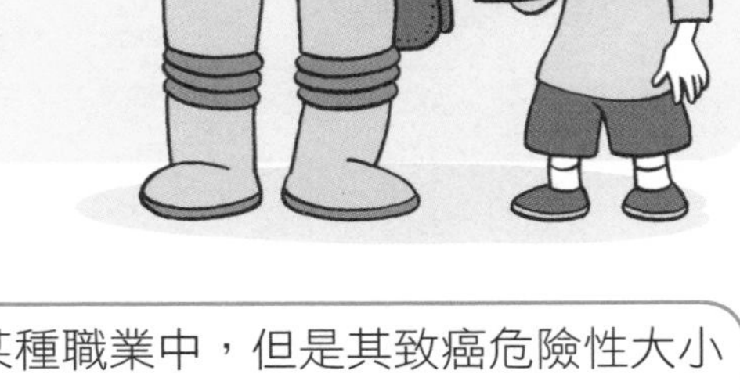

職業防癌措施

職業致癌因素的確存在於某種職業中，但是其致癌危險性大小主要取決於生產部門的衛生保健和預防控制措施是否有力。

（1）加強衛生保健首先要加強衛生宣傳教育，讓職工了解致癌物的特性，進入人體途徑和防護措施。要合理使用防護用具，建

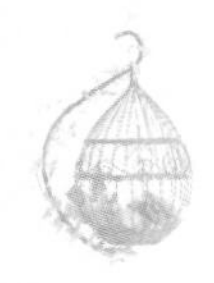

立安全生產制度，定期監測環境中致癌物的濃度，及時採取有效防護措施；定期檢查職工的身體情況，早期發現，及時治療。

（2）改革生產技術，減少粉塵煙霧，降低環境中有害物質濃度，不斷提高生產自動化、機械化、密閉化的程度，生產者避免或減少直接接觸已知的致癌因素。

（3）加強個人防護，作業時注意正規操作，作業後換下工作服，洗淋浴。不把工作服帶回家中。

健康小常識

不接觸或少接觸致癌物是預防職業癌的上策，屬於一級預防，其效果最好。在一定工作環境中，如經流行病學調查證明有職業性癌症，但致癌因素不明，無法有針對性地降低具體致癌物的濃度，那就應該加強生產環境通風排毒和個體防護。

第三篇

飲食防癌抗癌

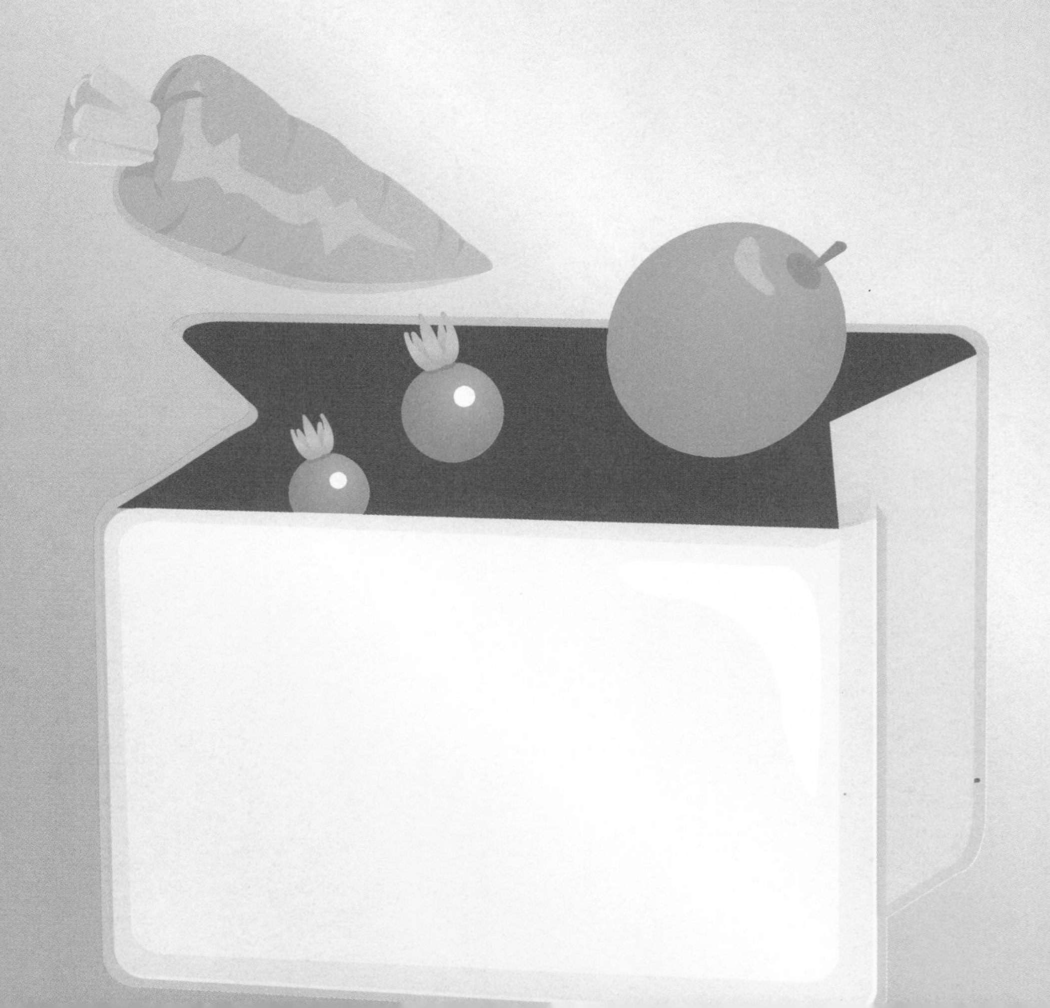

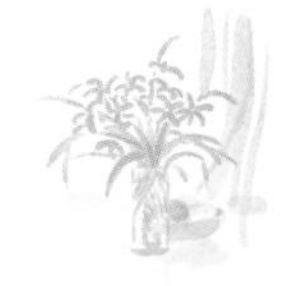

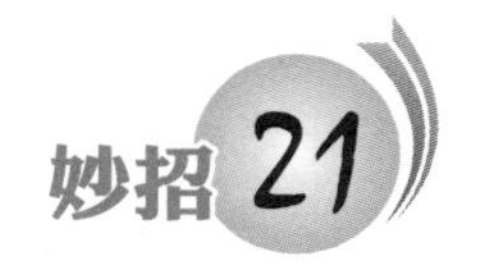

如何飲食才能防癌抗癌

調查顯示，有30%～40%的癌症可透過改善飲食預防。每天飲食中的蔬菜、水果、豆類、薯類等應佔2/3以上。具體可按下面的比例：穀類、豆類、薯類等佔35%～40%，蔬菜、水果、堅果類佔35%～40%，魚、肉、奶、蛋佔18%～20%；糖、油佔2%～3%，調味品佔2%。

飲食防癌要訣

人們的飲食應遵循「粗、淡、雜、少、爛、素」六字要訣。

（1）「粗」指的是粗糧、雜糧、粗纖維類食物。

（2）「淡」指少食高脂肪、高動物蛋白類食品，以天然清淡果蔬為宜，適當控制鹽的攝入量。

（3）「雜」是指食物種類宜雜、宜廣。

（4）「少」指對食物攝入的總量及糖、蛋白質、脂肪的攝入量均應節制，消化功能差的癌症患者，可每餐少食，適當加餐。

（5）「爛」是指除新鮮水果外，其他食物均應煮爛、煮熟，特別是老年癌症患者和化療、放射線治療中以及治療後的患者，食物尤其要煮爛以利消化。

（6）「素」多指新鮮水果和蔬菜，這些食物富含各種維生素，對癌症的防範和康復益處多多。

高營養均衡飲食

惡性癌症生長過程中所需要的熱能和營養物質要比正常組織消耗的更多，而這種消耗又隨著癌症的長大而逐日增加，加上癌症患者的食欲一般都比較差，營養本來就吸收不足，因而更加重了營養不良。營養不良又反過來加重臟腑功能的減退，損害正常組織功能，使生理功能發生紊亂。同時，癌症組織還產生一種癌肽物質，使機體正常的代謝陷入紊亂，進一步增加熱能消耗，患者就逐步出現惡病質狀態。因此，癌症患者尤其需要高營養的平衡飲食。

衡量患者的營養狀況的好壞，最簡單的方法就是能否維持體重。而要使體重能維持正常的水準，最好的辦法就是要保持平衡膳食。要求患者進食高熱能、優質蛋白、富含維生素的食物，如魚類、瘦肉、奶類、蘑菇、香菇等。此外，還應多食新鮮蔬菜，而且應一半是綠葉蔬菜。

高營養飲食是指具有高蛋白、高熱能、高維生素、高無機鹽飲食。高蛋白飲食主要是給患者補充各種必須的胺基酸。胺基酸的平衡會抑制癌症的發展。維生素A、維生素C、維生素E、維生素K、葉酸等，都有一定的輔助抗癌症作用。營養學家把無機鹽分為二類：常量元素，如鈣、鈉、鉀、磷、鎂等；微量元素，如硒、鋅、碘、銅、錳、鍺等。科學家發現，硒、鈣、銅、鐵等無機鹽，都具有抗癌作用。胃癌患者應多吃含有抗癌作用的微量元素食品，如大蒜、香菇、蘆筍、玉米、海藻、海帶、紫菜、蛤、海魚、蛋黃、糙米、豆類、全麥麵、堅果、南瓜、大白菜、大頭菜和動物的肝腎，以及人參、枸杞、山藥、靈芝等。

滿足各種營養素的供給，需要在各類食物間相互取長補短。一個平衡營養的膳食需要選擇幾類食物。選擇糧食類主要提供熱能，肉、蛋、奶、豆類主要供應蛋白質，蔬菜類主要提供維生素和無機鹽，烹調油類主要補充脂肪，特別是不飽和脂肪酸。

養成良好的飲食習慣

（1）食品多樣化：食物種類廣不僅可滿足機體所需的各種營養素，而且還能抑制有害致癌物質。

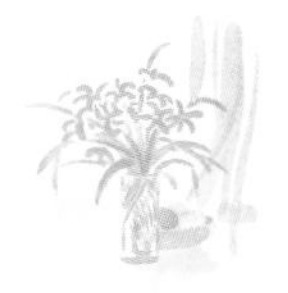

（2）保持營養的均衡，維持理想體重：肥胖是引起多種疾病的危險因素，如心臟病、高血壓、糖尿病等。

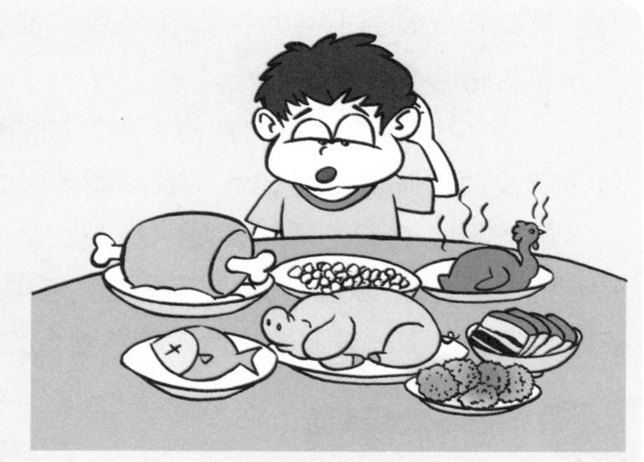

（3）避免過多膽固醇的攝入：低脂肪飲食可以減少患乳癌、前列腺癌、結腸癌和直腸癌的危險性。

（4）食用含有足夠澱粉和纖維素的食物：不少人偏重於吃精細食物，澱粉和纖維素不足。

營養專家們認為，這對健康十分不利，他們認為應該多吃水果、蔬菜、乾豆、全穀類食品、豆類及其製品。以增加澱粉和纖維素的攝入量，這樣可降低結腸癌和直腸癌的罹患率。

（5）避免過多的糖：食入過多糖會導致齲齒，這是大家都知道的，含糖太高的食物往往也是脂肪和熱量高而維生素和礦物質含量低的食物。這對健康顯然不利，對防癌也是不利的。

（6）避免攝入太多的鈉鹽：飲食中食鹽太多是導致高血壓的重要原因之一，尤其對那些有高血壓家族病史的人們說來，更是如此。高血壓如不及時治療，則能引起心臟病、中風和腎臟病等。

（7）喝含酒精的飲料一定要適量：喝酒多有損健康，口腔、咽喉、食道和肝臟的癌與喝酒過量有關。喝酒多，同時又抽菸的人患癌症的危險性更大。含酒精的飲料往往是高熱量、低維生素和低礦物質。

（8）細嚼慢嚥：慢食可以防癌，主要是慢食能增加唾液分泌的緣故。人的唾液能抑制誘發癌變的過氧化脂質的生成。口腔內的唾液是一道防癌屏障，唾液含有多種酶，其中氧化酶和過氧化酶能消除某些致癌物質的毒性，即使是致癌性很強的黃麴黴素、亞硝胺、苯並芘也不例外。

（9）少吃煙燻火烤的食物：因為煙燻火烤的食物含有較多的苯並芘及亞硝胺等致癌物質，容易導致食道癌、胃癌及肝癌。所以，最好不吃或少吃燻烤食品。肉類食品盡量用蒸、煮的方法為妥。特別是烤焦、烤糊的食物不要吃，在爐內焙烤比用炭火或油炸安全，相比之下，微波爐燒烤是較為安全的。

健康小常識

不同烹調方法各有利弊，加熱時間的長短、火力的大小、材料的配製方法等，對食品中的營養成分都有一定的影響，有的甚至產生致癌物質，因此一定要講究烹調方法。研究顯示，食物以微波爐，或100℃煮、滾、燜等幾乎不會產生致癌物質；以烤箱烘烤、焙產生的致癌物質較少；而高溫油炸、煎、炒、煙燻、火烤等方式所產生的致癌物質最多；烹調的溫度越高，時間越長，產生的致癌物質也越多。

妙招22 腫瘤患者的營養安排

在腫瘤的治療過程中，飲食是維持治療的最基本、最重要的相關因素。但在臨床醫學上，醫生們對此往往重視不夠。通常出現的情況是，外科只管切除腫瘤，內科只管抗癌藥物的化學治療方案及劑量配比，放射線治療科醫生考慮更多的是腫瘤對放射線的敏感性和治療計劃的實施情況。凡惡性腫瘤患者出現營養不良者，其死

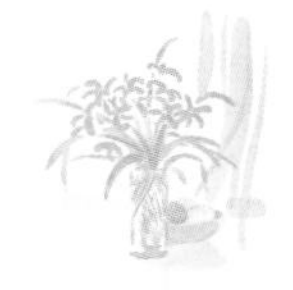

亡率明顯高於無營養不良的患者。飲食營養均衡適宜，選擇食物得當，重視飲食保健，是完全可以預防、減少和對抗腫瘤的。許多食物均具有防癌抗癌的作用，利用天然食物進行防癌抗癌的飲食治療，是腫瘤防治工作中簡便易行的措施。

癌症患者的飲食原則

為了維持患者良好的營養狀態，增強機體的免疫功能以支援抗癌的治療，應該均衡補充人體所需要的各種營養素。要有足夠的熱量（每日1800～2300卡路里）保證生命活動消耗的需要；要有足夠的蛋白質供機體組織修復和更新之用；要有充分的礦物質參與構成機體組織和調節生理生化功能；要有豐富的維生素保證有關生命活動的正常進行；要有足夠的纖維素幫助腸道蠕動和正常排泄，減少腸道內有害物質的殘留；此外，還需補充足夠的水分以維持各種生理機能的正常進行。

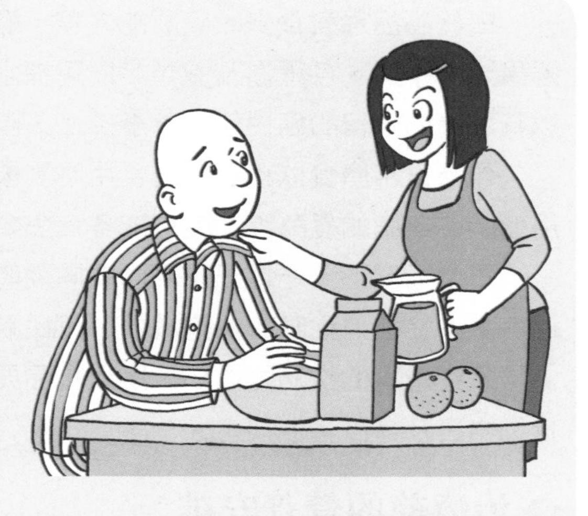

三高一低的飲食結構應是：高維生素、高蛋白質、高纖維素和低脂肪。三高一低的飲食既可以補充足夠營養素，又可減少油膩性食物，有利於癌症患者的消化吸收，改善患者的食欲。建議多吃的食物：蔬菜、水果、蛋、脫脂奶粉；適量攝取的食物：適當多吃牛、羊、豬的瘦肉；避免食物：油炸、肥肉、肥腸、內臟、豬油等油膩物。

改變單純的精白米、麵作主食的習慣，適當調配一定比例的粗糧，如全麥麵粉、玉米粉等。同時飲食中應增加各種豆類、菌類、藻類及堅果類食物。

由於癌症患者所患癌症的性質、部位、病期及治療方法不同，以及個體差異，因此，作為癌症重要輔助措施的食物療法，也應個體化，因人、因時、因病例而異。癌症病人的飲食形式有普通飯、軟飯、半流質與流質，應根據病人具體病情及消化、吸收能力分別供給。

由於癌症患者食少、吸收能力差，適當多給一些多汁飲食，如鮮果汁、牛奶、各種湯及羹類，既可補水，又可補充營養素，還可以幫助體內殘留的癌性代謝毒素排泄，產生真正補益的作用。

作為日常膳食飲料應每日食用嗜乳酸桿菌製成的優酪乳，最好用低脂或無脂的優酪乳。盡可能多食魚類，包括海魚等水產品。

正常情況下，一日三餐，兩餐間隔時間4～6小時比較合理。但癌症患者往往消化吸收功能減退，可採取少量多餐的方式。

癌症患者的抗病能力弱，所以食品要保證清潔衛生，以免造成食物中毒及身體其他損害。

治療前的營養安排

各種治療包括手術、化學治療、放射線治療都對人體有不同程度的損傷，機體修復這些損傷，就需要更多的營養供給。因此，治療前加強營養補充，做一些營養儲備是很有必要的。要選擇高品質、高營養的食品，要特別加強優質蛋白質的供給。並且根據腫瘤病人各自不同的情況選擇有相應藥效的食品。譬如，體質虛弱的病人可選擇高蛋白及扶正培本的食品；貧血者可選擇生血，富含鐵、葉酸、維生素B_{12}、維生素C的食品；便祕的病人可選擇纖維素，具有潤腸通便的食品；咳嗽者可選擇有止咳化痰作用的食品等。

手術後的營養安排

手術後原則上是高熱量、高蛋白、高維生素飲食，以滿足手術

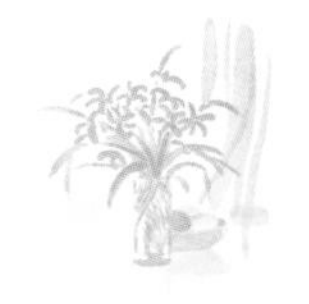

消耗和組織修復的需要。高熱量可節省蛋白質的消耗，但應注意術後病人消化吸收能力較弱，動物脂肪不宜過多，應選擇容易消化的能量食品。高蛋白是指不僅量足，而且質量要高，最好選擇能均衡提供九種必須胺基酸、消化吸收好、生物吸收率高的優質蛋白質。食物宜選擇蛋、奶、肉湯、豆製品等。手術後一般要增加維生素的補充，以彌補飲食中維生素供給的不足。

放射線治療、化學治療期間的營養安排

放射線治療、化學治療在殺死癌細胞的同時，對正常細胞也有不同程度的損傷。如骨髓抑制和噁心嘔吐等消化道反應。在這種情況下，一方面要向病人提供高營養食品：另一方面，由於病人食欲減退、消化吸收能力減弱，甚至出現噁心、嘔吐，更應注意選擇易消化、新鮮味美、健脾開胃、幫助消化的食品。對於骨髓抑制、有白血球降低的病人，可選擇有補血作用的食品如紅棗、花生、豬血、雞蛋、甲魚以及富含鐵、葉酸、維生素B_{12}、維生素C的食品。

出院和康復期間的營養安排

腫瘤病人在接受各種治療後還面臨著恢復健康和防止復發、轉移的問題。因此，從飲食上也應圍繞這兩個問題來考慮。治療後的初期，病人往往比較虛弱，加強營養是非常必要的。原則上仍應強調高營養、全面營養，要多選擇補益性食品如高蛋白和高維生素食品。身體恢復以後，防止腫瘤復發即成為主要問題。在此期間，除加強各種營養素的供給外，宜選擇具有防癌抗癌的維生素和微量元素，以及具有提高免疫功能、防癌、抗癌的食品如白薯、大豆製品、薏仁、芹菜、大蒜、胡蘿蔔、蘆筍、番茄、無花果、奇異果、香菇、木耳等。

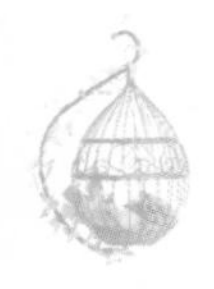

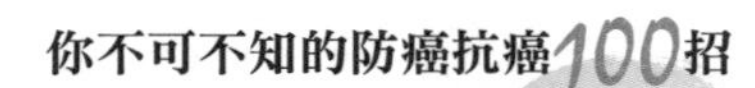

健康小常識

安排腫瘤患者的飲食，除了考慮營養因素之外，還應注意充分利用食物中的抗癌物質。某些食物可以誘癌，而另一些則可抗癌，腫瘤患者應盡量避免吃誘癌性食物而多吃抗癌性食物。據研究，常見的抗癌食物有十字花科蔬菜（如捲心菜和菜花等）及蘿蔔、大蒜、酸梅、黃豆、牛肉、蘑菇、蘆筍、薏仁等。由於腫瘤患者接受的治療不同，在飲食上還要根據具體治療方法給予恰當的飲食，如接受放射線治療及化學治療的病人，常會引起味覺異常、厭食，患者往往吃什麼都變成苦味或味不正。處理的辦法是，多吃些高蛋白、高營養的食品和新鮮水果、蔬菜等；在食物中增加調味品，多做些色、香、味、形都好的食物以引起食欲；餐前喝一小杯酸性飲料可產生開胃的作用；給患者補充適量的鋅和複合維生素B，也可改善味覺，增加食欲。

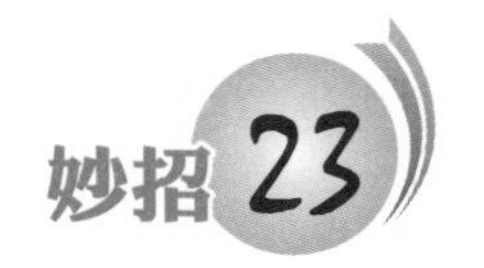

維生素可以防癌抗癌

維生素是維持人體正常生理活動的必須營養素。有些維生素的生理功能或生化作用具有預防癌症發生和抑制癌症發展的作用。

維生素C

維生素C具有很強的防癌抗癌作用，它能阻斷誘癌物質——亞硝胺的合成；可促進人體淋巴細胞的形成；大量的維生素C能增強機體的免疫功能；維生素C可增加膠原物質的生成，增強對癌細胞的抵抗能力；而且，維生素C可加速體內致癌化合物的排出和抵消

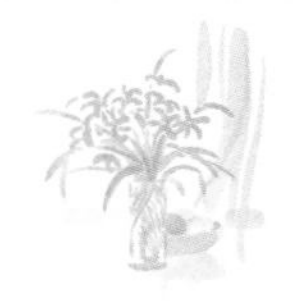

死亡癌細胞的毒素。維生素C廣泛存在於新鮮水果和蔬菜之中，其中尤以番茄、鮮紅棗、豆芽等含量為多，山楂、酸梅果等的含量也很豐富，源於自然的維生素C被譽為「防癌妙藥」。

維生素A

維生素A有抑制癌發生的作用。研究發現，維生素A及其衍生物，具有將已經往癌細胞分化的細胞恢復為正常細胞的特殊作用，特別是對於那些有高度患癌危險的人群來說，及時補充足量的維生素A及其衍生物對防治癌症是非常必要的。維生素A只存在於動物食物中，動物的肝臟、魚肝油、蛋黃、奶類等食品中維生素A的含量較高。在有色蔬菜中，如胡蘿蔔、菠菜、油菜等富含類胡蘿蔔素，它們被人體吸收後，可在人體內轉變成有生理活性的維生素A。

維生素E

維生素E具有抗氧化作用，可抑制游離基因的形成，保護細胞的正常分化，並可防止上皮細胞過度增生角化，使癌變細胞大為減少。臨床實踐顯示，維生素E能減輕抗癌化學治療藥物的副作用。環磷醯胺和維生素E合用，可增強其抗癌作用。現已知維生素E廣泛存在於植物油、穀物、魚類、肉類、蛋類、乳製品和綠葉蔬菜等食物中。研究中發現，芝麻中含有相當量的維生素E，在防治癌症中，應進食和補充維生素E含量豐富的食物。

維生素B群

維生素B群與癌症的防治有密切關係。維生素B_2是強力的「抗癌衛士」。研究顯示，食入足量的維生素B_2，具有防止癌變的作用。粗雜糧、豆類、豆芽、麥麩、酵母、蛋類、動物內臟等食物，均含有較多的維生素B_2，其中羊肝含維生素B_2最多，每100克中含

3.67毫克，多食富含維生素B_2的食物，在防治食道癌（及消化道癌症）方面具有特別重要的意義。

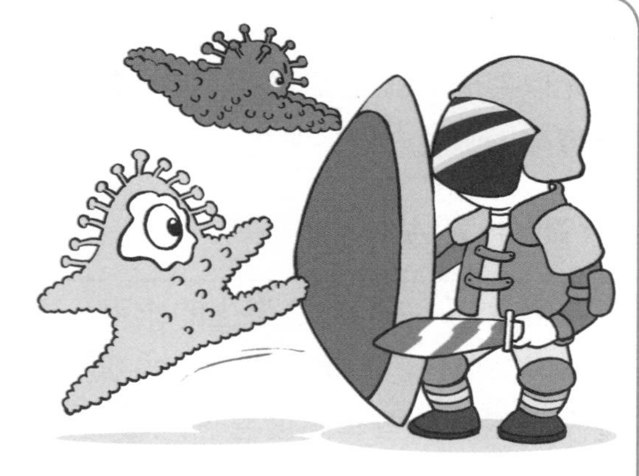

值得一提的是，經藥學博士庫勒普斯等悉心研究，到1952年確定其結構並命名的維生素B_{17}（或稱苦杏仁苷），具有抗癌功效。它並不直接作用於癌細胞，而是間接地透過改變其代謝過程，或透過增強白血球吞噬功能，進而達到破壞癌細胞的目的。更有意義的是，維生素B_{17}在殺傷甚至殺滅癌細胞的同時，並不損傷正常細胞。含豐富的維生素B_{17}的植物，有1200多種，其中大多可供食用。維生素B_{17}大量地存在於水果、糧食、蔬菜之中，如杏子、桃子、李子、芹菜、豆類、粗米、粗麵等，其中以杏仁中維生素B_{17}含量為最高，可達2.5%～3%，其次為桃、梅等，當歸、川芎等生藥中也有微量存在。

健康小常識

草本植物類食物有三大功能：一是調節內分泌功能，從而穩定免疫系統；二是有自然清除功效，可以清除潛入人體內的有害物，保護免疫系統；三是提供維生素、礦物質以及其他特殊養分，營養免疫系統。因此，適當食用山楂、生薑、橘子、香菇、大豆、人參、甘草、絲瓜等草本植物，對增強人體免疫力大有益處。

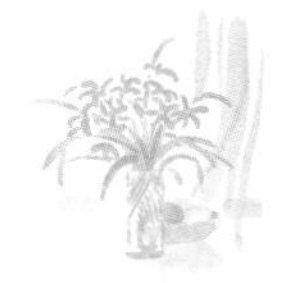

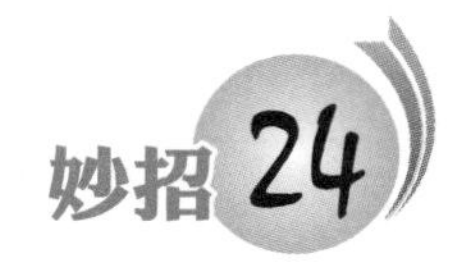

礦物質可以防癌抗癌

據現代藥理研究資料顯示，防癌抗癌的礦物質很多，包括常量元素鎂、鈣、鉀、硫等，以及微量元素鉬、硒、鋅、鐵、錳、銅、碘、鉻、鍺等。

抗癌元素——鎂

缺鎂可以導致染色體畸變，這種細胞突變可以進而誘發癌症。最近的研究報告證實，鎂的缺乏可導致淋巴細胞的活動能力銳減，產生抗體不足，免疫功能降低。

抗癌元素——硒

硒能保護細胞膜的結構功能，在體內有拮抗和減低汞、鎘、鉈、砷等元素的毒性作用。研究還證實，硒能提高機體免疫力，具有抗癌功效。硒還有促進正常細胞增殖和再生的功能。大豆中含硒最多，其次是大蒜、蔥、洋蔥等食物，用大豆加工的豆製品如豆瓣醬、豆腐中的硒含量比大豆還多。

抗癌元素——鉬

鉬是維持人類健康的重要微量元素之一，研究顯示，鉬能中斷亞硝胺在體內的合成。因此，防治癌症應該多吃含鉬量高的食物和食品。豆莢類，如豌豆及各種豆類，是鉬的最豐富來源，全穀類、葉菜以及動物的肝和腎，鉬的含量也很高。

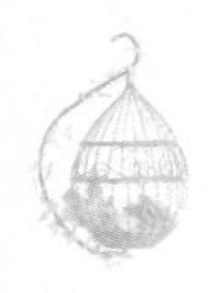

抗癌元素——鋅

鋅是促進生長發育的關鍵元素。微量元素鋅可以在人體內阻斷致癌亞硝胺的合成，從而發揮抗癌作用。動物蛋白如魚、肉，動物肝、腎和海產品蛤、蚌、牡蠣等含鋅量較高，日常餐飲中不偏食，多食動物蛋白質食物可以攝取足夠的鋅。

抗癌元素——錳

微量元素錳是酶和蛋白質的組成成分，當其缺乏時，酶的活性下降，內分泌失調，免疫功能低下，肝細胞的粒線體發生異常。動物實驗顯示，錳具有抗肝癌作用。許多食物如堅果、豆類、全穀原糧製品均是錳的好來源，在蔬菜和水果中，錳的含量也不少。

抗癌元素——鐵

硒、鉬、鐵、碘等微量元素，被稱讚為抗癌「四大金剛」。研究顯示，食道癌、胃癌、肝癌的發生與鐵的缺乏密切相關。因此，體內維持正常量的鐵，是防止癌變的重要措施之一。在蔬菜中，以苜蓿、薺菜、菠菜、芹菜、油菜、莧菜、雞毛菜、蘿蔔纓和番茄等含鐵較多；在水果中，則以杏子、桃子、葡萄乾、大紅棗、楊梅、李子、無花果和鳳梨、橙、橘、柚及桂圓肉等含鐵較多；海帶、紫菜、黑木耳、蘑菇等，也含有一定量的鐵，多吃以上食物及其配製的菜餚，可補充機體所需要的鐵。

抗癌元素——碘

缺碘與乳癌的發生有密切關係，凡是乳癌的高發區，往往也是嚴重缺碘的「甲狀腺腫區」。各種海產品富含碘，大量食用海產品的日本人，乳癌發病率就很低。

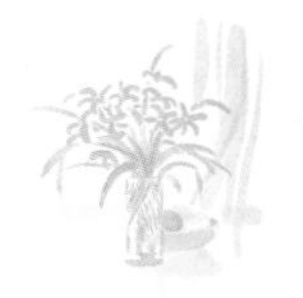

抗癌元素——鍺

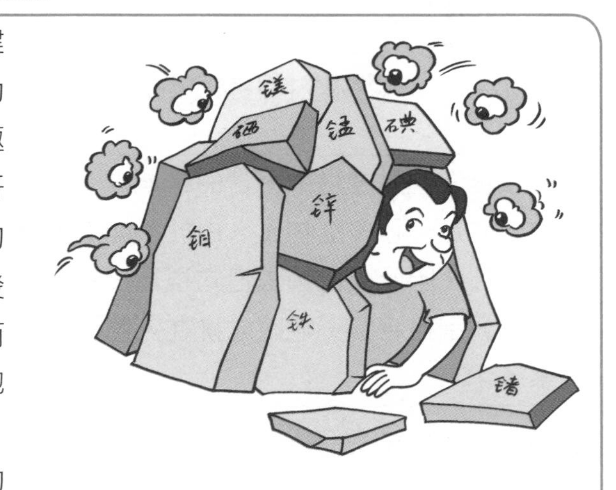

鍺對於人體健康，特別是防癌的功效，正引起人們的極大的興趣和關注。研究證實，鍺對癌症的治療作用在於可誘發人體產生干擾素，而干擾素能抑制癌細胞的生長並使之死亡。同時，鍺具有很強的氧化能力，具有從癌細胞中奪取氫離子的巨大能量，致使癌細胞失去氫離子而受到抑制，甚至死亡。許多食物如大蒜、山藥、枸杞等均富含鍺成分。

健康小常識

雖然癌症的病因至今尚未完全清楚，但現已明確80%癌症是由環境因素所致。其環境因素包括生活環境、飲食習慣等。世界衛生組織早已指出有1/3的癌症可借助現在已知的衛生知識防止其發生，並以此作為控制癌症的重大策略，呼籲人們改變不良生活習慣。

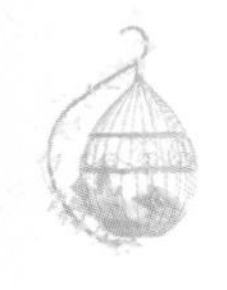

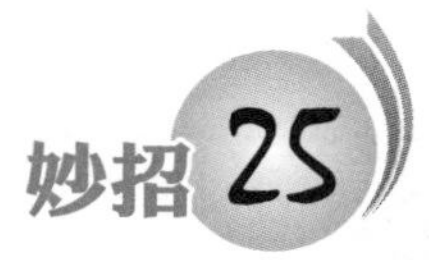

多吃纖維素可以防癌抗癌

纖維素就是食物中所含的粗纖維，主要存在於蔬菜、水果和雜糧中。它是一種多醣物質，由於不能被人體消化吸收，會隨著糞便排出體外，因此人們過去把它視為食物殘渣和廢物。但是，現在人們已對它刮目相看，並將它排在人體六大營養素之後，稱為第七營養素。

纖維素的主要作用

（1）纖維素是防止「現代病」產生的重要元素。有一些人的飲食不厭其精、不厭其細，對纖維素不夠重視，使得食物中的纖維素的含量越來越少，隨之而來的是諸如糖尿病、肥胖病、大腸癌等所謂「現代病」的產生，其中相當一部分是膳食結構不合理「吃」出來的。

（2）纖維素成分對人體消化道疾病有預防治療和保健作用。含纖維素多的食品可刺激腸蠕動，使食物消化後的殘渣比較快地移動到腸道的較低部位，使結腸黏膜與消化過程中產生的致癌物或致癌前體物之間的接觸時間減少到最低限度，從而減少了產生腸癌的機會；能發揮稀釋致癌物的作用，有些種類的纖維素能與類固醇那樣的強致癌物結合，使它們迅速從腸道排出；纖維素能吸收和束縛結腸中的游離膽汁酸，使它比較快地排出結腸，從而減少它帶來的危險；纖維素可與膽固醇、脂肪結合，使體內有害的酯類物質迅速隨糞便排出；纖維素中的肌醇、六磷酸（植酸）能束縛結腸中過量的鐵，避免結腸中固鐵太多被氧化而釋放出致癌的自由基。同時，中老年人常吃含纖維素多的食物，就會使大便通暢，對痔瘡、肛管

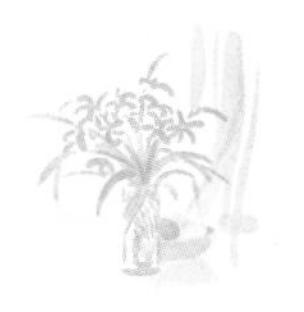

疾病也有一定的預防和治療作用。但是胃、十二指腸潰瘍病及慢性胃病患者應少吃。

（3）纖維素可以調節血液中膽固醇和血糖的含量，有助於控制體重，預防高血壓、冠心病、糖尿病，而且對癌症有一定的預防作用。

纖維素在食物中的分布

（1）富含纖維素的食物（每100克食物含4克以上的纖維素）有：豆類中的紅腰豆、乾青豆和白豆等；水果中的紅果乾、桑葚乾、蘋果、黑莓、乾梅等；蔬菜中的竹筍、韭菜、辣椒等。

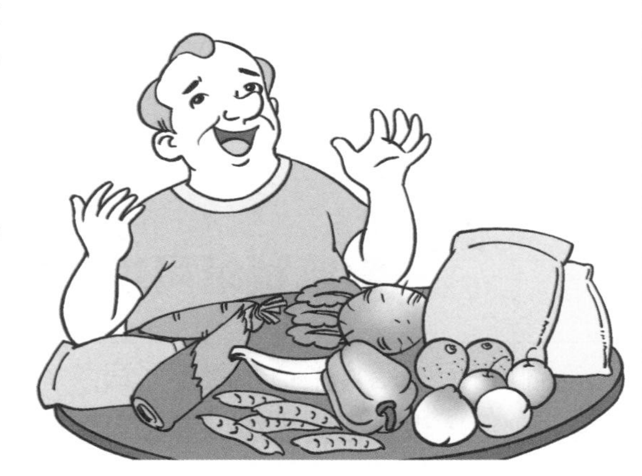

（2）含較多量纖維素的食物（每100克食物含1～3克纖維素）有：麩糠食品、玉米花、粗麵包、粗麵條、麥片粥；某些豆類（如小扁豆）、果實類的杏仁和花生；蔬菜中的蘆筍、青豆、芥藍、捲心菜、胡蘿蔔、小玉米、馬鈴薯、菠菜、山芋、黃豆芽、芹菜、番茄、冬瓜；水果中的杏、香蕉、櫻桃、無花果、柚子、橘子、桃、梨、鳳梨、葡萄和草莓。

研究顯示，在保持腸道內容物正常狀態及維持消化道正常功能上，穀物中的纖維素比水果和蔬菜中的纖維素有效性更高。對中老年人來説，纖維素作用重大，但是適量攝取，滿足供用對健康有益，如果過多超量攝取亦有害健康。

中老年人不要有意去進補「高纖維營養品」，不但補充不了營

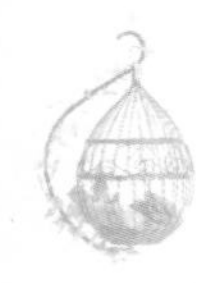

養，反而影響鈣、鐵、鋅等吸收，從而導致骨質疏鬆，體力下降，易感冒、消化不良等。

健康小常識

水果有漂亮的顏色，其營養與蔬菜對人體有共同的好處，它們有很高的維生素、礦物質、纖維素，容易被人體消化系統吸收，所謂醫食同源的寓意，水果也是最好的藥物。

妙招26 常吃蔬菜可以防癌抗癌

人們每天的膳食中自然離不了蔬菜，它不僅是人體所需營養素的重要來源，也是維持人體健康不可缺少的重要物質基礎。新鮮蔬菜不僅味美可口、營養豐富，而且還有較高的抗癌保健價值。科學家已列舉出能夠以某種形式防治癌症的40多種蔬菜，諸如胡蘿蔔、番薯、大蒜、大辣椒、花椰菜、蘑菇、香菇、蒟蒻、南瓜、大豆、生薑、大蔥、高麗菜、洋蔥、白蘿蔔、韭菜、番茄等。

捲心菜、花菜、綠花椰菜

捲心菜、花菜、綠花椰菜都屬於十字花科植物，都含有吲哚類化合物和黃酮類化合物。它們能夠誘導和活化體內某些能分解有害物質的酶的產生，從而清除體內的有害物質，達到防癌抗癌的目的。這類蔬菜能降低胃癌及結腸癌的發病率。流行病學調查發現，大量食用捲心菜和花菜的人很少患腸癌。捲心菜還含微量元素鉬，能阻斷致癌物亞硝胺的合成，具有抗癌作用。花菜和捲心菜富含二

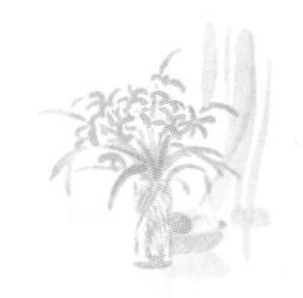

硫酚酮，這種物質有防止誘發癌症的作用，可防止黃麴黴素誘發肝癌的發生。國外科學家研究，每日吃綠花椰菜可以防止乳癌的發生。

胡蘿蔔

胡蘿蔔含有豐富的抗癌物質胡蘿蔔素，能減少咽喉、食道和胃腸等上皮組織的炎症，從而減少癌前病變。胡蘿蔔素可阻止致癌物質引起的細胞突變，所以經常吃胡蘿蔔能防癌抗癌，尤其是對飲酒、吸菸者，可減少癌症發病的危險性。

苦　瓜

苦瓜中含有類奎寧樣蛋白質，能刺激免疫細胞，殺死實驗動物體內的癌細胞，對患淋巴癌、白血病的小鼠有治療作用，能提高荷瘤動物的生存率。從苦瓜種子中提取的一種胰蛋白酶抑制劑，可抑制腫瘤細胞蛋白酶的分泌，阻止癌細胞生長。一定濃度時，可使人舌癌、喉癌、口腔癌、鼻咽癌等生長完全抑制，對黑色素瘤和人絨毛膜上皮癌最敏感，與正常的成纖維細胞相比，至少敏感20倍。所以，藥食兩用的苦瓜，無論果實或種子，都有較強的抗癌活性。苦瓜燒湯、炒菜，可用於舌癌、喉癌、鼻咽癌、黑色素瘤及絨毛膜上皮癌等的輔助飲食治療。

蘆　筍

蘆筍含有稱為組蛋白的物質，能有效地控制癌細胞生長，並能使細胞生長正常化。蘆筍對各種癌症幾乎都有預防和治療功效，尤其對膀胱癌、肺癌、皮膚癌有特殊療效。蘆筍富含的葉酸和核酸也能增強人體的抗癌能力。蘆筍還含有多種黃酮類物質，能誘導體內多種酶的活性，有利於致癌物的轉化和解毒。此外，蘆筍還含有天門冬素甾體皂苷和胡蘿蔔素等，天門冬素本身就是一劑良好的抗癌

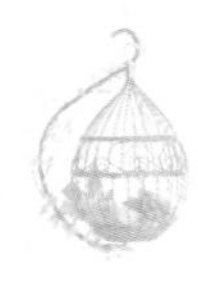

藥。蘆筍汁液還能促進外周血淋巴細胞的增殖，透過免疫系統間接發揮抗癌功效。蘆筍應煮熟後服用，如果是罐頭蘆筍，可用果汁機打成泥狀，貯存於冰箱中。每日給患者食用2次，每次4湯匙。

茄　子

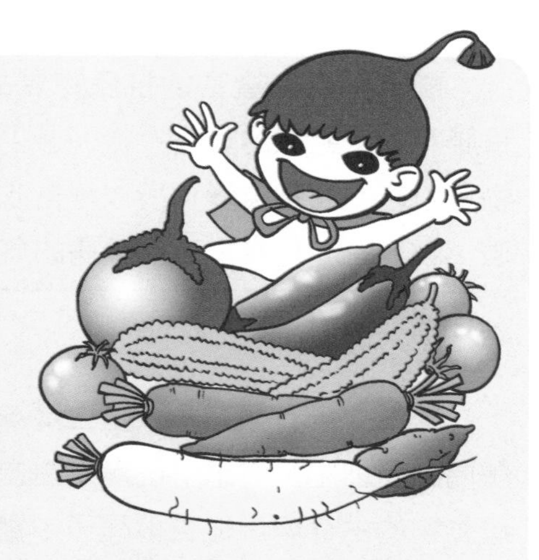

茄子具有抗癌功能。有報導，從茄子中提取的一種無毒物質用於治療胃癌、唇癌、子宮頸癌收到良效。茄子中含有龍葵鹼、葫蘆素、水蘇鹼、膽鹼、紫蘇苷、茄色苷等多種生物鹼物質，其中龍葵鹼、葫蘆素被證實具有抗癌能力，能抑制實驗動物消化系統癌症的增殖。茄子含有豐富的營養成分，除維生素A、維生素C含量偏低外，其他維生素和無機鹽幾乎跟番茄差不多，而蛋白質和鈣甚至比番茄高3倍。茄子中富含維生素P，對微血管具有一定保護作用。茄花、茄蒂、茄根、茄葉皆為良藥，古代就有用茄根治療癌症的記載。中藥許多方劑及民間驗方中時常使用「秋後老茄子」、「霜打茄子」。

健康小常識

蔬菜抗癌可能是因其含有干擾素誘生劑。干擾素誘生劑能夠誘導、刺激細胞本身產生干擾素，促進機體增強抵抗病毒感染的能力和抑制癌細胞增殖的作用。從葫蘆科的絲瓜、蛇瓜、瓠瓜，蘿蔔屬的紅蘿蔔、白蘿蔔、青蘿蔔，到傘形科的胡蘿蔔，均含有干擾素誘生劑，為預防口腔癌、食道癌、胃癌和鼻咽癌，可盡量生吃上述富含干擾素誘生劑的蔬菜。某些干擾素誘生劑，會因蔬菜在烹調過程中或高溫作用下而失去作用，所以，應注意食用新鮮蔬菜並講究烹調方法。

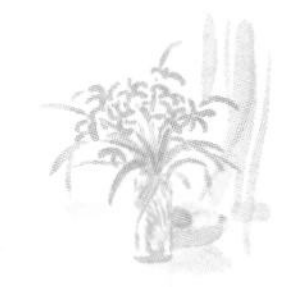

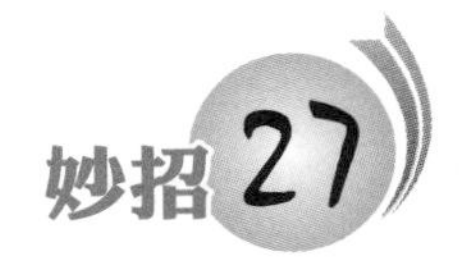

常吃水果可以防癌抗癌

水果是指多汁且有甜味的植物果實，不但含有豐富的營養且能夠幫助消化，是對部分可以食用的植物果實和種子的統稱。水果中富含維生素C，可減少體內自由基對細胞基因的傷害，避免細胞癌化。大多數水果中，還含有一種稱維生物類黃酮的抗癌營養素，能有效地抑制癌症的發生。

柑橘類水果

橘類水果中的萜烯類植物化學成分能啟動細胞中的蛋白分子，把侵入人體細胞的致癌物質包裹起來，並利用細胞膜的逆吞噬功能，將致癌物質排出體外，從而阻止致癌物對細胞核的損傷，保持基因的完好。柑橘類含有兩種黃酮類物質，它們都含有甲氧基，能誘導體內的苯並芘羥化酶的活性，也就是增強體內分解苯並芘這種強致癌物的能力。含維生素C多的水果還能阻斷胃內亞硝胺的形成，有利於預防胃癌。柑橘的皮和白色膜中所含有的膠質可降低膽固醇。

奇異果

奇異果肉中含有大量維生素C，是優質維生素C的來源。維生素C既能阻止致癌物質亞硝胺形成，其果肉又能降低血液中的膽固醇及三酸甘油。奇異果能透過保護細胞間質屏障，消除食進的致癌物質，能預防癌症的發生，對延長癌症患者生存期也有一定作用。

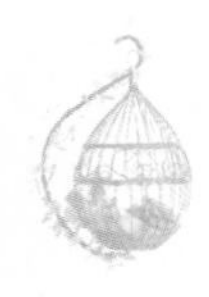

無花果

無花果未成熟果實及其乳汁含抗癌活性成分及澱粉糖化酶、酯酶、脂肪酶、蛋白酶，具有健胃清腸、消腫解毒的功效。無花果水提取物具有抗艾氏肉瘤、小鼠自發性乳癌、大鼠轉移性肉瘤的作用，引起癌症壞死，延緩移植性腺癌、白血病、淋巴肉瘤的發展，促使病變減輕。所含苯甲醛與β環糊精，可防止誘發乳頭瘤，臨床對腺癌、鱗狀上皮細胞癌有效。實驗證實，對人體和實驗鼠惡性癌症多有抗癌作用。對食道癌、胃癌、膀胱癌等癌症有預防、治療作用。無花果有清熱利咽、抗菌消炎、祛痰止咳的作用，適用於外感風熱、咽喉腫痛、咳嗽或鼻咽癌、肺癌的輔助治療。

草　莓

草莓為薔薇科草本植物草莓的果實，富含維生素C、維生素E，還含蛋白質、糖類、有機酸、果膠以及鈣、磷、鐵、鉀等。其中維生素C的含量為柑橘的5倍，蘋果的7～10倍，維生素E的含量也極為豐富，具有較高的食療價值。草莓中含有豐富的植物酸，有保護細胞，對抗癌基因的作用。草莓等水果中所含的鞣酸，經動物實驗證實，有防止多環芳香碳氫化合物、亞硝酸鹽、黃麴黴素等致癌物的化學致癌作用。能解除菸草與空氣中的多環芳烴的毒性，也可防止燻肉、黴變花生的致癌作用。所以，草莓具有防癌抗癌的作用。草莓還具有清熱化痰、潤肺止咳的作用，可用於秋燥咳嗽、痰多、咯吐不利和肺癌咳嗽以及頭頸部放射治療後口乾不適的輔助治療。草莓還具有促進食欲、幫助消化、補血等功效，可減輕癌症患者放射線治療、化學治療的消化道反應。

葡　萄

葡萄中含有的白藜蘆醇可防止正常細胞癌變，並能抑制已惡變

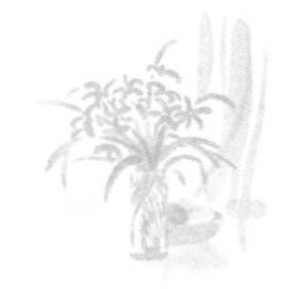

細胞的擴散。中醫認為葡萄有益氣補血、除煩解渴、健胃利尿之功能，酸甜的葡萄對接受放射線治療及手術後的癌症患者較為適宜，可常食之。

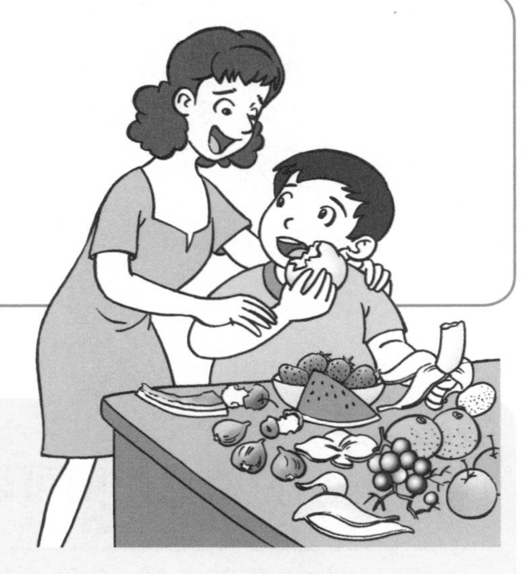

香　蕉

香蕉提取物對黃麴黴素B_1、苯並芘等致癌物有明顯抑制作用。科學家研究發現，香蕉越成熟，其抗癌效能就越高。研究顯示，香蕉有增加白血球，改善免疫系統的功能，還能產生攻擊異常細胞的物質。

番　茄

維生素A缺乏可使前列腺發生鱗形化生，從而導致癌變。而維生素A主要以胡蘿蔔素的形式存在於水果和蔬菜中，番茄含有較多的胡蘿蔔素，且成熟的番茄比未成熟的番茄含量高，故番茄可抗癌。

健康小常識

有人錯誤的認為：水果營養成分高，多吃對人有好處。其實不然。比如，蘋果含有糖分和鉀鹽，吃多了對心臟不利，冠心病、心肌梗塞、腎炎、糖尿病患者不宜多吃；柑橘性涼，腸胃不適，腎、肺功能虛寒的老人不能多吃；梨子含糖較多，糖尿患者吃多了會引起血糖升高；柿子含有單寧、柿膠酚，胃腸不好或便祕患者應少吃，否則容易形成柿石；鳳梨含有豐富的維生素A、維生素B群、維生素C，以及檸檬酸、蛋白酶等，而且有消食止瀉、降壓利尿等功效，但是，有些特異體質的人吃了後會發生陣陣腹痛，甚至嘔吐等不適應症，應把削好的鳳梨放在鹽水中浸泡後再加熱吃。

妙招28 常吃食用菌可以防癌抗癌

據已知的食用菌有300多種，其中多屬擔子菌亞門，常見的有：香菇、草菇、蘑菇、木耳、銀耳、猴頭菇、竹蓀、松口蘑、口蘑、紅菇和牛肝菌等；少數屬於子囊菌亞門，其中有：羊肚菌、馬鞍菌、塊菌等。食用菌不僅味美，而且營養豐富，常被人們稱作健康食品，如香菇不僅含有各種人體必須的胺基酸，還具有降低血液中的膽固醇、治療高血壓的作用。研究發現，香菇、蘑菇、金針菇、猴頭菇中含有增強人體抗癌能力的物質。

香　菇

香菇內有一種葡萄糖苷酶，可以提高機體的抗癌能力，其中最有益的是所含的香菇多醣體，具有很強的抗癌作用。香菇多醣能增強細胞免疫和體液免疫，有類似於補氣的作用。香菇中含有干擾素誘導劑，為治療癌症提供了更多科學依據。癌症患者可將香菇煮湯服用，有輔助治療作用。癌症手術後的患者固定飲用香菇湯，有利於防止癌細胞轉移；健康人吃香菇，可以預防癌症發生。

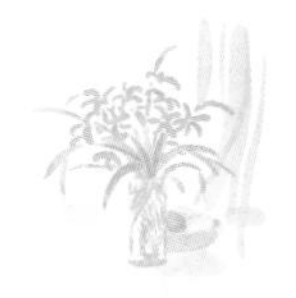

蘑　菇

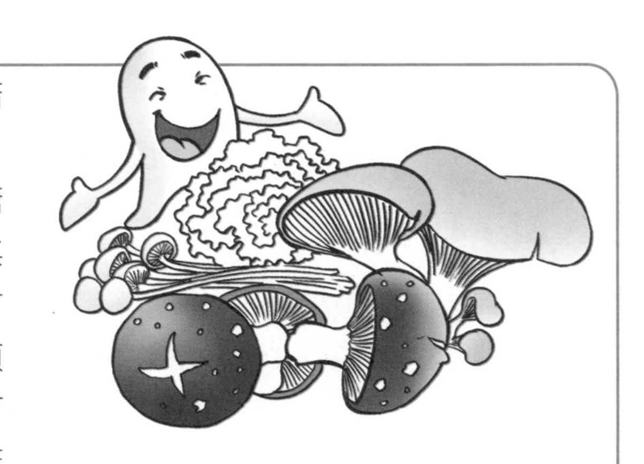

多醣類物質為蘑菇抗癌作用的主要成分。多醣類物質就是多種糖分結合而成的糖質，其種類甚多，蘑菇中含有的具有代表性的多醣類物質叫做β-葡聚糖。可有效地增強人體的免疫功能，抑制癌細胞的生成，並對癌細胞的繁殖也有抑制作用。D-歐鼠李葉鹼是一種多醣類物質，為蘑菇抑癌的有效物質。蘑菇浸出液中有若干種類型的「多醣體」含有干擾素誘導劑，可大大增強人體的免疫力和對癌症的抵抗力，被稱為「天然抗癌良藥」。在增強人體免疫力的蘑菇中，以小松菇這一種類的增強免疫力的作用最好，拒斥癌變的能力最強。

蘑菇中含有豐富的食物纖維。食物纖維能增加腸內的有益細菌，同時還能增大糞便的體積從而防止便祕，減少糞便中致癌物與腸壁接觸的時間，降低致癌物的濃度，並能抑制致癌物質的生成，從而防止或減少結腸癌。

蘑菇中含有的非特異的植物性血球凝集素，同樣具有抗癌作用。流行病學統計，在胃癌高發區中，常食蘑菇與不食蘑菇的人群之間的癌症發生率為1：6.9。

蘑菇不宜過食，因其性涼，多食易動氣發病，慢性病患者宜注意。另外，採集野生蘑菇時要注意鑑別毒蘑菇，凡外形邪惡、色豔，且有黏質物的蘑菇常含有毒蕈鹼、毒蕈毒素等有毒物質，有誤食毒蘑菇而中毒者應及時送醫院搶救。

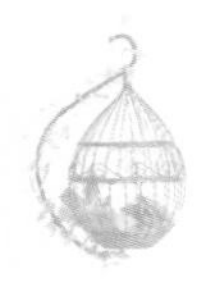

猴頭菇

猴頭菇含有的多醣和多肽類物質具有抗癌活性，對癌症患者有延長生存期、提高免疫功能、縮小腫塊的良好效果。

銀　耳

銀耳又稱「白木耳」，它能增強巨噬細胞的吞噬功能，促進具有免疫功能的T細胞和B淋巴細胞的轉化，從而增加機體對癌細胞的抵禦能力，抑制癌細胞的生長。還可以提高人體免疫球蛋白的含量，具有增強癌症患者的體質和防病抗病能力的作用。此外，它還能增強機體對原子輻射的保護作用，促進骨髓的造血功能，可作為癌症患者在接受放射線治療時的推薦營養食品。

金針菇

1982年日本人從金針菇內提取出具有很強的抗癌效果的物質。經常食用金針菇，可以預防和治療肝炎、胃腸潰瘍，還具有降低膽固醇及調整人體血液的作用。

健康小常識

食用菌的抗癌作用主要來自食用菌中的多醣體，這類化合物雖對腫瘤細胞沒有直接的殺滅作用，但能刺激抗體的形成，提高並調整機體內部的防禦能力。此外，食用菌還能降低某些物質誘發癌症的發生率，並對多種化學治療藥物有增效效應。

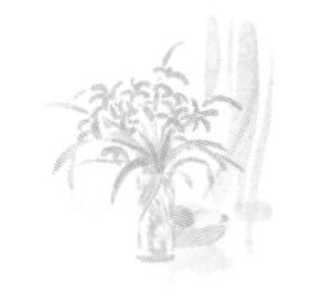

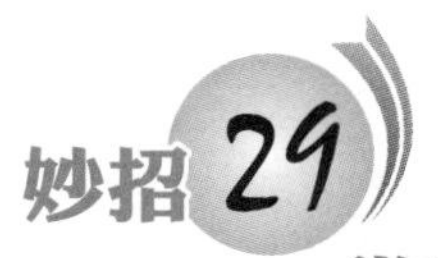

妙招29 常吃洋蔥、生薑可以防癌抗癌

生薑和洋蔥的防癌效能特別明顯，為了防癌抗癌可以經常多吃洋蔥和生薑。

洋　蔥

洋蔥內含有豐富的具有抗癌效能的微量元素硒。硒是一種極強的抗氧化劑，能加速體內過氧化物的分解，使惡性癌症得不到分子氧的供應，從而產生抑制作用。硒能促進機體產生大量穀胱甘肽。穀胱甘肽的主要生理功能是轉化氧氣，供細胞呼吸。當這種物質濃度在體內升高時，癌症的發生率就會大大降低。硒元素能刺激人體免疫反應，使環磷腺甘酸增多，抑制癌細胞的分裂和生長，還能使致癌物的毒性降低。

洋蔥富含維生素，尤其維生素C含量較高。維生素C已被證實有抗癌防癌功能，可阻止化學致癌物的致癌作用。

洋蔥中含有一種名為「檞皮黃素」的化學物質，是目前已知的天然抗癌物質之一。洋蔥可作為菸草尼古丁中毒的解毒劑，能減少尼古丁致癌的發病率。美國醫學家主張每人每天吃50克左右的洋蔥預防胃癌。

食用洋蔥過多易產氣，引起腹部脹氣、矢氣（屁）增多。洋蔥性溫，味辛辣，陰虛火旺，容易「上火」的人慎食。

生　薑

研究顯示，生薑具有抗癌活性，已被實驗證實。生薑有抑制細菌作用和抑制癌細胞活性，從而降低癌的毒害作用。研究發現，

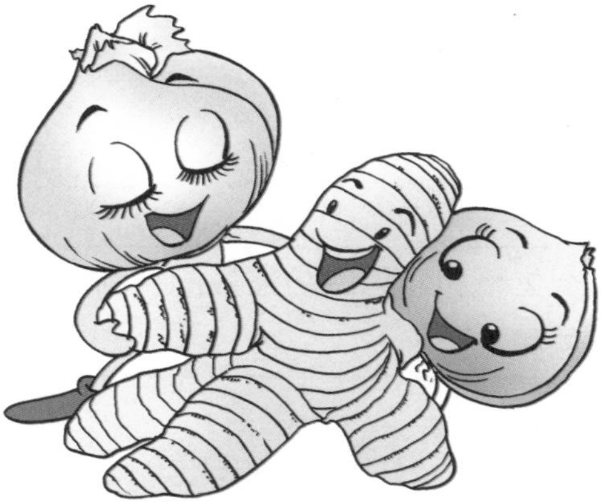

乾薑水提取物對人子宮頸癌細胞有明顯抑制作用，抑制率高達90%以上，生薑水提取物對腹水癌小鼠癌細胞抑制率為82.2%；生薑對艾氏腹水癌有抑制作用。

對於癌症患者來說，應用生薑治療時也須注意，由於藥性辛溫，不能服食過多，因為服食過多，可見口乾咽痛，大便乾結，目糊，汗多甚至鼻出血等生火傷陰現象。陰虛內熱患者，放射線治療後期陰津虧虛，津傷血熱者，均不宜服食。腐爛的生薑會產生黃樟素等有害物質，食用後可使人體肝細胞變性，影響肝臟功能代謝，黃樟素也是一種致癌物質。因此，切不可誤食腐爛的生薑，以免中毒。

健康小常識

透過對流行病學調查，首次在人體證實大蒜、洋蔥具有抗癌的可能性。洋蔥提取物及其油可抑制多種癌症的形成、生長和增生，能阻止腸道內的某些化學物質轉變為致癌物，有效地阻止結腸癌的發病。

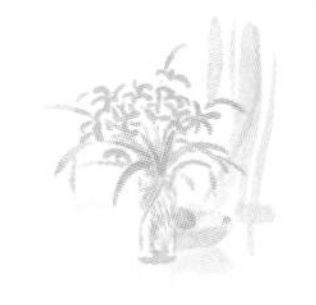

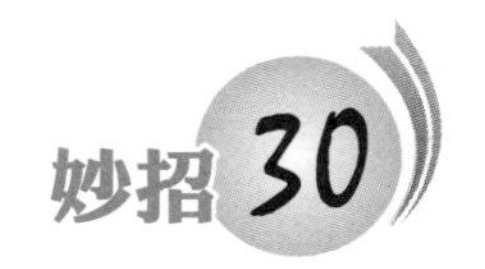

妙招30 常吃蒟蒻可以防癌抗癌

蒟蒻，亦稱蛇六谷，俗稱黑芋頭，為天南星科多年生草本植物蒟蒻的塊莖，與芋頭（俗稱芋艿）屬同一家族。蒟蒻的塊莖相當大，有的大如排球，味淡，辣而麻舌，含有豐富的營養，所含澱粉量高。蒟蒻因具有奇特的保健和醫療功效，日益引起人們的注意，被稱為「魔力食品」而身價倍增。

食用價值

蒟蒻入藥始載於宋朝《開寶本草》一書，中醫學認為，蒟蒻性寒，味辛，有小毒，功能有化痰散積、行瘀消腫、攻毒等。

蒟蒻是一種低熱量、低蛋白質、低維生素、高膳食纖維的食品。

研究顯示，蒟蒻所含葡萄糖甘露聚糖是一種半纖維素，吸水性極強，吸液膨脹後可使體積成長50～80倍，形成體積很大的凝膠纖維狀結構，提高了食物的黏滯度，延緩了胃排空和食物在腸道內的消化和吸收，不僅可有效降低餐後血糖，並有降脂、抗脂肪肝作用。

蒟蒻防癌抗癌

研究發現，蒟蒻所含的高纖維素成分，可以吸附有害物質，抑制變異誘發物的產生。蒟蒻的主要成分甘聚糖，能有效地干擾癌細胞的生長。可用於治療多種癌症，藥敏試驗對賁門癌、結腸癌細胞敏感。對癌性疼痛亦有較好的療效。常用於頭部、頸部癌症和惡性淋巴癌。

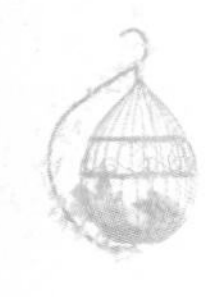

據報導，蒟蒻已製成可供食用的精粉，並加工製成蒟蒻麵、蒟蒻餅乾、蒟蒻粉絲、蒟蒻脆片等各種食品，蒟蒻食品可望成為理想的高纖維食品，這對癌症患者來説，真可謂是一個福音。

食用加工

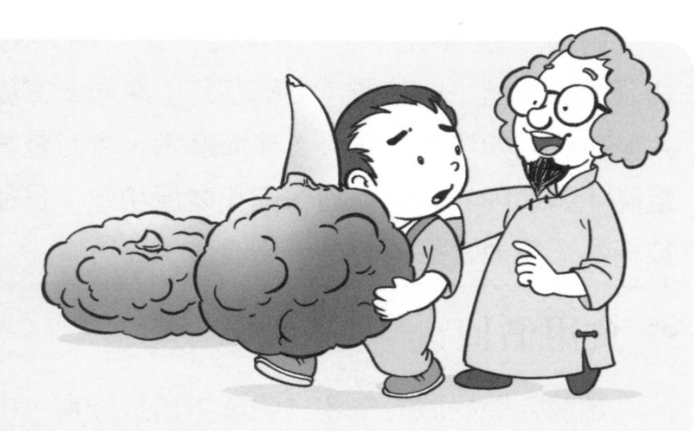

蒟蒻有小毒，就蒟蒻全株而言，以根頭毒性最大，故需要經化學方法加工或用石灰水漂煮後，再烹調成菜餚或製成食品，一般情況下，不宜多食。因此，糖尿病患者在食前必須經過去毒加工，具體方法如下：將蒟蒻洗淨，去皮，切成薄片，每0.5公斤蒟蒻片用12%食鹼溶液1000CC浸泡4小時（也可用石灰水浸泡1天）。再用清水漂洗至無麻辣味即可。蒟蒻去毒後，可供烹飪做菜，也可曬乾成蒟蒻片或磨成蒟蒻乾粉。市場上已有加工好的蒟蒻精粉或微粉，購買時需要注意品質。

防止中毒

若為藥用，有學者提醒，勿誤服藥渣，以免中毒。若不慎或誤食引起中毒，其症狀為：喉舌灼熱、癢痛、腫大。此時需要隨即採取解毒法，飲服稀醋（可用家用香醋替代）或鞣酸、濃茶、蛋清；或用食醋30～60克，加生薑汁少許，內服或含漱。亦可取防風60克、生薑30克、甘草15克，以4碗清水煎成2碗，先含漱1碗，後內服1碗。任用上述方法中的一法，均可奏效。每次服食蒟蒻的量不宜過大，以免消化不良。

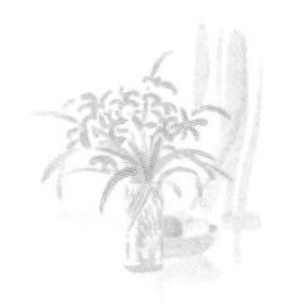

食療方

（1）蒟蒻甜粥：蒟蒻精粉3克，白米100克，蜂蜜30CC。將白米淘洗乾淨，入鍋加水適量，大火煮沸，改小火煮成稠粥，粥熟後調入蜂蜜即可食用。每日1次，溫熱服食。也可隔日食1次。本方有防癌抗癌、降脂減肥、抗脂肪肝等功效。適用於多種癌症的防治及脂肪肝、高血脂症。

（2）蒟蒻優酪乳：蒟蒻精粉2克，優酪乳200CC。將蒟蒻精粉調入優酪乳中，攪勻即成。早、晚分服。本方有補虛通脈、防癌抗癌、降血脂等功效。適用於多種癌症的防治及各種類型的脂肪肝、糖尿病。

（3）蒟蒻牛奶麵餅：麵粉200克，鮮牛奶250克，蒟蒻精粉2克，白糖20克，植物油50克，果醬200克。將麵粉、白糖、蒟蒻粉、牛奶調成麵漿待用。燒熱鍋，在鍋上抹一點油，然後用鐵勺盛麵漿倒入鍋中煎，並轉動鐵鍋，使麵漿均勻攤成一張圓形薄餅。至餅呈金黃色時翻個身，使另一面也呈金黃色即成。吃時在餅上放些果醬捲起來吃。當早點食用。具有防癌抗癌，健脾益氣等功效。適用於多種癌症的防治及脂肪肝、糖尿病。

健康小常識

癌症性格的具體表現是：性格內向，表面上逆來順受、毫無怨言，內心卻怨氣沖天、痛苦掙扎，有精神創傷史；情緒抑鬱，好生悶氣，但不愛宣洩；生活中一件極小的事便可使其焦慮不安，心情總是處於緊張狀態；表面上處處犧牲自己來為別人打算，但內心又不情願；遇到困難，開始時不盡力去克服，拖到最後又要做困獸之鬥；害怕競爭、逃避現實，企圖以姑息的方法來達到虛假和諧的心理平衡。對於癌症性格的人來說，由於精神憂鬱等消極情緒長期作用於中樞神經系統，造成自主神經功能和內分泌功能的失調，使機體的免疫功能受到了抑制，機體間的平衡被打破，使癌細胞突破免疫系統的防禦，形成癌症。相反，性情開朗、心胸開闊、坦蕩豁達的人就很少得癌症。

妙招31 杜絕高脂肪飲食可以防癌抗癌

隨著人們生活水準的提高，高脂肪膳食日漸增多。長期大量攝入脂肪，尤其是動物脂肪可增加患癌的危險性。研究發現，動物脂肪和飽和脂肪酸高含量的飲食可能增加肺、食道、結直腸、肝、胰、膀胱、腎、乳腺、卵巢、子宮頸、子宮內膜、前列腺等癌症的危險性。其中，與乳癌的關係最為密切。

高脂肪膳食可能致癌

高脂肪膳食與腸癌及乳癌的發病率有關。

高脂肪膳食直接使催乳激素分泌增加，後者抑制下丘腦分泌促黃體生成激素釋放激素，從而垂體分泌促卵泡成熟激素增加，卵巢分泌雌激素增加。高脂肪膳食可改變腸道菌群，促進某些菌株的繁殖，後者則能將來自膽汁的類固醇轉化為雌激素。高脂肪膳食可影響細胞膜的脂質成分而使膜結構及其理化性質改變，促進正常細胞向腫瘤細胞轉變。有人甚至認為高脂肪膳食能改變組織的激素受體數目，或間接影響免疫功能。高脂肪膳食不僅有增加人體乳癌的危險性，對結腸癌、胰臟癌、前列腺癌等的發生發展也有促進作用。

食用脂肪過多，植物纖維太少，人就要發胖，這除了增加高血壓和冠心病的發病率之外，還能促進大腸癌的發生。因為脂肪和腸內的細菌與膽汁內的鹽類相互作用，產生致癌物質，再加上攝入纖維素少，腸道蠕動減慢，大便排泄少，致癌物在腸道停留時間延長而引起癌症。

動物實驗證明，高脂肪飲食與胰臟癌的發展有關。其他如肉類和高熱能飲食，特別是高碳水化合物，乳製品和海洋食物也是有關

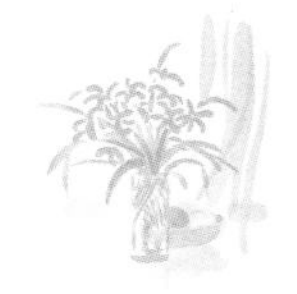

因素。而飲食結構中高纖維素、水果和新鮮蔬菜多的人群患胰臟癌較少。

脂肪促進癌症形成的原因

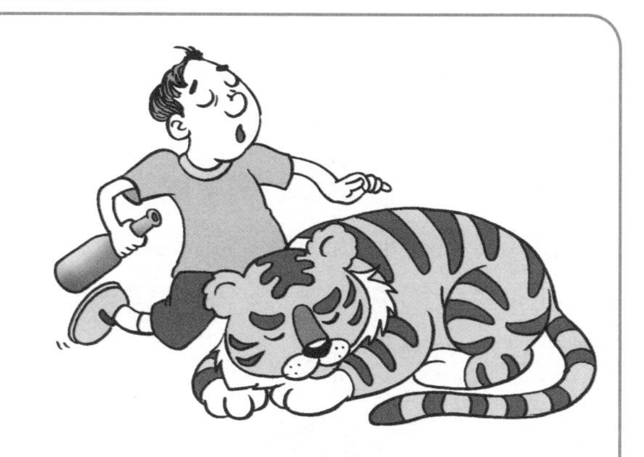

目前醫學界提出三種看法：首先，肉類脂肪與脂肪酸分解能產生丙二醛。實驗證明丙二醛對小鼠有致癌作用，這種化合物對人體的消化道也有同樣作用。其次，脂肪的過氧化反應生成更多的自由基。自由基是一種致癌的「觸發器」，同時它又可氧化和破壞細胞中的多種結構成分。氧自由基是導致包括癌症在內的很多慢性疾病及其他多種退化性疾病的主要原因，也是人衰老的原因之一。人體的新陳代謝過程並不是氧自由基的唯一來源，吸菸、大氣污染、某些輻射和藥物等，也可在人體內產生氧自由基。氧自由基與癌的關係不妨用這樣一個比喻來描述：遺傳性的癌基因潛伏在細胞內，但它沒有活性，像一隻熟睡的老虎，並不傷人。如果我們的生活環境裡有太多的致氧自由基危險因子，使氧自由基在體內群起「造反」，喚醒那隻熟睡的老虎，則癌的發生就一發不可收拾了。幸好我們體內還有另一類被稱為抗氧化劑的物質，它們能消滅自由基，具有對抗自由基的作用。

此外，環境中的有害物質（主要指致癌物質）都是脂溶性的，膳食中攝取較多量的脂肪，自然增加了機體攝取和吸收更多致癌物質的可能性。

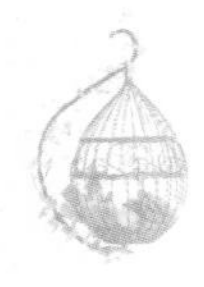

如何避免高脂肪膳食致癌

脂肪是人體三大營養要素之一。脂肪分為動物脂肪和植物脂肪兩大類。動物脂肪如豬油、牛油、羊油、奶油等屬飽和脂肪酸，植物脂肪如菜籽油、沙拉油、花生油、芝麻油、棉籽油等屬不飽和脂肪酸。

纖維素與大腸癌的關係極為密切。流行病學調查顯示，膳食中的纖維素低，大腸癌發病率就高。所以，要盡可能多吃蔬果，用植物油代替動物脂肪；多吃粗糧和未加工的食物，少吃精製的加工食品；並且要節制食量，一般地講只吃七八分飽就行了，這樣，就會避免癌症的發生。

健康小常識

無論長期還是短期，高脂肪飲食對健康的危害都十分明顯。為了預防乳癌、腸癌等癌症的發生，人們應盡量少吃動物性脂肪。植物油也不宜過量食用，每人每天的油脂攝入量應控制在25克左右，上限為每天30克。

妙招32 適量食用蛋白質可以防癌抗癌

人體中大部分組織是蛋白質構成的，而身體細胞的新陳代謝更是少不了蛋白質。因此，蛋白質攝入不足常常是患病的重要原因。每日攝取適量的蛋白質可以強化抗癌免疫系統。人體若缺少蛋白質，體內無法合成抗體，免疫力就低下，罹患癌症。但是，過量攝

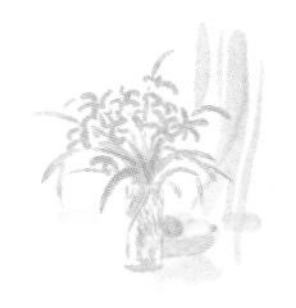

入動物性蛋白質也會明顯增加乳癌、結腸癌、直腸癌、胰臟癌、子宮內膜癌、前列腺癌的危險性。

過量的蛋白質會致癌

蛋白質攝入量過低或過高都會致癌，這是科學研究的結果。調查顯示，食道癌、胃癌、肝癌患者在患病前的飲食中，蛋白質的攝入量較正常人為低；動物實驗顯示，蛋白質對胃內致癌物亞硝胺的合成有抑制作用；營養學家調查證實，經常食用大豆製品者患胃癌的危險性要低，這是因為大豆不僅富含蛋白質，而且含有蛋白酶抑制劑，具有抑癌的作用。但是，蛋白質攝入過高，容易引起腸癌、乳癌和胰臟癌。因此，蛋白質的攝入量並非多多益善。

老年人應以優質蛋白質、動物蛋白質和大豆蛋白質為主。新鮮的魚、肉、蛋類等含蛋白質極為豐富，但不宜用醃製品或曬乾品，因為不新鮮的食物蛋白質分解產物二級胺多，食用後容易在胃內合成亞硝胺。醃製食品由於含鹽濃度高，在胃內會破壞胃黏膜的黏液屏障，使致癌物容易與胃黏膜接觸，促使胃癌發生。

高蛋白飲食可能會造成腎臟癌症和慢性腎臟疾病。蛋白質食物是指牛奶、蛋、乳酪、肉類、家禽肉及魚類。攝取過量蛋白質是指男性每天大於88克，女性每天大於72克。

人體每天需要多少蛋白質

人體每天到底攝入多少蛋白質為宜呢？美國國會營養及人類需要特別委員會建議，每人每天攝取的蛋白質只能佔總熱量的12%。按體重計算，每公斤體重需要0.8克蛋白質就算

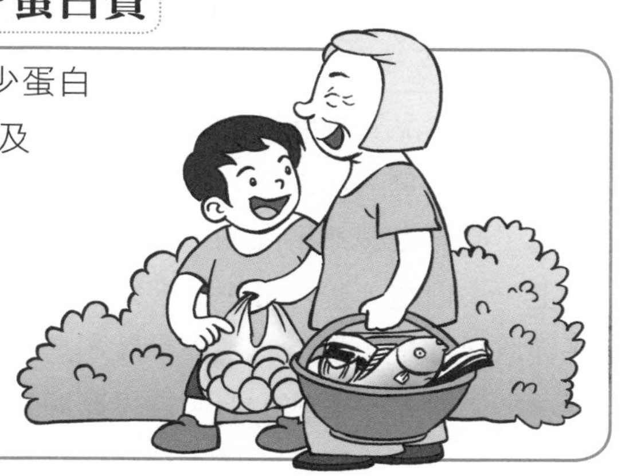

適度。並且在攝取時，要注意多吃優質的植物性蛋白的食物，如大豆、馬鈴薯、綠葉蔬菜。

膳食蛋白質推薦攝入量為：男性輕體力工作者為75克，女性為65克；男性中體力工作者為80克，女性為70克；男性重體力工作者為90克，女性為80克；60歲以上男性為75克，女性為65克。一般來說，穀類蛋白質含量為6%～10%；動物性食品蛋白質含量為10%～20%；大豆及其製品蛋白質含量為35%～40%；牛奶中蛋白質含量為3.0%～3.5%；堅果類蛋白質含量因種類不同變化較大，多數在10%～20%；蔬、果蛋白質含量低。在選擇食物時，可根據蛋白質在食物中的含量進行適當搭配，以滿足人體對蛋白質的需要。

健康小常識

唾液中的過氧化物具有抑制致癌物質的特殊功效。所以，建議「一口飯咀嚼30次左右」，以充分發揮唾液的作用，提高自我保健能力和防癌功效。

妙招33 防止食品中違法添加非食用物質

一些食品安全問題的出現是由兩大類「添加劑」造成的：一類根本就不是食品添加劑，而是違法添加到食品當中的。食品添加劑和化工原料是截然不同的，許多的問題都出在色素、防腐劑和漂白劑上，吊白塊、蘇丹紅、三聚氰胺、福馬林，都屬於這三種。而這三種原料都是化工原料，根本就不是食品添加劑。一類是合法的可以添加到食品中去的，但卻被生產商濫用了的。實際上，添加劑沒有錯，出錯的是對它的濫用和整個行業的規範不夠。

濫用食品添加劑可致癌

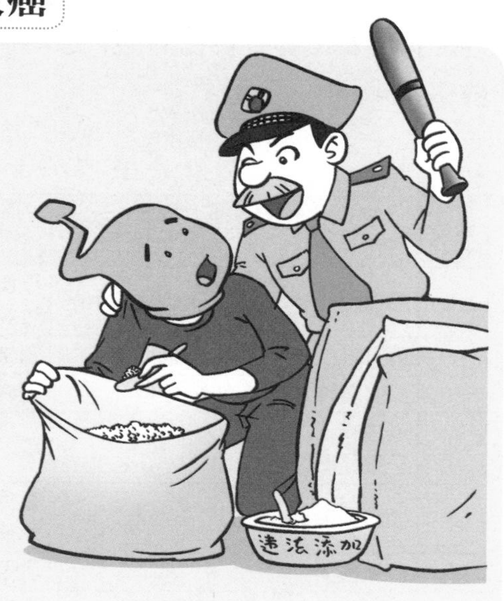

食品添加劑按來源分為天然的和化學合成的兩大類。天然食品添加劑是指利用動植物或微生物的代謝等為原料，經提取所獲得的天然物質；化學合成的食品添加劑是指採用化學方法，使元素或化合物透過氧化、還原、縮合、聚合、成鹽等合成反應而得到的物質。目前使用的大多屬於化學合成食品添加劑。

山梨酸、山梨酸鉀、苯甲酸、苯甲酸鈉、二氧化硫、丙酸鈣、丙酸鈉、尼泊爾金內酯、對羥基苯作為防腐劑添加在食品中，能防止食品因微生物而引起的腐敗變質，使食品在一般的自然環境中具有一定的保存期。防腐劑過量不僅能破壞維生素B_1，還能使鈣形成不溶性物質，影響人體對鈣的吸收，同時對人的胃腸有刺激作用，過量食用還可引發癌症。

硝酸鹽、亞硝酸鹽是發色劑。經常用於肉及肉製品的生產加工，它們的作用是使肉與肉製品呈現良好的色澤。發色劑過量可引起中毒反應，3克即可致死。另外硝酸鹽能透過胎盤進入胎兒體內，6個月以內的嬰兒對硝酸鹽類特別敏感，有使胎兒畸形的可能。

磷酸三鈉、三聚磷酸鈉、磷酸二氫鈉、六偏磷酸鈉、焦磷酸鈉是品質改良劑，透過保水、黏結、增塑、稠化和改善流變性能等作用而改進食品外觀或觸感的一種食品添加劑。品質改良劑過量不僅會破壞食品中的各種營養元素，而且會嚴重危害人體健康，在人體內長期累積將會誘發各種疾病，如癌症病變、牙齦出血、口角炎、神經炎以及影響到後代畸形和遺傳突變等，甚至對人的肝臟功能造成傷害。

可能違法添加的非食用物質

序號	名稱	主要成分	可能添加的主要食品類別	可能的主要作用
1	吊白塊	次硫酸鈉甲醛	豆腐皮、粉絲、麵粉、竹筍	增白、保鮮、增加口感、防腐
2	蘇丹紅	蘇丹紅Ⅰ	辣椒粉	著色
3	王金黃塊黃	鹼性橙Ⅱ	豆腐皮	著色
4	蛋白精 三聚氰胺		乳及乳製品	虛高蛋白含量
5	硼酸與硼砂		豆腐皮、肉丸、涼粉、涼皮、麵條、餃子皮	增筋
6	硫氰酸鈉		乳及乳製品	保鮮
7	玫瑰紅B	羅丹明B	調味品	著色
8	美術綠	鉛鉻綠	茶葉	著色
9	鹼性嫩黃		豆製品	著色
10	酸性橙		滷品熟食	著色
11	工業用甲醛		海參、魷魚等乾水產品	改善外觀和質地
12	工業用火鹼		海參、魷魚等乾水產品	改善外觀和質地
13	一氧化碳		水產品	改善色澤
14	硫化鈉		味精	
15	工業硫磺		白砂糖、辣椒、蜜餞、銀耳	漂白、防腐
16	工業染料		小米、玉米粉、熟肉製品等	著色
17	罌粟殼		火鍋	
18	皮革水解物	皮革水解蛋白	乳與乳製品含乳飲料	增加蛋白質含量
19	溴酸鉀	溴酸鉀	小麥粉	增筋
20	β－內醯胺酶 （金玉蘭酶製劑）	β－內醯胺酶	乳與乳製品	抗生素
21	富馬酸二甲酯	富馬酸二甲酯	糕點	防腐防蟲

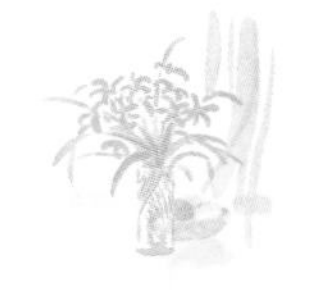

易濫用的食品添加劑種類

序號	食品類別	可能易濫用的添加劑種類或行為
1	漬菜（泡菜等）	著色劑（胭脂紅、檸檬黃等）超量或超範圍（誘惑紅、日落黃等）使用
2	水果凍、蛋白凍類	著色劑、防腐劑的超量或超範圍使用，酸度調節劑（己二酸等）的超量使用
3	醃菜	著色劑、防腐劑、甜味劑（糖精鈉、甜蜜素等）超量或超範圍使用
4	麵點、月餅	餡中乳化劑的超量使用（蔗糖脂肪酸酯等），或超範圍使用（乙醯化單甘脂肪酸酯等）；防腐劑，違規使用著色劑超量或超範圍使用甜味劑
5	麵條、餃子皮	麵粉處理劑超量
6	糕點	使用膨鬆劑過量（硫酸鋁鉀、硫酸鋁銨等），造成鋁的殘留量超標準；超量使用水分保持劑磷酸鹽類（磷酸鈣、焦磷酸二氫二鈉等）；超量使用增稠劑（黃原膠、黃蜀葵膠等）；超量使用甜味劑（糖精鈉、甜蜜素等）
7	饅頭	違法使用漂白劑硫磺薰蒸
8	油條	使用膨鬆劑（硫酸鋁鉀、硫酸鋁銨）過量，造成鋁的殘留量超標準
9	肉製品和滷製熟食	使用護色劑（硝酸鹽、亞硝酸鹽），易出現超過使用量和成品中的殘留量超過標準問題
10	小麥粉	違規使用二氧化鈦，超量使用過氧化苯甲醯、硫酸鋁鉀

健康小常識

人工色素實際上就是經過篩選的微量化學染料，許多是有毒的或有致癌性的，或二者兼而有之。它們的毒性是由其化學性能及代謝過程中產生的有害物質造成的。有一種叫羅丹明B的玫瑰紅色素，具有致癌性。特別是紅色染料中3、8、9、19和37號紅，以及橘黃17號，這6種染料都被懷疑有致癌能力，已被禁止加在任何產品中。一種曾用於人造牛油上色的化合物二甲氨基偶氮苯，被稱為牛油黃，現已認識到是一種很強的致肝癌物質，已禁止用於人類食物。

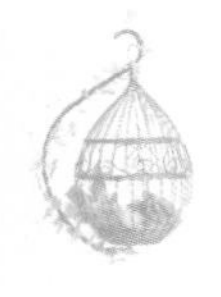

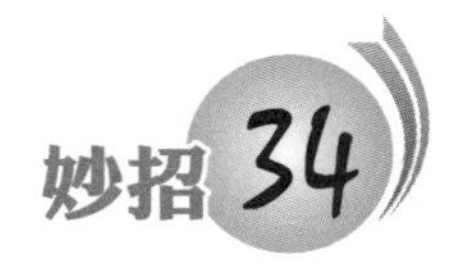

妙招34 正確對待食品添加劑

食品添加劑按其功能分類有：抗氧化劑、穩定及增稠劑、乳化劑、保鮮劑、增色劑、香味劑、甜味劑、漂白劑、促熟劑、營養增強劑等10餘種。為了改善食品和飲料的風味或便於保存，人們常在食物中添加某些成分，即所謂食品添加劑，通常是單一或幾種物質結合在一起添加。添加的結果是改善食品的色、香、味、形，但事物是一體兩面的，添加的另一個方面，也可由此產生各式各樣的危害。一般對於食品添加劑的使用，有嚴格的管理制度和相應的法規。添加劑大多由人工合成，本身一般無營養價值。適當少量、少次數的應用尚無可非議，但過量、長時間的食用加有食品添加劑的食物則是有害的，有致癌的作用。

著色劑

食品著色劑俗稱食用色素，是使食品著色後提高其感官性狀的一類物質，一般分為天然的和合成的兩大類。

天然食用色素來自天然物，且大多是可食資源。主要從植物組織中提取，也有一些來自動物和微生物的色素，種類甚多，中焦糖色素、紅麴紅、辣椒紅、梔子黃、胡蘿蔔素、葉綠素、薑黃、紅花黃、高粱紅、紫膠紅、可可殼色等。天然食用色素一般沒有毒性，較為安全，有些還有一定的營養價值。

合成食用色素主要是以煤焦油為原料，用化學方法合成的。不但沒有任何營養價值，且多有不同的毒性，長期過量攝入會危害人體健康。它對人體的毒性表現為三個方面，即一般毒性、致瀉作用和致癌作用。

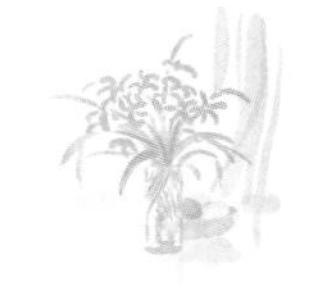

所以，為了自己的身體健康，平時要少吃用人工添加劑加工的食品。

防腐劑

防腐劑的作用是防止食物變質，延長保存期，一般目前允許使用的防腐劑有苯甲酸、苯甲酸鈉、山梨酸、山梨酸鈉等種類。它們分別使用於醬油、醋、果汁類、罐頭、泡麵、蜜餞類、醬菜類、葡萄酒、汽泡酒、汽水等食品中。

有的食品攤販和餐館，有的用石硝（也叫火硝）、硝酸鹽和亞硝酸鹽煮肉，這樣做可以使肉類食品產生誘人的紅色，外觀非常好看，增進了肉食的風味，還可抑制肉毒桿菌的生長，不易變質。儘管好處不少，但最致命的一條是：容易導致癌症，特別是肝癌。

據報導，用於罐頭食品防腐劑的山梨酸可能與纖維瘤形成有關。因此，為了防癌抗癌，我們應盡量少吃或不吃有防腐添加劑的食品和飲料。

甜味劑

甜味劑的作用是增加食品的甜度。人工合成的甜味劑具有甜味的化學物質，甜度一般比天然蔗糖、綿白糖高幾十至幾百倍，但它沒有任何營養價值。目前在世界上使用的化學甜味劑有兩種：一種是糖精，另一種是環胺類化合物，後一種有報導可引

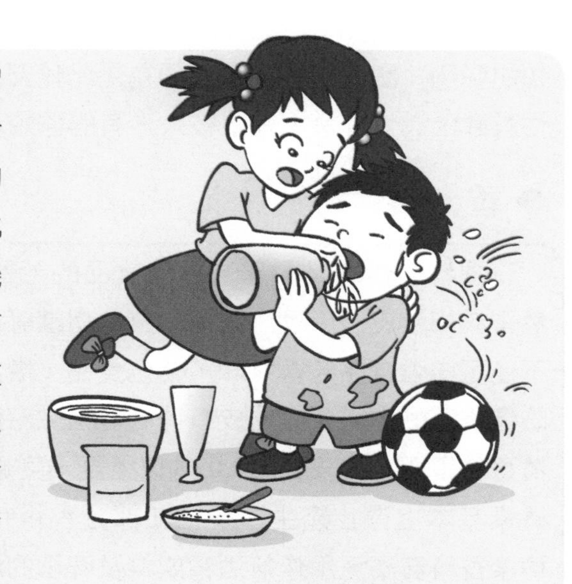

起動物癌症。糖精又叫假糖、糖精鈉，化學名稱為鄰磺醯苯甲醯亞胺鈉鹽，是1879年化學家在做科學實驗時無意中發現的。其主要原料是甲苯（白色結晶體），一般應用於醫學工業、日用化學工業、食品工業，它比蔗糖甜300～500倍，但是甜味並不鮮美，有金屬味，使用過量則口味變苦。它沒有任何營養價值，食入半小時後開始從尿中排出，24小時可全部排完。食用較多的糖精有時會引起一些副作用，比較常見的副作用是引起胃激烈蠕動而造成腹瀉；也可能影響腸胃消化酶的正常分泌，降低小腸吸收能力；還會使食欲減退。糖精致癌問題，科學家各持已見，眾說不一，尚沒有定論。目前多數科學家認為：用苯酐為原料製成的糖精是安全的；而用甲苯為原料製造的糖精，因其中間產物鄰甲苯磺醯胺（OTS）對人體膀胱有致癌作用，所以是不安全的。後來美國科學家宣布：即使是「苯酐原料技術生產」合成的糖精，對人的膀胱也有一定損害。為了預防癌症的發生，還是以慎用糖精為好。

甘素是常用的一種甜味劑，有些研究認為它可能與肝細胞腺癌及乳頭狀瘤有關，有的國家已禁止使用。

目前，市場上的甜味劑還有甘露醇、木糖醇、甘草甜味劑、橘類甜味劑、甜菊精等。普遍認為是比較安全的，尚未發現有什麼毒性及致癌活性，發展前景較大，有的種類現在已提取成功。

香　料

香料的作用是改善或增強食品的芳香氣味和滋味。傳統的天然香料如桂皮、丁香、薄荷、薑、胡椒等都是中藥材，用於食品，不僅可增強食品芳香氣味，美化食品，增加食欲，且有健身祛病、防癌抗癌的作用。如桂皮有抑制黃麴黴菌生長的作用。有專家經反覆實驗證明，桂皮含量0.02%以上至濃度達2%時，黃麴黴菌和黃麴黴素基本上停止產生。現已知部分香料有一定的致癌作用。如黃樟素香料曾廣泛用作無酒精飲料及啤酒的添加劑。黃樟油中含有黃

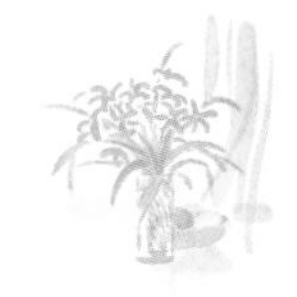

樟素，有人用黃樟素油的提取物餵食小鼠和大鼠，證實均可誘發肝癌，所以美國從1960年起禁止使用黃樟素。單寧酸常用作飲料和霜淇淋的香料添加劑，許多植物水果中都含有單寧酸和單寧，給小鼠和大鼠皮下注射這種物質，實驗研究發現，能引起肝癌和注射部位的肉瘤。

健康小常識

在日常生活中，宜選購正規廠商的產品。一般而言，正規廠商大都能保證其食品安全性。二是購買食品前仔細觀察。要認清「原色」食品，對於食品外表異乎尋常的光亮和雪白，應考慮其可能存在的問題。例如：竹筍、銀耳、粉絲、海蜇等製品的外表過於雪白透亮，就應小心提防；對於顏色濃豔誇張的食品，如色澤鮮豔的水果罐頭，應警惕其可能存在濫用著色劑的現象。若在進食時發現所吃食物對舌頭、喉嚨有刺激性，口感不好，或一旦嘗出味道有異，也不宜再繼續食用。三是醃製品、燻製品中的添加劑含量通常較多，平時應盡可能少吃或不吃。四是肝腎功能不全的患者和兒童，由於機體代謝能力低下，不適宜食用防腐劑、色素等添加劑含量較多的食品，如速食麵、火腿腸、罐頭、飲料等。對於食品生產廠家和個飲食業者應提高素質和職業道德，不使用過期的食品添加劑，不使用不純的食品添加劑，不過量使用食品添加劑、不使用已明令禁止的食品添加劑，為人們提供更多、更美味的新鮮的健康食品。

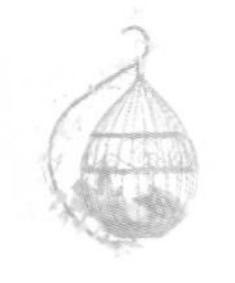

妙招35 避免高鹽飲食可以防癌抗癌

食鹽是人民最早認識的調料之一，早在商代便是必需品了。食鹽的主要化學成分是氯化鈉，常態下是一種白色、無臭、透明或不透明的不同大小顆粒的晶狀固體。它既能解膩提鮮，又能促進食物消化和增進食欲。食鹽對人體的生理活動發揮重要作用，人體出汗和小便時都會排出一定量的鹽分，因此，成年人每天需要補充食鹽約5克。但是，長期食用含高濃度鹽的食品，不但可誘發心血管疾病，而且還可以引起胃炎、胃癌的發生。世界上60歲以上的死亡者中有1/4的死因是患惡性癌症，其中胃癌佔首位。在致胃癌的諸多飲食因素中，「高濃度食鹽食品」為首要因素。

高鹽飲食與胃癌

食鹽按其加工方法，可分為粗鹽、精鹽、加碘鹽、低鈉鹽等。它們含氯化鈉的量約佔95%以上。食鹽可供人體所需要的鈉離子和氯離子。食物中有2‰的食鹽，

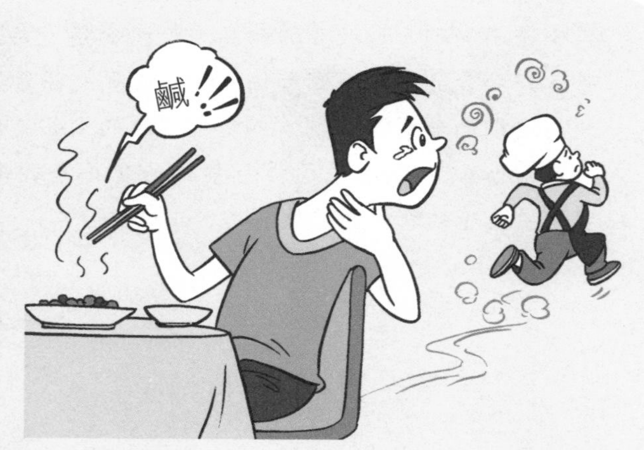

人就會感覺到鹹味。在烹調工藝過程中，稱食鹽為「百味之主」，可以說「無鹽便無味，無味不成菜」。根據每個人的飲食習慣，攝入食鹽量的差異很大，在台灣就有「南甜」、「北鹹」之說。從營

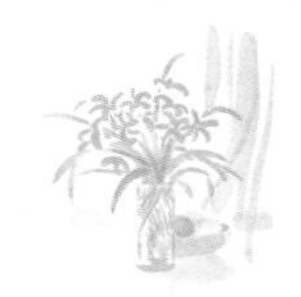

養學的觀點來看，這不僅是口味不同的問題，而且是涉及到人體營養障礙，並且導致疾病產生的原因。

調查發現，胃癌、食道癌發病與吃鹽過多有密切關係。長期進食含鹽過高的食物無異於慢性自殺。

研究發現，人體進食太多的鹽會耗損胃壁細胞，幽門螺旋菌容易在鹽醃的食物中釋放出亞硝胺這種致癌物，所以多吃鹹魚和醃肉的人患胃癌的機率也就特別高。另外，鹽對胃黏膜也可造成破壞而導致胃的炎症，慢性胃炎就是一種輔助的促癌因素。

吃多少鹽為好

為了防止胃炎以及胃癌的發生，必須改變不良的飲食習慣，其中之一就是盡量避免高鹽及鹽漬食物。即使是從保護胃黏膜的角度來看，食物也是宜淡不宜鹹的。正如有些老中醫的養生經驗説：「微鹹鹽水，好比參湯；濃味鹹湯，好比砒霜。」這是很有道理的。

人每天需要攝取的食鹽一般以5克為宜，最多不應超過8克。

健康小常識

事實說明，低鹽飲食對防止發生胃癌大有益處。不過除此之外，維生素C及維生素E、維生素A也能夠抑制胃癌的形成，特別是維生素C，它能夠抑制人體胃內亞硝酸形成亞硝胺類物質的過程。新鮮的水果和新鮮的蔬菜是我們飲食當中維生素C的主要來源，而醃製的蔬菜不但幾乎沒有維生素C，而且還有大量的硝酸鹽和亞硝酸鹽類的物質，這些都是導致胃癌的罪魁。至於維生素E則是重要的細胞內抗氧化酶物質，能夠阻斷亞硝酸類物質的反應。維生素A與維生素E相似，行使抗氧化酶物質的功能，而且能夠調理細胞的分化和維持機體的免疫能力。

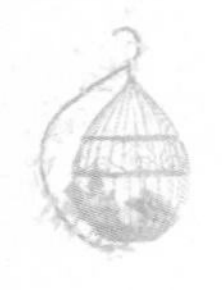

妙招36 不吃黴變食品可以防癌抗癌

黴變的食品不僅營養價值降低，有的還會帶有黴菌毒素，人們吃了這樣的食品，輕則中毒，重則致癌。黴菌的種類很多，產生的毒素也不完全相同，有的黴菌可以產生多種毒素。黴菌是否產毒，很難用一般的檢驗方法來確定。而且黴菌毒素不怕高溫，採用烹飪中常用的煎、炒、煮、炸等食品加工方法難以破壞它。黴變食品的致癌因素主要是黃麴毒素。目前，黃麴毒素的化學結構已確定B1、B2、G1、G2等10多種。

黃麴毒素致癌

黃麴毒素是黃麴黴菌屬黃麴黴菌、寄生麴黴菌產生的代謝物，是目前發現的化學致癌物中最強的一種，主要損害肝臟功能並有強烈的致癌、導致畸形、突變作用，能引起肝癌，還可以誘發骨癌、腎癌、直腸癌、乳癌、卵巢癌等。

黃麴黴菌產生的黃麴毒素有20多種衍生物，其中致癌作用最強的是黃麴黴毒素B1，它是一種前致癌物，透過混合功能氧化酶的環氧化作用，變成2，3-環氧化黃麴毒素B1形成近致癌物，再經過化學變化成為帶正電荷的親電分子，成為終致癌物。終致癌物和去氧核糖核酸或核糖核酸的組成成分——鳥嘌呤鹼基結合，使遺傳密碼排列錯誤，引起細胞突變而致癌。

黃麴毒素是迄今發現的各種真菌毒素中最穩定的一種。黃麴毒素為有螢光的毒素，在紫外線照射下，能發生藍紫色、綠色的閃閃螢光。黃麴毒素分布範圍很廣，凡是受到能產生黃麴毒素黴菌污染的糧食、食品和飼料都可能存在黃麴毒素。如被人和動物食用，就

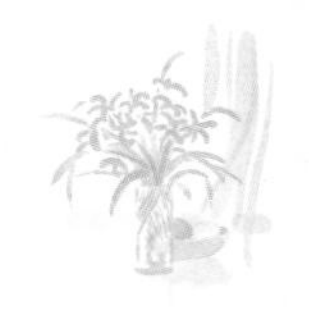

會造成黃麴毒素中毒。黃麴毒素B1、黃麴毒素G1、黃麴毒素M1等都是較強的動物致肝癌劑。糧食及其他食品中黃麴毒素B1允許量的標準如下表：

種類	標準（微克／公斤）
玉米、花生米、花生油	≤20
玉米及花生仁製品（按原料計算）	≤20
米、其他食用油	≤10
其他糧食、豆類、發酵食品	≤5
嬰兒代乳食品	不得檢出

防止黃麴黴素污染

預防黴變食物致癌的方法非常簡單。第一是預防食物黴變，根據黃麴毒素繁殖與生長所需要的溫度、濕度、水分等條件，進行一些必要的物理防護措施，如糧食收穫後及時乾燥。倉儲消毒滅菌，通風乾燥，或採用塑膠薄膜貯藏、低溫貯藏、密閉貯藏等，目的是抑制黴菌的生長和繁殖；第二是家庭購買的穀物要放在陰涼通風的乾燥處，不要席地靠牆放置，以免受潮發生黴變。萬一受潮，要及時晾曬；第三是廠家及商販堅絕不使用黴變的米粉、麵粉、玉米粉等原料製作食品出售；第四是自製糕點、饅頭等食品不宜量大，杜絕吃不完而存放時間過長；第五是一旦發現食物黴變，即堅決棄之，不可再食，有食用發酵食物嗜

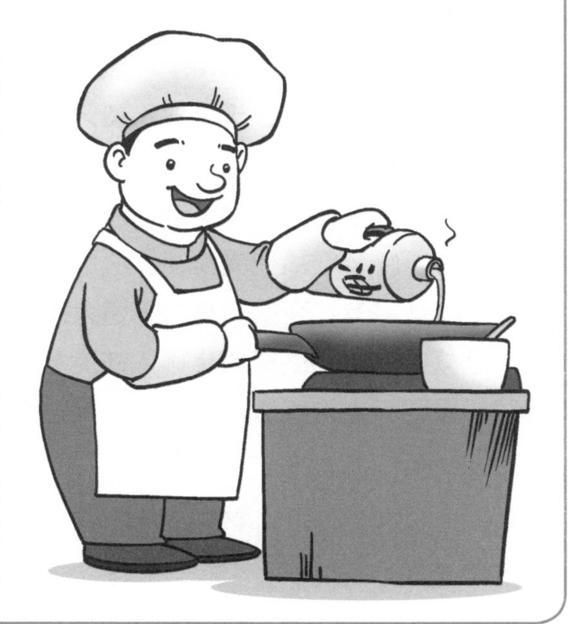

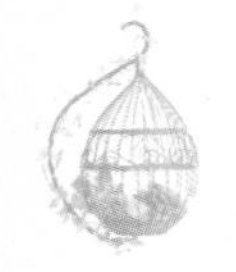

好者，最好不吃或少食，以免誤食黃麴黴毒素。

黃麴黴菌產毒要求的溫度為12～42℃，最適溫度為25.7～32℃。黃麴黴菌生長的最適溫度為26～28℃，溫度越高，黃麴黴菌生長越快，黃麴黴菌污染越嚴重。儲存時間越長，黃麴毒素的污染程度越高。花生是最容易感染黃麴黴菌的農作物之一，黃麴黴菌的污染和黃麴毒素的產生不僅發生在花生的種植過程中，而且在加工過程中也會產生。

為了防止產生黃麴毒素，平時存放糧油和其他食品時必須保持低溫、通風、乾燥，避免陽光直射，不用塑膠袋裝食品，盡可能不囤積食品，注意食品的保存期，盡可能在保存期內食用。生活中可改用茶樹油、橄欖油等不易產生黃麴黴毒素的植物油。此外，不吃黴壞、皺皮、變色的食品。發黴的中草藥含有大量的黃麴毒素，不宜再吃。

黃麴毒素中毒診治要點

診斷要點：①有攝入被黃麴毒素污染的食物史。②四季均可發生，但常在陰雨連綿的收穫季節後多發。③兒童更易發生黃麴毒素中毒。根據歷史資料分析來看，使人中毒的最危險年齡為1～3歲。④中毒前期表現為發燒、腹痛、嘔吐、食欲減退等。⑤2～3週後很快發生中毒性肝病表現：肝臟腫大，肝區疼痛，黃疸、脾大、腹水，下肢浮腫及肝功能異常。⑥心臟擴大，肺水腫，甚至痙攣、昏迷等，多數患者在死前可有胃腸道大出血表現。

急救處理：①立即停止攝入被黃麴毒素污染的食物。②補液、利尿、保肝等支持療法。③重症病人按中毒性肝炎治療。

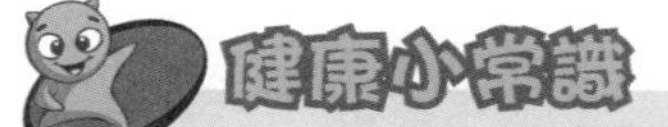

為了防止黃麴毒素的污染，要管控糧食、油料收貯和加工的各個環節，防止黴變，如有污染黃麴毒素的黴粒，挑出來。花生米用油炒或乾炒，可以將黃麴毒素大部分破壞掉。久置精煉的植物油有少量黃麴毒素，炒菜時先將油燒至微熱，加入適量食鹽，燒至沸騰，再放菜餚烹調亦有除去黃麴毒素的效果。米黴變時，毒素多分布於米粒表層，淘米時用手搓洗，可大大降低毒素。使用高壓鍋煮飯，溫度在100℃以上，也可以破壞一部分黃麴毒素。

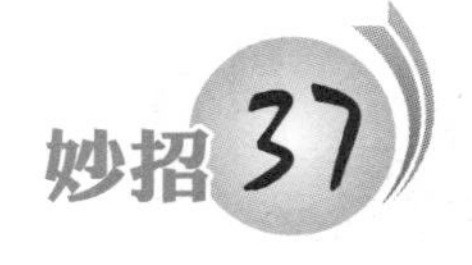

少飲酒可以防癌抗癌

空腹飲酒即使不多，對人的身體都是有害的。因為酒下肚後，其中的酒精80%是由十二指腸和空腸吸收，其餘由胃吸收，一個半小時的吸收量可達90%以上。飲酒後5分鐘，人體的血液中就有了酒精，當100CC血液中酒精的含量達到200～400毫克時，就會出現中毒。400～500毫克時，就會引起大腦深度麻醉甚至死亡。因為空腹時胃裡沒有食物，酒精就會直接刺激胃壁，引起胃炎，重者可能導致吐血，時間長了還會引起潰瘍病。為此，在飲酒之前應先吃些食物，如牛奶、脂肪類食物，或先吃點菜餚。特別是做過胃切除手術的人，飲酒不要過量，以免發生急性或慢性酒精中毒。

嗜酒易患癌

長期大量飲酒過多的人首先好發生頭頸部癌，如食道癌、喉

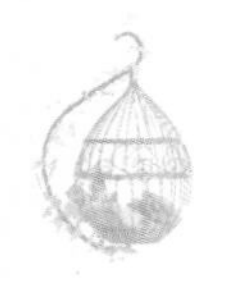

癌、咽癌、舌癌以及其他的口腔癌。酒的致癌作用可以認為是酒精反覆刺激所引起，但不能排斥致癌物的影響。酒精經消化道吸收進入肝臟，直接影響肝臟，容易導致肝癌。酒精中毒、黃麴毒素以及肝炎病毒所致肝損傷都可以引起肝硬化，然後在此基礎上發生肝癌。

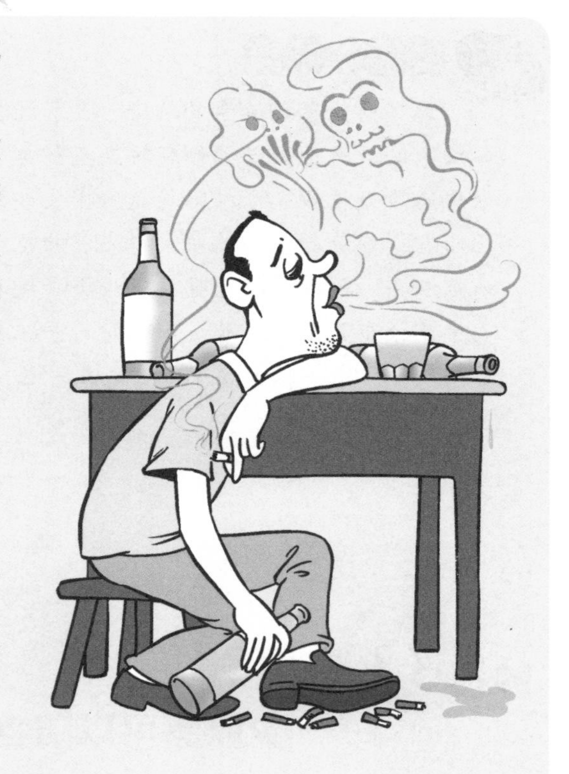

嗜酒或酗酒者身上可表現出廣泛的免疫異常狀況，主要是體液免疫和細胞免疫受到損害，從而抑制免疫功能，誘發癌症。

在白酒（高粱酒）生產的發酵或蒸餾過程中，會產生其他一些化學物質，如亞硝胺、雜醇油、苯並芘、苯並蒽等，這些物質有致癌作用。

酒精並無營養，但被血液吸收後能產生熱量，致使飲酒者的食量減少。長期以酒代飯者容易出現營養不良，特別是缺乏維生素B_2和微量元素。維生素B_2缺乏可引起皮膚角化和消化道黏膜變性、增殖，甚至癌變；微量元素缺乏也會致癌；營養不良使機體抵抗力下降，減弱人體的解毒和生物轉化功能，從而增加人體對致癌物的易感性。

含酒精度高的烈性酒還會損傷食道黏膜，可刺激、破壞食道等處的黏膜屏障。引起食道黏膜增生和食道炎，增加機體癌變的機會。酒精也會刺激或損害胃黏膜而誘發胃癌。

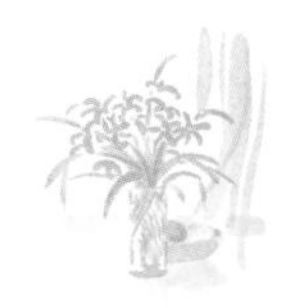

長期嗜酒或酗酒者，酒精可直接損傷肝細胞，從而影響體內的化學解毒作用，並可使體內的染色體畸變率升高，容易造成酒精性肝纖維化或肝硬化，進一步增加致癌物的溶解度，使致癌物與人體細胞的接觸機會大大增加。

長期飲酒的婦女，會導致女性賀爾蒙大量增加，這是女性飲酒者易患乳癌的一個重要原因之一。

嗜酒又嗜菸危害更大

一個嗜酒又嗜菸的人，患癌症的危險性會更大。酒與菸的相互增效作用增加了患癌的危險。

調查發現，飲酒多、吸菸多者患食道癌危險性成倍增加。

空腹飲酒會引起結腸癌

研究人員認為，節食造成的營養不良和酒精攝入過多是結腸癌發病最主要的原因。因為節食或少進食常導致胺基酸和葉酸嚴重缺損，而且酒精阻礙了蛋氨酸和葉酸的吸收，從而導致結腸癌發生。

35歲以上者空腹時最好不要飲酒，也不要吸菸，這才是預防腸癌或其他疾病的最有效辦法。

女性空腹飲酒會引起乳癌

研究證明，適量飲酒對心臟有一定好處，並可以幫助降低血壓。但有研究發現，女性每天空腹飲一杯葡萄酒或啤酒將增加患乳癌的機率。每天攝入8克酒精將使婦女患乳癌的機率增加約6%。

酒喝得越多，患乳癌的機率就越高。女性應該意識到這種風險。

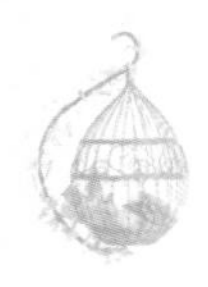

健康小常識

在正常情況下，飲酒後，乙醇在人體內經肝臟代謝變為乙醛，再繼續分解成水和二氧化碳。如果人在空腹饑餓時飲酒，乙醇會很快吸收到血液裡，刺激胰腺β-細胞分泌出大量胰島素，使血糖濃度降低。同時，乙醇迅速進入肝臟，還能抑制肝糖原的分解和異生，促使低血糖的出現。所以，飲酒不宜過猛、過量，更不宜空腹飲酒，以免發生酒後低血糖。此外，嗜酒者每天酒精攝入量超過45克就有患糖尿病的危險。而那些已發現有糖尿病的患者，更是應該禁酒。

妙招38 少吃醬油等調味品可防癌

開門七件事：柴米油鹽醬醋茶。醬油等調味品是每個家庭必備的烹調菜餚的必備調味品，具有解熱除煩、增強食欲、促進消化的功能。離開了醬油等調味品，廚師也難當。

多吃醬油會致癌嗎

醬油是以豆餅、麩皮、黃豆、小麥、精鹽和水等為原料，透過製麴和發酵釀造而成的一種鹹、甜、鮮、酸、苦五味調和的液體，再經過壓榨、過濾，持續30分鐘加熱到60～70℃，最後加入適量的0.1%苯甲酸鈉等防腐劑而製成的。近些年的研究證實，醬油與癌症存在著一些聯繫。

經過發酵釀造的醬油中含有大量的致突變和致癌物，或存在致突變前體物質，它們可引起多種測試菌株發生突變。醬油的食用量

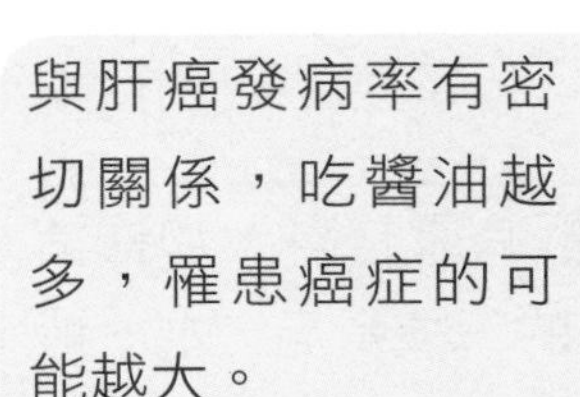

與肝癌發病率有密切關係，吃醬油越多，罹患癌症的可能越大。

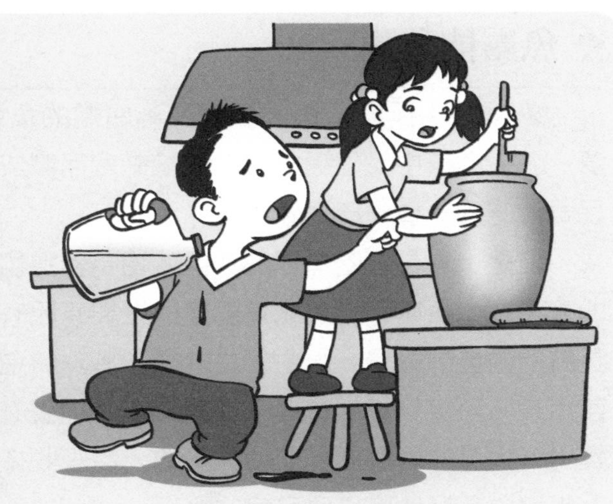

消化道癌症的發病率明顯高，有人認為這與長期食用含有致癌變或致突變前體物質的醬油有一定關係。醬油在釀造過程中，原料中的蛋白質發酵分解，產生大量胺基酸和包括組胺在內的各種含氮化合物，這是形成醬油獨特風味的重要物質基礎。如果在有硝酸鹽存在的情況下，組胺便會與其結合而生成亞硝胺，這一現象稱之為亞硝化。亞硝胺是一種很強的致癌物質，可以引起肝癌、食道癌等癌瘤。在蔬菜等植物類食物中，都不同程度地含有亞硝酸鹽，硝酸鹽在細菌和人體內均可轉變為亞硝酸鹽，如果把醬油加入含有亞硝酸鹽或硝酸鹽的食品中，吃入體內後，就可能在體內合成亞硝胺，而胃液中的硫氰酸鹽等催化劑和酸性環境又為體內合成亞硝胺提供了有利的條件。

市場上出售的各種發酵醬油，其中亞硝胺的含量都很低，均不超過國家制訂的衛生標準。但由於烹飪後，含亞硝酸鹽或硝酸鹽的食物進入人體，就會產生很強的致突變性。大量的實驗證明，醬油品質越差，致突變性越強。

醬油主要有釀造醬油和配製醬油兩種。配製醬油是以釀造醬油為主體，再加入酸水解植物蛋白調味液和食品添加劑。前幾年，配製醬油中曾檢出含有三氯丙醇的成分，具有致癌性。

但只要達到衛生安全標準，吃配製醬油也一樣可以令人放心。

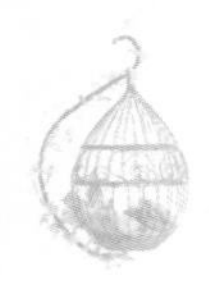

魚露能致癌

魚露是一種以小魚、小蝦及半腐爛的魚蝦為原材料，加鹽醃漬，裝入容器中，經過1～2年發酵黴變而製成的一種食品，為一般民眾喜吃的一種傳統風味小菜。

但是，凡是喜吃魚露的地區，均為食道癌和胃癌等消化道癌症的高發區。魚露誘變消化道癌變的主要原因有二：一是魚露經過較長時間的發酵黴變，滋生了白地黴、串珠鐮孢黴、黃麴黴等多種黴菌污染，可直接導致癌變；二是魚露食鹽量在30%左右，加上長年食用，大量的硝酸鹽和亞硝酸鹽被人體吸收後，可引起食道及胃的上皮增生、變性而導致癌症的發生。

據報導，愛吃魚露的15～34歲的人，鼻咽癌是最常見的癌症，若1～3歲就開始經常食用魚露的人，得鼻咽癌的危險性更大。

健康小常識

預防醬油中致癌物質的辦法主要有三：一是減少前體物質的攝入，即研製生產抗突變作用的強化醬油；二是阻斷亞硝胺的形成，日常注意多食含維生素C及維生素A、維生素B_1、維生素B_2、維生素B_6、維生素E等維生素的食物，因為這些營養素具有不同程度的阻斷亞硝胺形成的作用；三是破壞已形成的亞硝胺，多數學者認為至今尚無較好的方法，有專家認為大蒜、洋蔥等食物含有抑制、破壞亞硝化作用的物質，不妨經常食用。四是烹調菜餚時盡量少用醬油；五是醬油不宜生食，應加熱到70～80℃後再放入涼拌菜或麵條中食用。

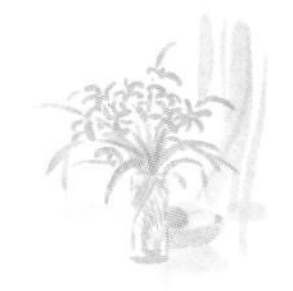

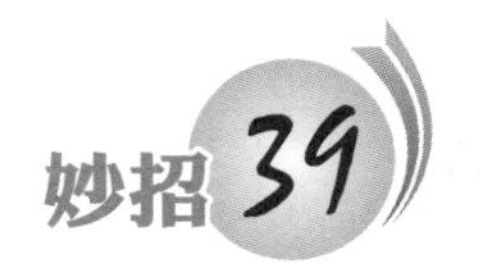

吃煎炸食品須小心

油炸、油煎食品以它種類繁多，色、香、味俱佳而一直受到群眾的喜愛。在家庭烹調菜餚時，也常用油炸、油煎作為食品加工的方法，但應盡量避免使用持續過高的溫度。用於煎炸菜點的油脂，溫度最好控制在180～200℃，以減少營養成分過度遭到破壞和有害物質的生成。

煎炸食品多吃無益

煎炸食品時，油溫一般為200℃左右，反覆高溫會產生氧化、水解、熱聚合等化學反應，從而產生醛、低級脂肪酸、氧化物、環氧化物、內酯等物質，這些物質對人體酶系統有破壞作用，使食用者中毒。若長期蓄積在人體內，可誘發癌症。當油溫升高到300℃以上時，分子間開始脫水綜合成分子量較大的醚型化合物。當油溫達到350～360℃時，則可分解成酮類和醛類物質，同時生成多種形式的聚合物，如己二烯環狀單聚體、二聚體、三聚體和多聚體。其中環狀單聚體能被機體吸收，它毒性較強；二聚體是由兩分子不飽和脂肪酸聚合而成，也具有毒性，均容易誘發癌症，特別是二聚體致癌作用尤為嚴重。

「回鍋油」炸出的油條不能吃

所謂「回鍋油」是指在烹飪過程中反覆多次進行煎炸的食用油。

家用或飲食業油煎各種食品時，多次或長時間使用過熱的油脂可引起癌症，已得到許多研究的證實。菜油、沙拉油、豆油加熱到

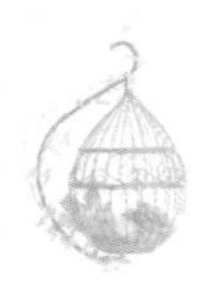

270～280℃時油煙具有致突變性。有人推論這類致突變性物質是引起女性肺癌發病增加的主要原因之一。

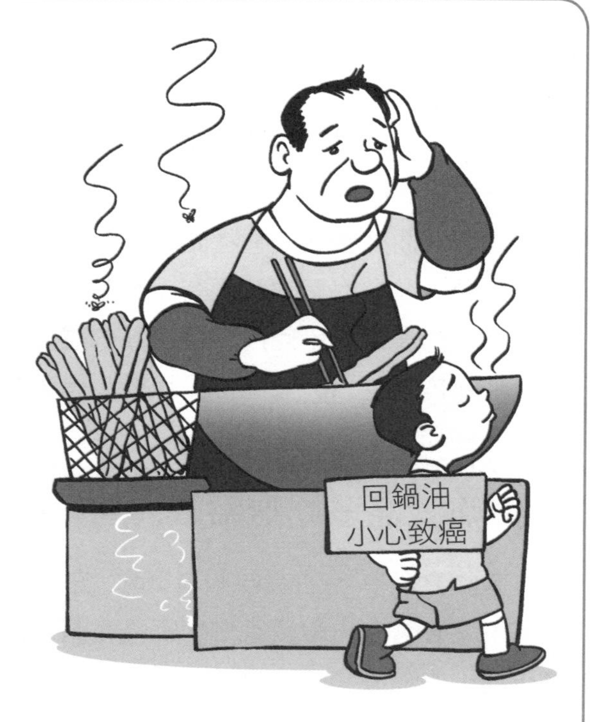

油條等油炸食品在製作時還常常加入疏鬆劑明礬，明礬中含有大量的鋁，人體鋁攝入量增加會損害神經系統。一些不法商販為了使油條炸得胖大，會在麵粉中加入大量明礬，對食客的健康損害更大，更容易誘發癌症。在市場上，尤其在小攤販見到又大又蓬鬆的油條，您要多小心些。

用「回鍋油」炸出的油條是不能食用的。

如何減少煎炸食品中的致癌物

（1）炒菜時油溫不可過高。油溫過高容易產生致癌物質。我們提倡用精煉的食用植物油如沙拉油、高級烹調油，其理由之一就是烹飪時油溫不會很高也不會出現「生油味」。

（2）在煎炸的魚、肉外面沾一層麵粉，能有效地預防和減少雜環胺和突變源的形成。

（3）煎炸食物時要嚴格控制油溫，最好在150℃以下（判斷油溫是否太高，可用花椒間接測定。如果丟幾粒花椒在油裡，立刻焦糊，說明油溫過高）。最高不得超過180℃，倘若油溫超過200℃，

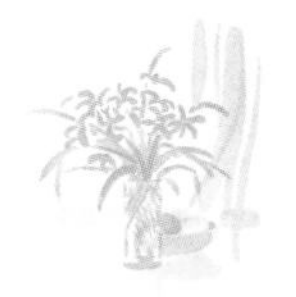

則煎炸時間不宜超過2分鐘。

（4）使用過的食用植物油要馬上過濾，以除去炸焦的食物及油腳，可適當延長油脂使用壽命。但反覆使用次數不可過多，時間不宜過長，應及時更換新油。油煙大、泡沫多的油不可食用。

（5）煎炸食品（包括含油脂較多的食品），不宜久貯，更不要放在陽光下曝曬，以免氧化變質危害健康。

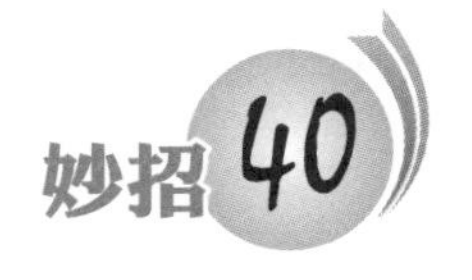

提倡「炒一次菜，洗一次鍋」。炒菜所用的食用油是一類含碳有機物，炒菜後如鍋底不刷洗乾淨繼續炒菜，則鍋底的黏滯物繼續加熱，其中的致癌物含量比燻烤的食物更高。尤其是烹調魚、肉等富含脂肪、蛋白質菜餚時，鍋底殘留物中的致癌物更高。所以炒下一道菜時，一定要用清水把炒菜鍋洗乾淨。

妙招40

食用油要注意防癌

脂肪是人體膳食中不可缺少的七大營養素之一，它不僅可以提供人體20%～30%的總熱能，能提供亞油酸、亞麻酸和花生四烯酸，是人體需要而又不能合成的多不飽和脂肪酸，而且可以構成人體組織、維持正常體重和形體美，還能促進脂溶性維生素A、維生素D、維生素E、維生素K的吸收。食物脂肪包括植物油脂（俗稱素油）和動物油脂（俗稱葷油）兩大類。食物脂肪在胃中停留時間較長（可達5～6小時才能排空），可以增加人體的飽腹感。烹調食物中加入油脂，可以增進食物的色、香、味、形，提高食欲。

變質油及油變食品不可食用

油變是指油脂變質，油變食品是指用變質的油脂製作的食品。油脂為何會變質？為何會出現酸質，產生「臭油」味呢？這是因為油脂存放時間過長，或在不適宜的儲存中，常常因感光、吸水、受熱、接觸金屬，以及受色素、催化劑的影響，經過一定時間的水解、氧化或葉綠素等催化作用，發生了酸敗的化學變化。油脂中的脂肪酸被氧化分解，生成具有特殊氣味的醛類和酮類以及低分子有機酸，這些物質就是油脂「臭油」味的來源。

油脂在產生臭油味，發生變質過程中，所含的亞麻酸、亞油酸等和維生素E同時遭到破壞，降低了食用價值。

酸敗的油脂及其食品，對機體的幾種酶系統也有損害作用。如果一次吃得很多或者長期少量吃了酸敗的油脂和酸敗的油脂食品，不僅沒有營養價值，不易消化吸收，而且會引起慢性中毒，誘發癌症。應禁用變質的油脂。

速食麵在製作中需要經過油炸，若存放時間過久，超過保存期限，可發生油變，萬一有出現臭油味的速食麵應禁止食用。

怎樣防止油脂變質

（1）油脂要放在低溫處，最好保持在0～2℃的地方，避光存放，貯油器應密封，隔絕空氣。

（2）防止油脂浸入或吸入水分，不使油脂含水量超過標準。

（3）不使用金屬，特別是銅、鐵、鋁器皿貯存油脂。精煉豬油前應洗去血污，煉油溫度不宜過高，時間不宜過長，否則可使部分油脂分解，以致游離脂肪增高。

（4）為了避免食用油長時間加熱或連續加熱，應注意炸過食物的食用油不要和新鮮食用油混合。

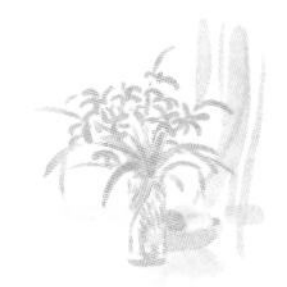

豬油渣應丟棄

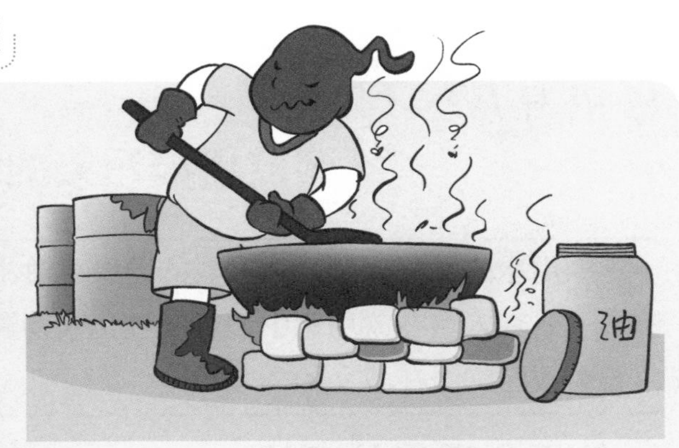

在煉製豬油時油的溫度較高，有機物受熱後馬上分解形成3，4-苯並芘，且熬煉的時間越長，含量越高。它是目前世界上公認的三大致癌物之一。食用含此類致癌物的食品，可引起癌症，尤其是增加食道癌、胃癌的發病率。

豬油渣因長時間在油鍋中煎熬，大多呈半焦化的殘渣，極易形成多環芳烴等致癌物，是一種致癌食物。從保健和防癌的角度考慮，豬油渣應丟棄。

健康小常識

不僅油脂會變質，含油脂較多的食品也會變質。如火腿、臘肉、香腸、鹹肉、肉鬆、魚乾、核桃、芝麻、花生、大豆、麵筋和油性糕點等都會發生油變。這也是因為人們對這些食物保管存放不妥，長期與空氣接觸後使油脂酸敗所導致。判斷油脂酸敗變質的簡易方法是：一看二聞。變質油脂顏色增深、加熱時起泡沫，冷卻後黏稠度增大，有一種使人不快的氣味。聞著難聞，吃著苦澀。

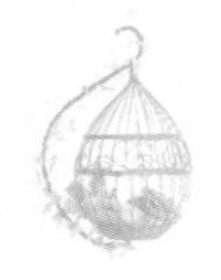

妙招41 不要飲用被污染的水

飲用水的水質好壞，與人體的健康息息相關。隨著分析技術的發展，研究人員在飲用水中發現多種化學物質，其濃度足以造成飲用者有致癌的潛在威脅。

飲用水致癌的可能

飲用水中致癌物有三類，一類是透過自然因素在水源地進入水體，二類是由人類生產、生活產生的污染物在水源地進入水體，三類是在水處理過程中產生的。

從水源地透過自然因素進入水體的可能致癌物有砷、石棉和放射性物質。砷有引起皮膚癌的風險，並可能引起體內器官癌變。石棉被認為是人類呼吸道致癌物，飲用水中石棉的濃度確與肺、膽囊、胰臟、腹膜以及其他部位的癌症有聯繫。泥沙能吸附許多潛在的致癌媒介，從而說明這些有害物質透過水處理系統。離子化放射線的致癌性眾所周知。地表水中一般放射性物質含量低，而地下水中放射性物質含量相對較高。

人類生產、生活過程中產生大量的有機物，透過各種方式直接或間接地進入飲用水中。飲用水中硝酸鹽含量高的地區的居民胃癌發病率也高。儘管化學品的使用使我們的生活更方便、更高效、更舒適，但也產生了環境污染的問題。

氯作為最廣泛使用的飲用水消毒劑，為控制飲用水傳播的傳染病有良好的作用，但它也會產生致癌的副產物。由於飲用水與致癌風險研究的不斷深入，人們開始認識了飲用水中的污染物與癌症的關係，加強環境保護，向民眾提供安全的飲用水已成為世界各國政府關注的首要問題。

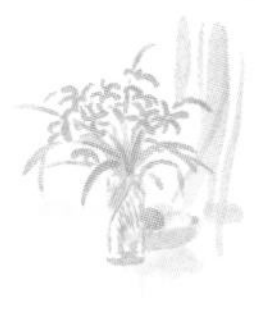

飲用水的安全

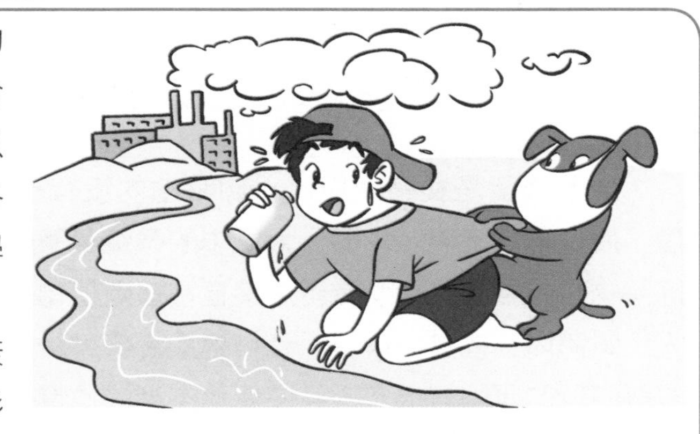

對飲用水的要求一般是不能含有病原體，防止以水為媒介傳播的各種疾病；水中化學物質對人體無害，不含損害人體健康、急慢性中毒和影響子孫後代健康成長的有害物質；還要求水的色澤、清潔度狀態良好，能為飲用者接受。

人類在利用水造福自己的同時，產生了很多的污水，水中的致癌物越來越為人們所重視。

飲用水污染與肝癌的關係最為密切。在飲用水所含的有機化學製品中，目前至少有40種以上已鑑定或懷疑為致癌物質，其中有數種肯定能誘發人類的癌症，其中，氯化乙烯、苯和三氯甲基醚為最多見的三種。

健康小常識

許多飲用水中存在的可能致癌化學物並未引起明顯的癌症發病率增多。那些被廣泛接受的致癌物如石棉能使癌症發病率增加10～100倍，而許多飲用水中的致癌物只使癌症發病率增加0.5～3倍，與這些因素有關而引起癌症發病率的增加還可以解釋成其他原因，因此要明確斷定由飲用水中化學物質引起也比較困難。要確定飲用水中存在的一種化學物質是不是致癌物是一項長期而複雜的工作。我們在注意飲水衛生的同時，必須做好環境保護，保護好水源，讓我們人人都能喝到清潔、衛生、安全的飲水。

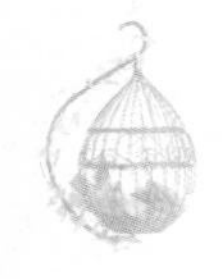

妙招42 警惕果蔬上殘留的農藥

農藥殘留是農藥使用後一個時期內沒有被分解而殘留於生物體、農作物、土壤、水體、大氣中的微量農藥原體，有毒代謝物，降解物和雜質的總稱。殘留農藥直接透過植物果實或水、空氣到達人、畜體內，或透過環境、食物鏈最終傳遞給人、畜。導致和影響農藥殘留的原因有很多，其中農藥本身的性質、環境因素以及農藥的使用方法是影響農藥殘留的主要因素。

農藥殘留限量

世界衛生組織和聯合國糧農組織對農藥殘留限量的定義為，按照良好的農業生產規範，直接或間接使用農藥後，在食品和飼料中形成的農藥殘留物的最大濃度。首先根據農藥及其殘留物的毒性評價，按照國家頒布的良好農業規範和安全合理使用農藥規範，適應本國各種病蟲害的防治需要，在嚴密的技術監督下，在有效防治病蟲害的前提下，根據一系列殘留資料中取有代表性的較高數值。它的直接作用是限制農產品中農藥殘留量，保障公民身體健康。在世界貿易一體化的今天，農藥最高殘留限量也成為各貿易國之間重要的技術規範。

農藥殘留超標會致癌

食入農藥超標的水果、蔬菜，不僅會對身體帶來巨大傷害，且能致癌。

目前認為與癌症關係密切的農藥主要是有機氯、有機磷，以及砷類殺蟲劑。

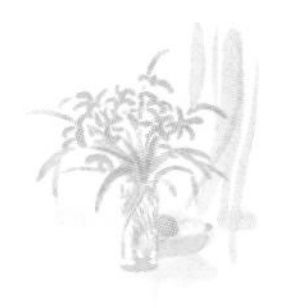

DDT和安特靈等都是有機氯殺蟲劑，能透過皮膚、呼吸道和胃腸道進入人體，長期接觸容易發生慢性中毒，主要損傷中樞神經系統和肝臟。

有機磷農藥包括對硫磷、馬拉硫磷、甲基對硫磷及二嗪農藥等。據美國報道，其中有些在動物實驗中顯示出致癌性。

砷與肺癌有關，長期吸入含砷農藥能引起肺癌。

另外，農藥阿特靈、地特靈及二氯松（DDVP）也有致癌的可能性。還有些農藥單獨沒有致癌作用，但和其他因素聯合作用時有致癌效果。如殺蟲劑西維因，若和食物中的硝酸鹽同時進入胃內，在胃酸作用下能形成新的有致癌作用的化合物亞硝基西維因。部分農藥與韭菜中含有的硫結合，也增強了受污染的韭菜對人體的毒性和致癌作用。

清除蔬果農藥殘留的簡易方法

污染蔬菜的農藥種類主要為有機磷類殺蟲劑。有機磷殺蟲劑難溶於水，水洗僅能除去部分污染的農藥。但水洗是清除蔬菜瓜果上其他汙物和去除殘留農藥的基本方法。主要用於葉類蔬菜，如菠菜、金針菜、韭菜花、生菜、小白菜等。一般先用水沖洗掉表面汙物，然後用清水浸泡，浸泡不少於10分鐘。果蔬清洗劑可促進農藥的溶出，所以浸泡時可加少量果蔬清洗劑。浸泡後要用清水沖洗2～3遍。

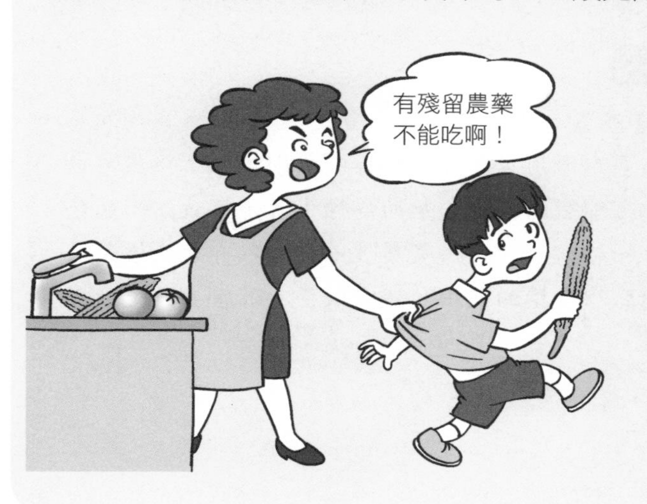

有機磷殺蟲

劑在鹼性環境下分解迅速，所以可先將表面汙物沖洗乾淨，浸泡到鹼水（一般500CC水中加入鹼麵5～10克）中5～15分鐘，然後用清水沖洗3～5遍。此方法可用於各類蔬菜水果。

農藥在環境中可隨時間的推移而緩慢地分解為對人體無害的物質。所以對易於保存的瓜果蔬菜可透過一定時間的存放後再食用，減少農藥殘留量。此法適用於蘋果、奇異果、冬瓜等不易腐爛的種類。一般存放15天以上。不應立即食用新採摘的未削皮的水果。

隨著溫度升高，氨基甲酸酯類殺蟲劑分解加快。所以對一些其他方法難以處理的蔬菜瓜果，可透過加熱的方法來去除部分農藥。常用於芹菜、菠菜、小白菜、高麗菜、青椒、菜花、豆角等。方法是先用清水將表面汙物洗淨，放入沸水中燙2～3分鐘撈出，然後用清水沖洗1～2遍。

能剝皮或削皮的蔬菜和水果應去皮後食用，能去皮的蔬菜（如黃瓜、番茄）應盡量去皮後再烹調。

以上5種方法選擇幾種同時運用，效果更好。更重要的是各地可在加強對農藥使用監管、安全檢測、市場檢查、技術培訓工作的同時，必須盡快建立農產品品質追溯、責任追究等多種有效的管理制度，確保消費者食用安全的蔬菜和水果。

健康小常識

食用含有大量高毒、劇毒農藥殘留引起的食物會導致人、畜急性中毒事故。長期食用農藥殘留超標的農副產品，雖然不會導致急性中毒，但可能引起人和動物的慢性中毒，導致疾病的發生，甚至影響到下一代。合理使用農藥，不但可以有效地控制病蟲草害，而且可以減少農藥的使用，減少浪費，最重要的是可以避免農藥殘留超標。

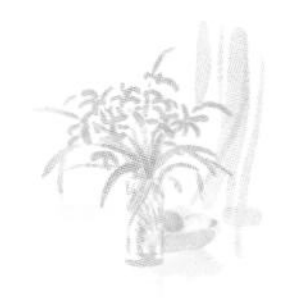

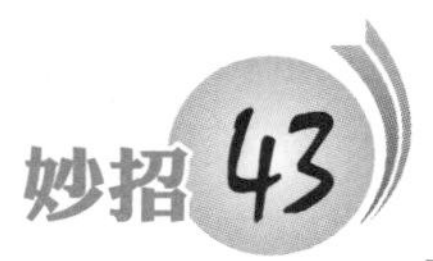

不能多吃的幾種致癌食物

有些食品中含有潛在的致癌物質，食用時要保持警惕性，不宜經常食用。

焦化的魚、肉

焦化的魚、肉不能食用。因為燒焦的魚、肉蛋白質中的胺基酸會變成一種叫氨甲基衍生物的物質。這種物質具有極強的致癌作用，毒性超過黃麴毒素。因此，營養學家一再告誡大家，魚、肉燒焦後或含有魚、肉的鍋巴不能食用。

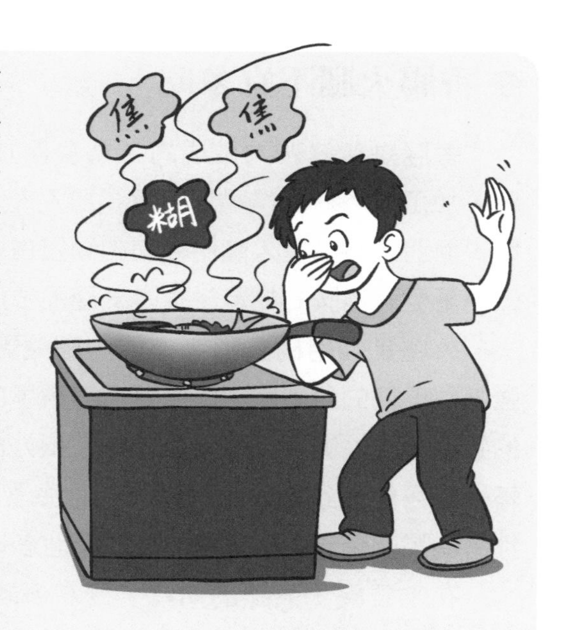

通常情況下，紅燒魚、肉中3，4-苯並芘僅含0～0.4微克／公斤，而焦化的魚、肉中3，4-苯並芘含量可高達35～99微克／公斤。雜環胺是另一種強致癌物和致突變物質，在焦化的魚、肉中可測出很高的含量，因而不能食用。

白胖饅頭不能吃

如今許多市售的饅頭、花捲、包子、粉絲、銀耳和其他一些水產食品，色澤潔白，賣相良好。原來是不法商販在製作過程中添

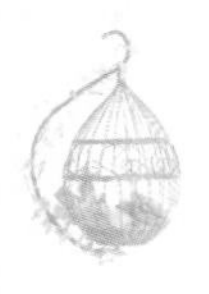

加了一種叫做吊白塊的食品增白劑。吊白塊主要成分是甲醛，甲醛40%的水溶液稱為福馬林。福馬林是防腐固定劑，醫學院校的解剖實驗室常用其固定標本，浸泡屍體。研究證實，甲醛是一種原生質毒物，可使蛋白質凝固變性、細胞組織死亡。研究顯示，甲醛還是一種潛在的致癌物質。

對少數見利忘義的不法分子，必須嚴厲打擊，作為消費者，一定要提高自我保護意識，看到「白白胖胖」的饅頭、花捲、水產品不要輕易食用。

香腸火腿不宜多吃

香腸是新鮮豬肉做成的，為了使其保鮮度和存放的時間久一些，加工部門在製作過程中需要加入一定比例的防腐劑——亞硝酸鈉，而亞硝酸鈉在人體中能與肉類蛋白中的胺結合，形成一種叫做二甲基亞硝基胺的物質，這是一種強致癌物。

火腿是加用硝酸鹽製作的，硝酸鹽在一定條件下可形成具有強烈致癌性的亞硝胺。能否既保存火腿的色、香、味又減少亞硝胺的致癌危險性呢？某研究公司做了很好的研究，冰凍能阻礙硝酸鹽轉變成可能的致癌物，醃製時加維生素C也可減少亞硝酸鹽的致癌性。為了安全起見，香腸、火腿不宜多吃。

在吃香腸、火腿的同時，適當多吃一些黃豆芽、綠豆芽、青椒、菠菜、黃瓜等新鮮蔬菜，或者在吃過香腸後吃點橘子、鮮紅棗、番茄等新鮮水果，就能消除致癌物對人體的危害。這是因為在蔬菜和水果中，維生素C的含量極為豐富，而維生素C能阻斷亞硝酸鈉與胺的結合，從而可避免致癌物在消化道內形成。

豔紅蝦米會致癌

外觀顏色豔紅的蝦米，看似十分新鮮，其實這是用粉紅色染料著過色的蝦米。這種神祕的粉紅色染料叫「亮藏花精」，俗稱「酸

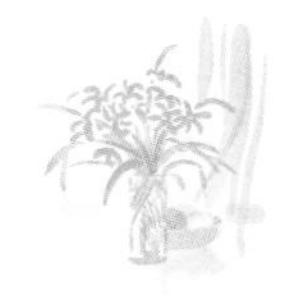

性大紅」，是一種黃光紅色粉末，主要用於木材的染色，還可用於羊毛、蠶絲織物、紙張、皮革的染色，塑膠、香料和水泥的著色，還可製造紅墨水。該染料溶於水呈紅色，不能用於食品添加劑。這種染料吸附性強、色澤鮮豔、不易褪色，是含苯環的偶氮化合物，為強致癌性物質。

慎吃多味瓜子

多味瓜子一般是用葵花子在加工時添加了香料、香精、糖精、精鹽等調味品炒製而成。偶爾吃一些，可能對身體健康並無大礙。若經常食用或大量食用，則對健康不利，且有誘發癌症的可能。在茴香、八角、桂皮、花椒等天然香料中，均不同程度含有一種叫做黃樟素的有毒物質。黃樟素已被證實具有致癌作用，長期食用或一次攝入過多，容易引起肝癌。有些多味瓜子是使用人工合成香料和糖精，對人體更具有毒副作用和致癌效果。糖精有可能誘發膀胱癌等癌症，應盡量慎用或不用。

健康小常識

為了身體健康，為了防癌，建議廣大讀者不買、不吃經過偽裝的「化妝食品」，不要到路邊攤販處購買食品，應到大型的、信譽好的食品店或超市購買知名廠商生產的定型包裝食品。

妙招44 被致癌物污染的食物不宜吃

有些食品被致癌物質污染，不宜食用。

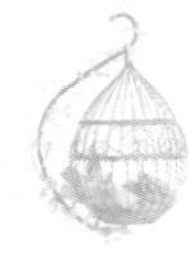

忌吃用瀝青等褪毛的畜禽

市售的豬頭、豬蹄、雞、鴨等家禽、畜肉成品及半成品，表面大多潔白光亮，雜毛及小絨毛都清除得十分乾淨。據曝光，一些商家居然用瀝青、松香、石蠟進行褪毛。這些看似省時省力的加工褪毛方法，卻對身體健康不利，且易污染食品，誘發癌症。

消費者應提高自我保護意識，購買家禽、畜肉成品時應選擇大型超市及正規生產廠商的產品，因他們進貨管道及技術比較規範，有一定的品質管制標準。

忌食被樟腦丸污染的食品

樟腦丸其實它並不是用樟腦製作的，而是從煤焦油中提煉出來的產物。它被人們使用已有幾十年歷史，為了使衣料等不被蟲蛀，往往放幾個樟腦丸在箱櫃裡面，這樣做的結果是蟲雖然被防住了，但人也深受其害。有的人聞不得樟腦丸的怪氣味，一聞就覺得頭痛、噁心，這正是輕度中毒的反應。樟腦丸的揮發性很強，臭氣很大，污染力非常厲害。若將它同香菸、茶葉、餅乾、糕點、糖果等放在一處，食品很快就被它污染了。

由於樟腦丸含有多環芳烴化合物中的3，4-苯並芘。這種物質進入人體後，能使人罹患胃癌或肺癌。

對樟腦丸污染的食品應堅決丟棄，千萬別誤食。

勿用報紙包食物

不少人喜歡用報紙包蔬菜，每年買了冬儲大白菜，為了遮擋灰塵和保持白菜的濕度，總是喜歡用報紙把每顆大白菜包起來，然後儲放於封閉的陽台內。這些看似方便的用報紙包裹食物的方法，十分不科學，忽視了報紙上的油墨對食物的污染問題，使人們不知不覺地成了油墨的受害者。報紙的油墨污染來自顏料。這些顏料含有

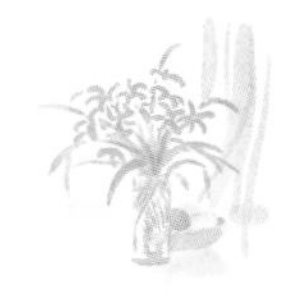

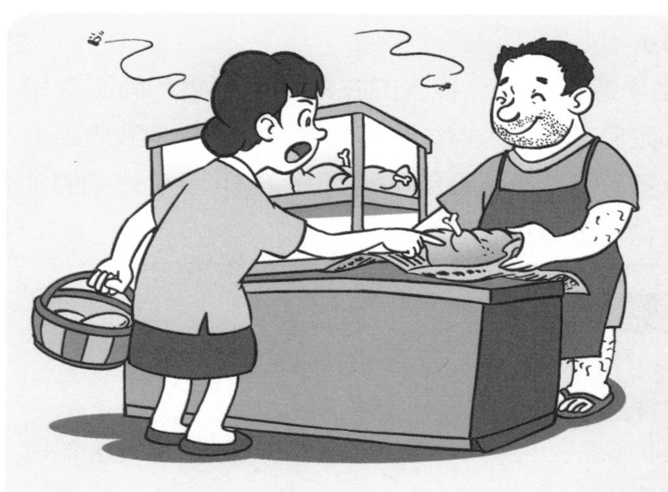

鉛、鉻、鎘、汞等有毒重金屬元素，還含有致癌物多氯聯苯。顏料的顆粒很細小，吸附能力很強。如果用報紙包裹食品，油墨的細小顆粒就會滲入食品中，再隨食物進入人體。當人體內的重金屬元素和多氯聯苯的蓄積量達到一定水準時，就會出現中毒症狀，甚至引起癌變。

忌食戴奧辛污染的食品

1999年發生在比利時的「戴奧辛事件」，至今都讓人心驚。

戴奧辛在某些地區的環境中早已廣泛存在，尤其是使用含戴奧辛除草劑的地方，它會在土壤、農作物中殘留；燃燒家庭混合垃圾，特別是燃燒聚氯乙烯塑膠時會產生較多的戴奧辛。它會在空氣中飄浮被人吸入，透過降雨使水域、土壤受到污染，還可透過生長在該環境的動植物中聚集。人在吃這些動植物時，戴奧辛也同時被攝入。

一些速食攤販在使用聚氯乙烯一類的飯盒，又有一些人總喜歡將這種便當放到微波爐內進行加熱。這樣做的惡果是容易使飯菜受到戴奧辛的污染，長期這樣做，便會增大致癌的危險。

戴奧辛對人體有廣泛的毒性，主要破壞人的免疫系統，抑制激素分泌，對肝臟、腎臟有直接的毒性作用，並可導致癌腫和胎兒畸形。由於能在體內長期蓄積，目前又沒有特效的解毒藥，且對人的危害後果特別嚴重，被國際癌症研究中心列為人類的一級致癌物，

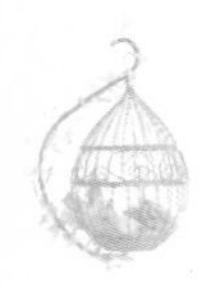

被稱為「毒中之毒」。

戴奧辛屬於化學毒物，從一般人的食用量來分析，尚不會引起急性中毒或立即致癌。進入人體後也不會繁殖增多。但我們應提高自我保護意識，盡可能地杜絕食用可能受污染或可疑受污染的食物，以遠離致癌食物，維護身體健康。

健康小常識

食品污染物中的致癌物主要包括：①許多食品如穀物、瓜果、蔬菜可被農藥所污染，生活當中常用的殺蟲劑、洗滌劑中都可能含有致癌性化合物。②家用殺蟲劑、洗滌劑可能含有致癌的化合物，與這些接觸的食品可被污染。③一些激素類製劑可透過獸醫治療或飼料添加劑進入食用家禽家畜體內，從而誘發與內分泌系統有關的腫瘤。④一些食品包裝材料含有多環節羥基類物質，具有潛在的致癌性。如食品包裝袋、包裝紙等。⑤空氣中的致癌物質透過土壤、水等途徑蓄積於食物中。

第四篇

運動防癌抗癌

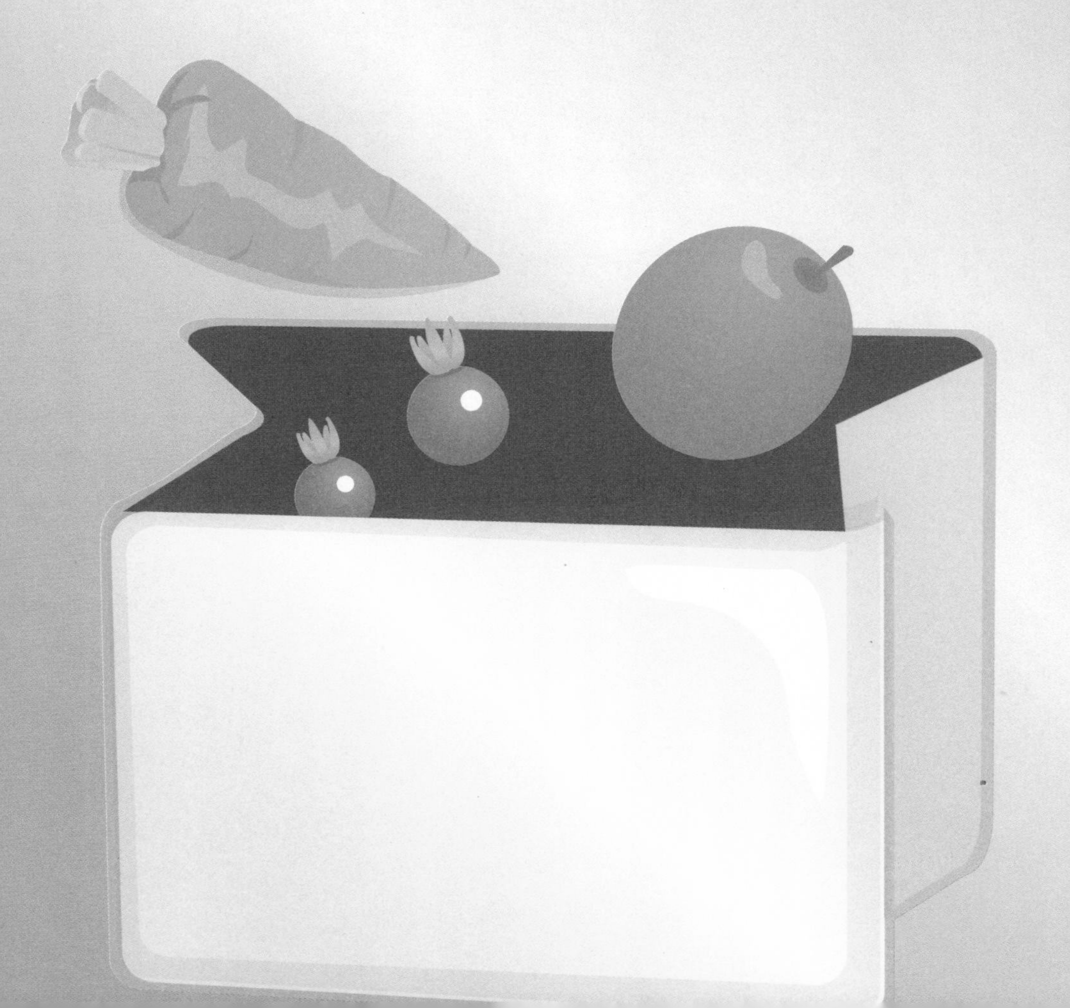

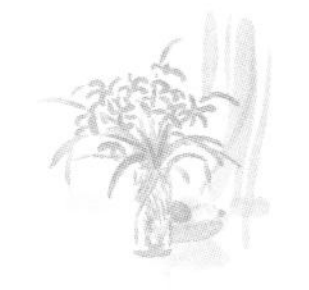

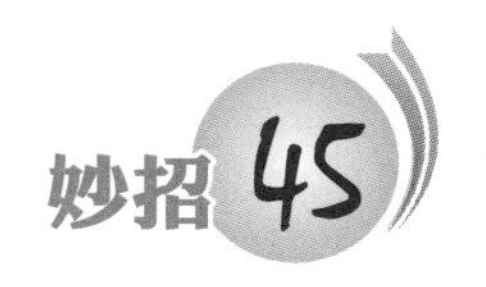

運動可以防癌抗癌

體能運動是最有效的防癌方法之一。人體運動時，如打太極拳、外丹功等，其吸氧量要比安靜時多幾倍甚至十幾倍。人體吸氧量增多，呼吸頻率加深、加快，透過體內細胞的氣體交換，可將一些致癌物質或代謝廢棄物排出體外。調查顯示，對40歲以上持續運動的人和不運動的人各650名進行追蹤調查，8年後發現，長期固定運動者比不運動者患癌率少90%。可見，運動是防癌的最佳方法。

運動殺死癌細胞

運動使人體大量出汗，汗水可將體內的一些致癌物質及時排出體外，大大減少患癌症的可能性。

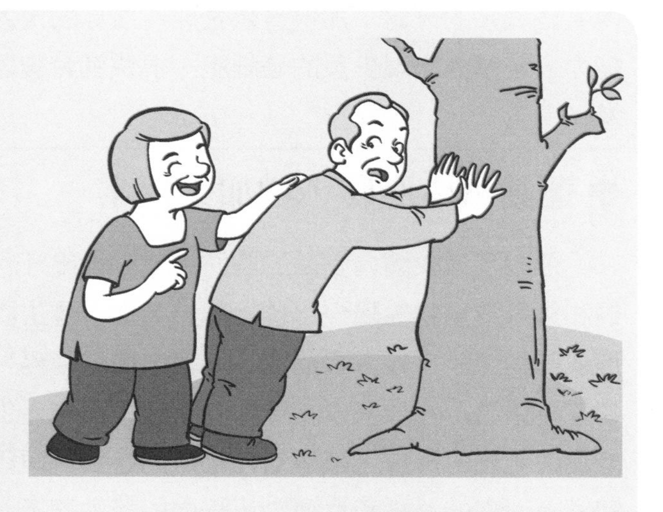

運動時肌肉產熱比安靜時增加10～15倍，使人體體溫暫時性升高。劇烈運動時體溫可上升至40℃，甚至更高。癌細胞對熱的耐受力遠不如正常細胞，容易被殺傷，尤其在有絲分裂期去氧核糖核酸合成期更容易被殺死。

運動使血液循環加快。在血液循環加快的情況下，體內出現的癌細胞就像急流中的小沙粒一樣被沖走，而無法在某個內臟器官站

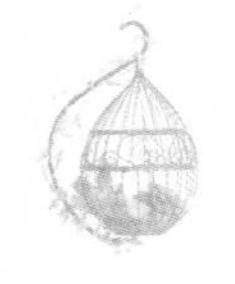

穩腳跟、生長發育和轉移擴散。

運動可使人體某些生殖激素大大減少，甚至停止生產。美國科學家發現，生殖激素與癌症密切相關，人們從年輕時就開始運動可明顯減低癌症發病率。

運動增強免疫力

一般人在安靜時每分鐘吸氧為4～7升，而運動時可達到100升以上。研究發現，人體吸氧量增多，呼吸頻率加快，透過體內氣體交換，可將一些致癌物質排出體外，降低癌症的發病率，即使得了癌症，身體康復較快，也能延長生命。人體免疫細胞的數量可隨運動的增大而上升，從而使癌細胞在形成之初就被消滅。相反，久坐不動者由於缺乏足夠的免疫細胞，容易患癌。運動本身也會刺激體內某些激素的分泌，加快骨髓生成白血球的速度，增加吞噬細胞的能力，若體內出現少量的癌細胞，很快就會被眾多的白血球圍攻殲滅。

運動減少脂肪，增加干擾素

運動可減少體內多餘的脂肪，運動後出汗可使體內的鉛、鍶、鎳和鈹等致癌物質隨汗水排出體外，從而產生防癌的作用。脂肪是形成前列腺素、雌激素的原料基地，而結腸癌、乳癌的形成與這些物質關係密切。雌激素在體內的新陳代謝中產生的某些活性物質，能促使乳癌的形成。這類活性物質的產生，與體內脂肪量有關。據觀察，消瘦的女性和女運動員體內的雌激素不產生上述活性物質。運動消耗了脂肪，減少了雌激素的生成，可降低了雌激素代謝產物的致癌作用。

研究顯示，機體處在運動狀態時，每小時從血液中分泌出的干擾素較平時要增加1倍以上，而干擾素有確切的抗癌作用。人體免疫細胞數量可隨運動量的增大而上升，甚至騎自行車、跑步、上

下樓梯以及家務工作均可增加免疫細胞的數量，從而有可能在癌細胞形成之初就將其殺滅。相反，久坐不動者由於缺乏足夠的免疫細胞，容易誘發癌症。

運動鍛鍊意志，增強信心戰勝癌症

癌症患者在發病前有很多都遭受過精神上的某種打擊，或長期悶悶不樂，對生活不樂觀等。如果針對這些現象，改變心理狀況，則癌症有時會突然地消失。體能運動會給人帶來身心愉快和歡暢，對癌症患者說來，運動能有效地扭轉患病後的壓抑情緒，解除緊張狀態，這對癌症的防治是大有裨益的。俗話說得好，「運動勝似靈芝草」。一位詩人曾說過：「信心是半個生命」。當人患病尤其是患了癌症之後，要有堅強的意志，必勝的信念，巨大的毅力，樂觀的情緒，超大的勇氣，頑強的抗爭精神以及壓倒病魔的氣概。

運動時大腦會產生能引起人體身心愉快的物質，可以消除憂愁和煩惱，抑制不良情緒的侵蝕。運動能鍛鍊人的意志，增強戰勝癌症的信心和毅力，對戰勝許多疾病都是至關重要的。

健康小常識

要想達到預防癌症的目的，健康的年輕人，可以進行大運動量的鍛鍊，而中老年人每週至少要參加3次運動，每次至少15～30分鐘，但運動量以能忍受、不疲勞為宜。體能運動能使人體魄強健有力，也有助於防癌。疾病預防是重中之重，建議應加強全民健康教育，學習保健知識，增強保健意識，做好養生保健。

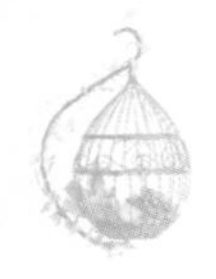

妙招46 癌症患者運動抗癌有妙招

有人認為，患癌症的人不應該再去運動，理由是運動會加速機體的血液循環，這樣體內的癌細胞就會乘機隨著血流使擴散速度加快，使病情惡化。這是毫無科學根據的。在癌症切除或者採用放射、化學治療控制病情後，應適當地參加一些力所能及的運動，以提高機體的免疫功能。

癌症患者要適當運動

運動能使血液中的白血球增多，而白血球具有吞噬癌細胞和細菌的能力。同時，運動還能改善機體的新陳代謝，提高整個機體的抵抗能力。癌症患者運動的原則是量力而為，循序漸進。適當運動能增加機體的免疫功能；適當運動能促進機體新陳代謝，延緩細胞衰老，減少細胞癌變機會；適當運動能增進食欲，改善消化功能；適當運動能使人性格開朗，消除煩惱和憂鬱，增進心理健康。

癌症患者如何運動

要增強持續運動的信心和勇氣。一些癌症患者認為，反正自己患了「不治之症」，運動還有什麼用呢？這種認識是極其錯誤的，癌症患者不僅應當運動，而且多種鍛鍊項目對癌症患者是很有意義的，比如參加慢跑，有人分析，慢跑後每天獲得氧的供給比平時多8倍，慢跑還可以使人流汗，汗水可以把人體內的鉛、鍶、鈹等致癌物質排出體外，並能提高人體製造白血球的能力，因此，慢跑可以預防癌。

癌症患者經過臨床綜合治療以後，需要增加營養，參加適當的

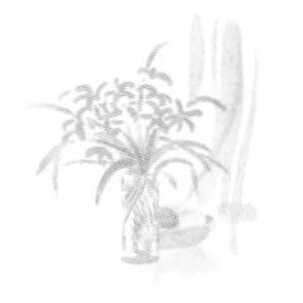

體能活動，盡快增強體質，提高免疫力，對疾病的康復大有益處。透過運動，不僅能改善心肺功能和消化功能，還能改善神經系統功能，提高機體對外界刺激的適應能力，解除患者大腦皮質的緊張和焦慮，有助於休息和睡眠，在運動之前，應請醫生較全面地檢查一次身體，做到充分了解自己，然後根據自己的情況，選擇自己喜歡的適合自己狀況的運動項目，在運動的過程中，要善於自我觀察，防止出現不良反應，並定期複查身體，以便調整鍛鍊方法。另外，如果遇到體溫升高，癌症病情復發，某些部位出現出血傾向，白血球低於正常值等情況時，最好停止鍛鍊，以免意外發生。

呼吸鍛鍊

呼吸鍛鍊主要使呼吸加深，換氣更完全，肺活量增加，可以改善全身的缺氧狀態。同時，膈肌下降，對腹腔臟器產生了按摩作用，使胃腸血液循環加速，蠕動加強，消化液分泌增加，促進食欲，促使排氣、排便，消除或減輕腹脹。此外，還有鎮靜作用，能使煩躁的情緒很快平靜下來。

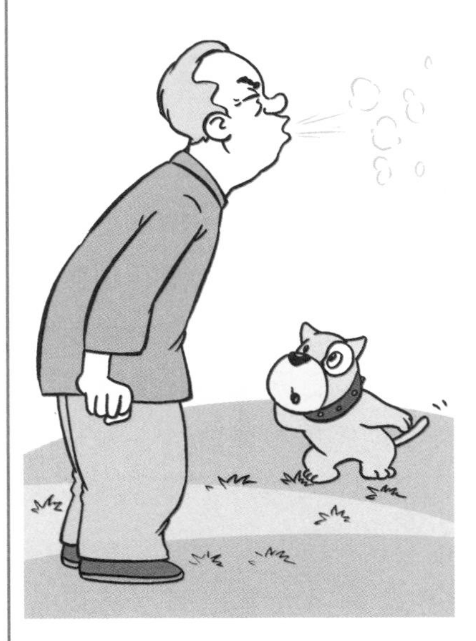

呼吸鍛鍊強調腹式呼吸，吸氣時腹部鼓起，膈肌下降，肺底完全張開，想像新鮮空氣直達小腹，屏息數秒鐘後用口將氣緩慢呼出，小腹收回，膈肌升高，想像肺內濁氣、病氣全部由口吐出。

在進行呼吸鍛鍊時，要做到呼吸輕鬆自然，切忌憋氣用力，宜慢、勻、深、長。呼吸頻率每分鐘7～10次，每日練習3遍，每遍5～10分鐘。在鍛鍊過程中要注意循序漸進，根據自己的身體情況，

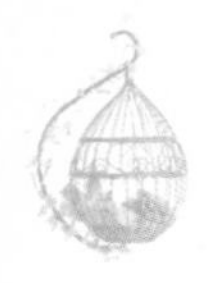

開始時呼吸不必強求，自然而為，慢慢達到以上的要求。

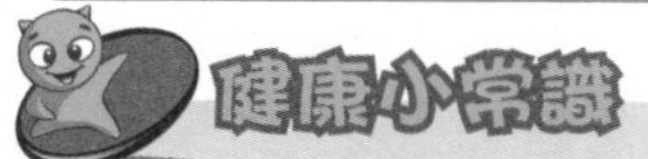

運動使人體吸入更多的氧氣，富氧內環境有利抑制癌症；運動能使人吸入比平時多幾倍至幾十倍的氧氣。人體吸氧量增多，呼吸頻率加快，透過體內氣體的頻頻交換，可排出更多的致癌毒素，降低癌症的發生機率；同時，癌細胞是一種厭氧細胞，它的生存、生長需要氧氣不足的環境；氧氣充足的體內環境，不適宜癌細胞的生長，因而更有利於抑制潛存於體內的癌症。

妙招47 癌症患者康復期運動抗癌有妙招

癌症患者經過手術、放射線治療、化學治療等綜合治療，癌症可能已經縮小或消除，但機體受癌細胞侵襲及各種治療的副作用的影響，體質一般都比較虛弱，臥床時間長，如不注意進行運動，就可能出現肌肉萎縮，關節僵直，器官組織功能退化，生命品質降低；而且機體免疫功能和抗病能力的低下，使癌症易於復發或惡化，進而危及生命。所以，癌症患者康復期應重視運動。

癌症患者康復期需要運動

在生活中常看到，一個家庭有人患了病，尤其是患了癌症，常常是一家人圍著患者團團轉。傳統觀念認為，照顧患者應該是關懷細心，體貼入微，把患者當成嬰兒一樣對待，事無巨細，一律包辦代替，不讓患者動手，患者只需靜養，好像這樣做才能對得起患

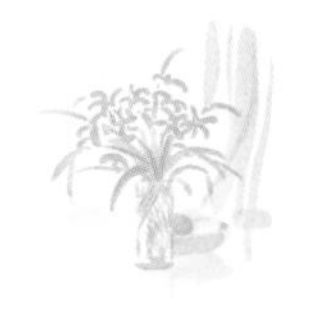

者。其實，這並不是真正的幫助。

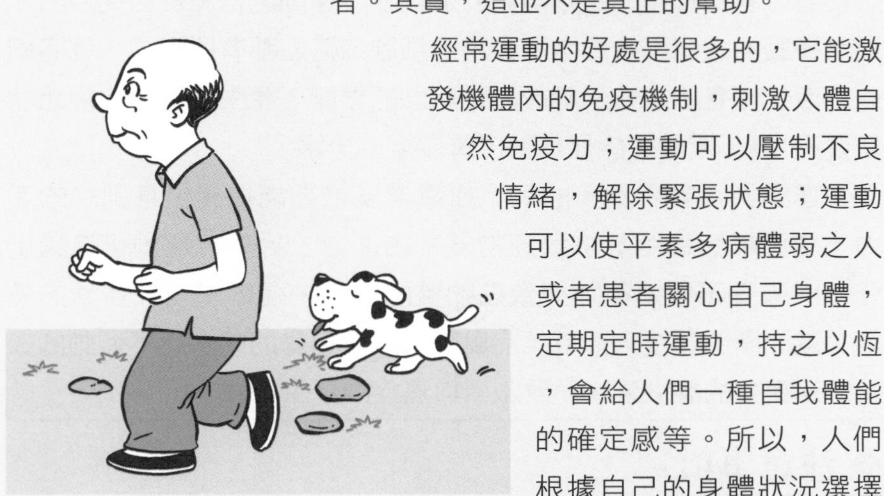

經常運動的好處是很多的，它能激發機體內的免疫機制，刺激人體自然免疫力；運動可以壓制不良情緒，解除緊張狀態；運動可以使平素多病體弱之人或者患者關心自己身體，定期定時運動，持之以恆，會給人們一種自我體能的確定感等。所以，人們根據自己的身體狀況選擇適度運動是理所當然的。

癌症患者生命的延續和正常人一樣，是靠不停地鍛鍊而取得的成功，這是許多「抗癌明星」戰勝癌魔恢復健康的經驗之談。事事都代癌症患者工作，就等於剝奪了患者自我動員機體內的潛能和抗病能力的寶貴機會，會強化患者的衰弱和無力感，並使他們對生命產生懷疑，甚至失去信心，對疾病的康復是不利的。

癌症患者康復期運動有好處

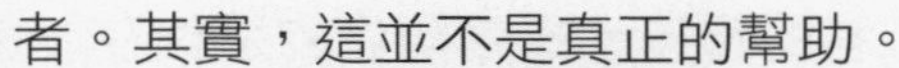

適當的運動能強健身體，延年益壽。癌症患者不僅能運動，而且有些項目對癌症患者還很適合。適當運動可以盡快增強體質，提高免疫力，對身體的康復有益。

運動對很多疾病都有預防和治療效果，也是預防癌症最方便的方法。運動能鍛鍊心肌，增強心肌舒縮功能，增加肺活量，降低血壓，增強體質，還能減少脂肪，控制體重。運動是最好的鎮靜劑，能預防和治療神經衰弱。運動能使人豁達，能調節情緒，增強信心，鍛鍊毅力。

運動不僅能預防癌症的發生，而且還能遏制癌症的發展，直接

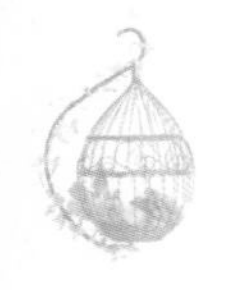

影響著患者的預後。運動防癌的道理在於運動能提高機體免疫力。經常運動的人體內抗體水準和淋巴細胞的活力都有所提高，吞噬細胞的活性也有所加強。處於運動狀態的機體，產生干擾素比靜止狀態要高1倍。運動還能促進糖皮質激素的分泌。

運動使人吸入更多的氧，血氧濃度增高能提高全身細胞的活力，增強機體細胞抵抗致病物侵害的能力。另外，運動可透過出汗、呼吸等不同途徑加速致癌物質的排泄。運動能消耗多餘的熱能，減少脂肪沉積，降低癌症風險。經常運動的婦女比不運動的婦女分泌更少的雌激素，而雌激素與癌症的發生有關。

注意事項

癌症患者康復期進行運動應根據疾病本身及患者體質的狀況，選擇有針對性的鍛鍊專案、方式，循序漸進，貴在堅持。

癌症患者不要參與過激、過猛的運動。在運動中要掌握運動量，鍛鍊後身體感到發熱，輕微出汗，無疲勞感，身心感到輕鬆、舒暢，食欲和睡眠良好，説明運動恰當。否則，則應調節運動量。

在運動以前，應請醫師全面地檢查一下身體，充分了解自己。然後根據自己的情況，選擇自己喜歡的、適合的運動項目。在運動過程中，要善於自我體察不良反應，並定期複查身體，以便調整鍛鍊方法。遇到體溫升高、病情復發、某些部位有出血傾向等情況時，最好停止運動，以免發生意外。

癌症患者康復期要培養固定運動的習慣，要有打「持久戰」的準備，要根據自己的實際情況，制訂一個長遠計畫，循序漸進。

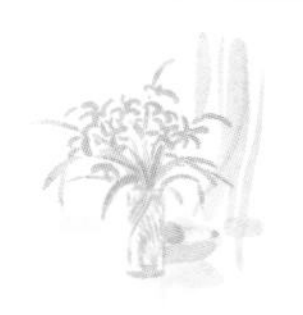

健康小常識

中國有一句老話，叫做「欲速則不達」，所以不要操之過急。這也是一個意志問題，鍛鍊需要意志維持，同時又是一個意志鍛鍊的過程。要克服「三天打魚，兩天曬網」的毛病，防止半途而廢，前功盡棄。對癌症患者來說，康復期是一個相當長的時期，進行鍛鍊要做到循序漸進，從小的運動強度開始，逐漸達至中等程度即可。注意合理安排鍛煉間隔時間，做到勞逸結合、動靜相宜。每週鍛鍊3～4次為佳。

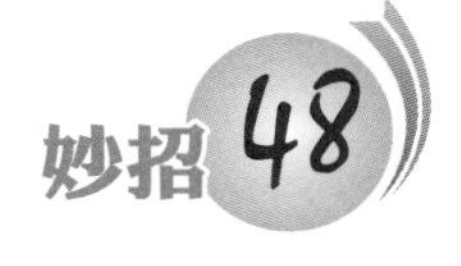

妙招48 運動腳步可以防癌抗癌

生命在於運動，運動最簡單的形式要數腳步的運動，而運動腳步同樣可以防癌抗癌。

散　步

散步健身方式有其獨特的地方。此項鍛鍊不需要健身器械、器材，不要特殊的場地，不受時令、氣候、時間的限制。正如前人所謂「散步者，散而不拘之謂，且行且立，且立且行，須得一種閒暇自如之態」，弱強皆宜，是癌症患者保健鍛鍊的合適運動。癌症患者體質較弱者或年紀較大者，可以散步作為主要鍛鍊項目。

散步，幾千年以來一直受到歷代醫家的極力推崇，多主張飯後、睡前散步。散步能強身，在於能使身體氣機暢達，血液流動，筋骨舒展，關節活動；還可助脾運化，寧心安神，祛病防老，延年益壽。散步對心臟和肺均有好處，可以使肺活量增加，肺泡微血管對氧的吸收率增高，心功能增強。長時期固定散步，可使心律減慢，從而使心肌得到較好的休整。以每分鐘50公尺的緩慢速度行走，身體新陳代謝增加75%～85%。所以散步是增強癌症患者體質的良方之一。

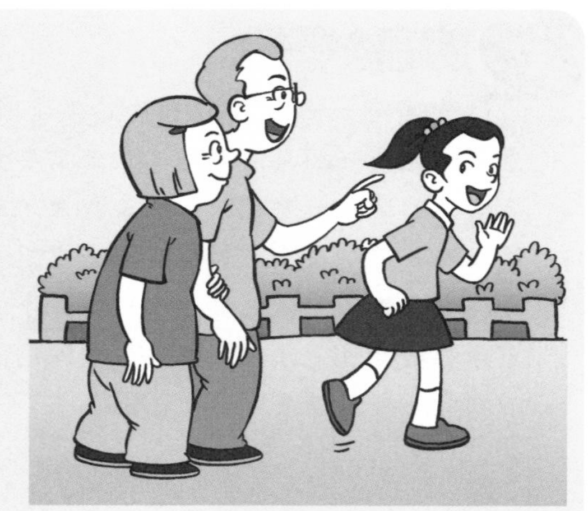

散步除能增強體質外，還是安神定志的妙方。有些癌症患者因為精神負擔較重或其他原因，情緒常欠穩定，失眠多夢，食欲不振，是較多見的症狀。對於這些症狀，散步是較理想的「治療劑」，睡前做散步運動，再用溫水洗腳，多可安睡。

散步優點很多，在清晨或傍晚，湖邊河畔、公園裡、柳蔭下，做清閒散步，觀賞著大自然美好的風光，吸取著新鮮空氣，以養五臟六腑，會令人心曠神怡，拋疾病、煩惱於九霄之外，百慮俱消，真有欲仙之感。

慢 跑

跑步人人都會，既沒有高難的技巧也沒有嚴格的場地限制，但它卻是提高人體免疫力的首選運動，可幫助人體抵禦癌症侵犯。原因是慢跑時人體吸入比平常多幾倍至幾十倍的氧氣，使全身的臟器更好運作，而人體如果長時間不運動，在缺氧狀態下癌細胞會異常活躍，誘發癌症。此外，慢跑還可以消耗體內多餘的脂肪，防止肥胖或是超重，特別是女性脂肪過多會影響體內雌激素水準，增加患乳癌、子宮內膜癌等風險。

專家建議，每天慢跑1個小時，運動時間宜選在下午3～9點之間，最好在公園、海邊等地進行慢跑，老年人可根據自己的身體情

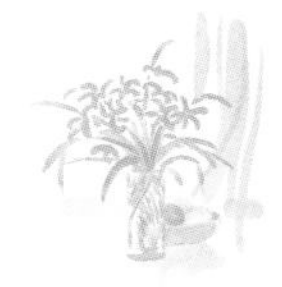

況而定，如果感覺跑起來有點困難，大步走也可以。

慢跑不僅能給大家一個好身體，還能給大家一個好的精神狀態，因為慢跑等能改善人的情緒，消除憂鬱和煩惱，而精神因素在防癌中也佔據了主要位置，心胸開朗、幽默風趣的人往往不容易受癌症威脅。

快 走

對於長期持續慢跑可預防各種慢性病及癌症發生，專家也給予了肯定。世界癌症基金會及中國癌症基金會2007年10月聯合提議：每天要進行30分鐘的高、中等程度運動。所謂高等程度運動，針對青少年，建議活動時要做到全身出汗。所謂中等程度運動，比如慢跑，快速步行，會讓呼吸加深，心跳輕微加快。老年人如果因腿腳不方便，慢慢走也可以，只是把時間適當延長點。

健康小常識

90%的癌早期沒有症狀，90%的癌要靠專業體檢來發現，而一旦有了症狀，有90%的機率已到了中晚期。所以，一旦發現異常應及早去專科醫院就診，只要做到早發現，早期癌症是可以治癒的。如果有癌症家族史者，一般建議每年最好做兩次防癌體檢，如果條件受限，每年至少要做到1次防癌體檢+1次常規體檢。

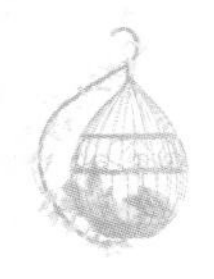

妙招49 癌症患者做保健操可以防癌抗癌

癌症患者如果長期臥床，身體處於廢用狀態，會使關節僵直，肌肉萎縮。臥床時間越長，恢復體力所需的時間也越長。在此情況下，可以讓患者循序漸進地在床上做些適合於自己體力和耐力的保健操。當病情好轉並可以下床活動時，則可進行活動量稍大的保健操鍛鍊。這樣可使肌肉不至於萎縮，關節不至於僵硬。還可減輕骨鈣流失，防止褥瘡和血栓形成，並使患者增進食欲，產生健康感。

練習醫用保健操

現在癌症患者練習的以「五禽戲」、「八段錦」和「練功十八法」較為常見。「五禽戲」有保健、強身、治病的作用。目前流行的五禽戲主要有外功型，此類以體操形式演練。練習時講究形神結合，全身放鬆，意守丹田，呼吸均勻等。八段錦是由八節動作編集而成的一套深受歡迎的醫療保健操。以柔為特色，動作較簡易，採用站式，故又稱八段、立八段。立八段要領：「雙手托天理三焦，左右開弓似射雕；調理脾胃須單舉，五勞七傷往後瞧；搖頭擺尾去心火，雙手攀足固腎腰；攢拳怒目增氣力，背後七顛百病消。」坐式要領：「手抱崑崙，天柱微震，左右開弓，交替沖拳，叩擊全身。」這套保健操特點是簡單、易學、易練，男女老幼皆可鍛鍊，不但能柔筋健骨，養氣壯力，而且可以行氣活血，協調五臟六腑功能。鍛鍊時講究調心、調息相結合。

打太極拳

太極拳在我國流傳了幾百年而經久不衰，在當今的各種保健鍛

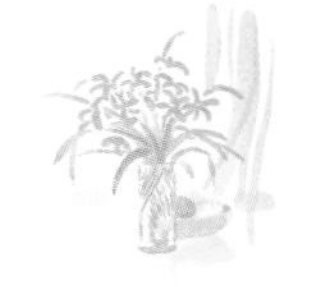

鍊方法之中，仍佔有舉足輕重的地位。太極拳的優點在於適合不同年齡、體質和性別的人練習。體弱者透過練太極拳可以增強體質，患慢性疾病的人練習太極拳可以祛除疾病，癌症患者可以提高抗病能力，幫助康復。

太極拳，是精、氣、神與拳術相結合的術勢，源於古代導引術。太極拳的特點是，動作圓柔，動中有靜，靜中有動，剛柔相濟，內外結合，陰陽相貫，如環無端，具有循經順氣、舒筋活血、強身壯體、調整陰陽之功效。

中醫認為，包括癌症在內的各種疾病的發生，都是由於各種不同的致病因素，破壞了人體陰陽的相對平衡，所以說「邪之所湊，其氣必虛」。癌症就是由於正氣不足，邪氣留而不去，日久成積所致，所以有「壯人無積」之說。練太極拳對於癌症患者是十分有利的，它透過調心、調身、調息的活動，以增強體質，調節、增強臟腑的功能。用通俗的話講，就是增強了人體的正氣，有利於體內陰陽平衡，以達到康復的目的，就是「正氣內存，邪不可干」。因此，癌症患者練習太極拳，對於康復，防止復發及轉移，是有實際意義的。

練習太極拳注意事項

練習太極拳首先要樹立信心，持之以恆，切不可三天打魚，兩天曬網。應把練太極拳作為一種康復方法，以充足的信心，長期堅持。皇天不負苦心人，只要持之以恆，必有好處。

練太極拳，以旭日東昇，涼露未收之時，在室外山間、田野、河畔、園林、庭院等空氣清新的場所最為適宜。下雨天也可在室內進行，以免中斷鍛鍊。

掌握好運動量，以精神好轉、食欲增加、睡眠安寧為適合的標準。癌症患者不管其原來體質如何，在經過各種治療後的康復開始時期，體質多較虛弱，若進行運動量大的鍛煉，對於康復不但無

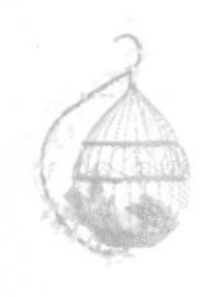

益，反而有害。癌症患者練完一套太極拳，可伴有輕微疲勞感覺，但3～5分鐘後脈搏應該恢復正常，疲勞感亦可消失。如脈搏增加太多，身體非常疲勞，較長時期尚難以恢復，説明運動量過大，應適當休息和減輕運動量。清晨練拳後，應休息半小時後再用餐。每日1～2次，以自覺發熱微汗出為準，不宜活動過久。

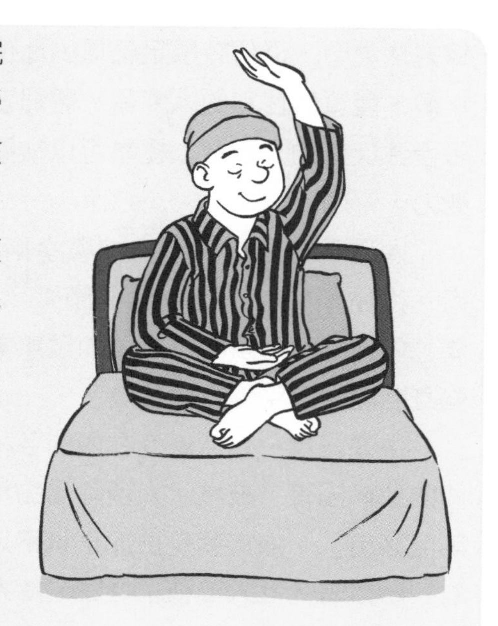

練習前，應先做幾分鐘準備活動，使肌肉、筋骨、關節活動，血脈流暢。

健康小常識

練太極拳講究陰陽相參、動靜結合、上虛下實。要求體態舒鬆，動作柔韌如行雲流水。練太極拳強調的「鬆」，就是講身心放鬆；靜，就是安靜，思想集中，不為外界刺激所動。練拳之時，要真正做到恬淡虛無，真氣從之，達到物我兩忘之境界，有「百慮俱消」、「飄然欲仙」之感，全身動作協調地「意動身隨，欲罷不能」。疾病的祛除，身體的康復，也就會在這無形之中實現了。

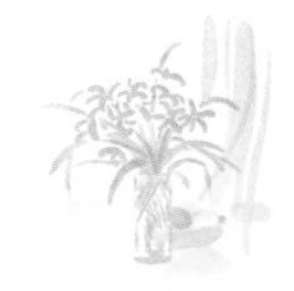

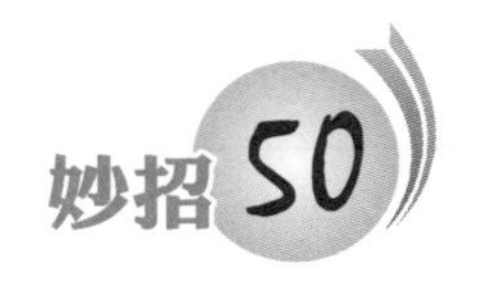

練習氣功可以防癌抗癌

氣功是中華民族寶貴的文化遺產，在我國將氣功應用於醫療保健、防病治病，已有很長的歷史。漢代醫聖張仲景在其《金匱要略》一書中就有關於氣功治病的論述。明代曹元白所著《保生祕要》一書中，應用氣功治療臨床百餘種病證。其中，包括有「噎膈」、「臌脹」、「痞塊」等類似於現代定名為癌症的疾病。

氣功的抗癌作用

氣功歷史悠久，既往名稱很不一致，有導引、吐納、行氣、坐忘、守神等名稱。並且流派紛呈，種類繁多。以動靜分類，有靜功和動功；以內外分類，有內功和外功；以姿勢分類，有站功、坐功、行功和臥功；以來源分類，有醫學氣功、道家氣功、佛家氣功、儒家氣功和武術氣功。無論哪一種功法，均離不開姿勢的調節、呼吸的配合、意志的運用，即必須掌握練功三要素：調身、調息、調心。三者在練功時是互相聯繫，相輔相成的。

心理精神因素對人體健康有很大影響，許多生理疾病源於精神因素。而氣功這一中國傳統醫學寶庫中的瑰寶，恰恰是前人經過幾千年的實踐，總結出來的一種能緩解心理緊張、調整良好心境、實現機體協調運作、達到祛病健身的鍛鍊方法。大量事實和臨床實驗證明，正確的氣功鍛鍊確實具有迅速消除疲勞，增強機體免疫力及防治諸如高血壓、神經官能症、胃和十二指腸潰瘍、癌症等身心疾病的作用。

癌症患者透過氣功鍛鍊，能夠改善症狀，提高生存率，並能減輕因放射治療、化學治療所致的副作用，促進癌症患者的康復。

太極六式氣功

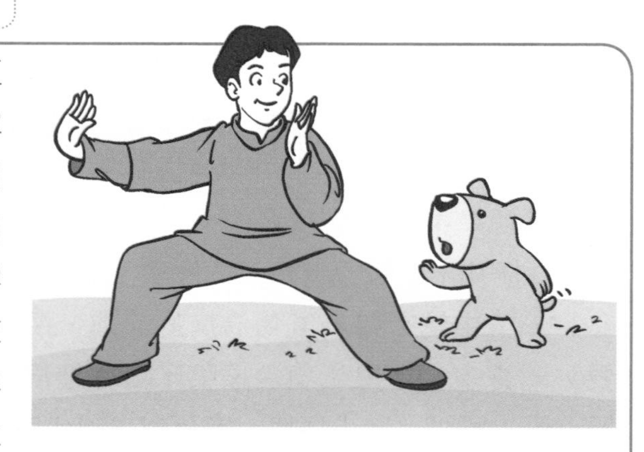

練時脊椎要挺直，兩手平伸，左手掌心朝上，右手掌心朝下，逆時針方向畫圓，畫時手指一定要撐開，左手掌保持約在肚臍的部位，右手掌保持約在上胸的部位，速度要慢，漸漸會有一股力量產生，感覺麻麻熱熱的。此太極功法每次練習至少5～10分鐘，再練太極六式。

預備式：雙腿與肩同寬，兩手自然下垂。

第一式：膝蓋略為彎曲，雙手舉到肩膀的位置，掌心朝上，手掌要盡量撐開，然後慢慢向上推，膝蓋亦慢慢伸直，直到兩手伸直、兩掌面與腕關節呈90°的姿勢為止，然後同時兩手掌輕輕再用力往上一推，此時會感覺腕關節部位很酸，身體甚至會出汗。這是第一式的動作。

第二式：兩手的動作回歸到肩膀的位置。右手掌心朝上，慢慢往上推，左手掌心朝下，慢慢往下推，直到兩手伸直、兩掌面與腕關節呈90°的姿勢為止，然後同時右手掌輕輕再用力往上一推，左手掌輕輕再用力往下一推。這是第二式的動作。

第三式：兩手的動作再回到肩膀的位置。換左手掌心朝上，慢慢往上推，右手掌心朝下，慢慢往下推，直到兩手伸直、兩掌面與腕關節呈90°的姿勢為止，然後同時左手掌輕輕再用力往上一推，右手掌輕輕再用力往下一推。這是第三式的動作。

第四式：兩手的動作再回到肩膀的位置。兩手掌心朝下，慢慢往下推，直到兩手伸直、兩掌面與腕關節呈90°的姿勢為止，然後

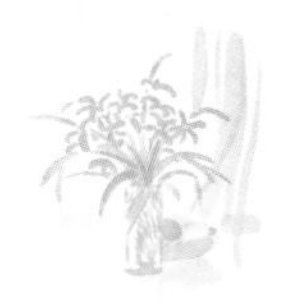

同時兩手掌輕輕再用力往下一推。這是第四式的動作。

第五式：兩手的動作再回到肩膀的位置。右手掌心朝右方向，慢慢往右推，同時，左手掌心朝左方向，慢慢往左推，直到兩手伸直、兩掌面與腕關節呈90°的姿勢為止，然後同時右手掌輕輕再用力往右方向一推，左手掌輕輕再用力往左方向一推。這是第五式的動作。

第六式：接第五式的動作，兩手掌心翻掌向上像抱球一般，上至百會穴上方，然後想像宇宙良好的微粒子進入我們的身體內，接著兩手掌心朝內、向下，同時吸一口氣，經眉心輪、心輪直到下丹田，再回到原來預備式。

本六式功法每次練習至少做7次。練習氣功能有效獲得身心的健康平衡，透過氣功的自我鍛鍊，對我們心理健康會有很大的幫助，而且會獲得能量的轉化，這與一般生理功能的能量轉化過程是不一樣的。

健康小常識

氣功抗癌作用主要展現在兩個方面：其一，透過練氣功，可調整人體氣血陰陽、宣通經脈、活動關節、調理臟腑功能，使新陳代謝旺盛，提高免疫功能，達到防癌目的；其二，練氣功要求心情平靜，排除一切干擾和刺激。長期練氣功可培養良好的氣質，使人樂觀豁達，心情舒暢，有利於激發人體內在的抗癌能力，從而促進癌症患者的養生和康復。

第五篇

心理防癌抗癌

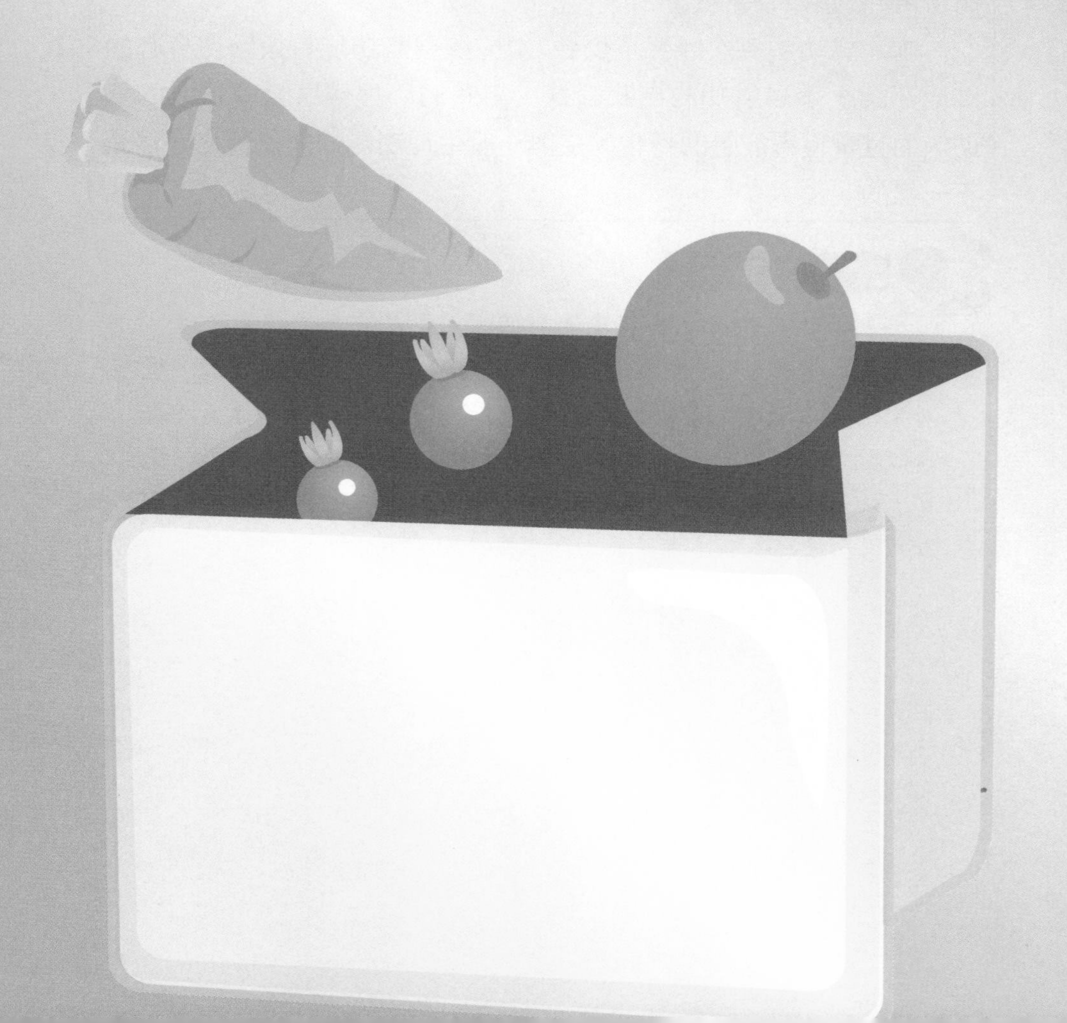

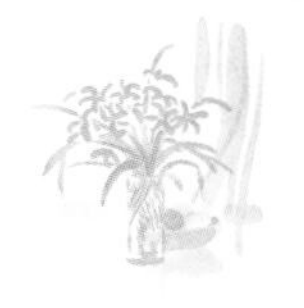

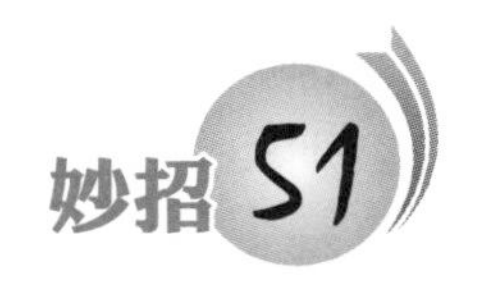

心理健康可以防癌抗癌

現今，越來越多的研究資料顯示，癌症的發生與社會心理因素有著密切的關係，講究心理衛生不僅能有效地預防癌症，還有利於癌症的消退。

10%的癌症會自然消失

某報曾報導，有一個人在妻子懷孕的同時被確診患癌症。當他得知自己患了絕症之後，只有一個信念：一定要看到自己的孩子出世後再死。他像沒病一樣，照常生活、工作和照料妻子，結果孩子出世後，他的癌症竟自然消失了。當初，人們都認為這是「天方夜譚」，然而，近些年的科學研究顯示，這很可能是一個真實的故事。不久前，美國癌症協會發布了一項令人欣喜的研究結果：大約有10%的癌症會自然消失，而且極少復發。科學家們認為，至少有十幾種因素可使癌症自然消失，而自我心身鬆弛和進行自我內心想像練習就是其中之一。癌症自然消失的病人大多數性格開朗，喜歡運動。

心理因素是癌症發生的活化劑

在心理因素中，關係最密切的是負面生活事件的影響。

科學家們認為，在癌症的發生中，心理因素發揮「活化劑」的作用。他們假設，致癌因素在周圍環境中隨時隨地存在著，正常情況下，由於人體免疫功能的控制，使其不能發生作用。而生活事件這個外因，可透過某種個性特徵的內因，使人產生孤寂、憤怒、悲哀、絕望等負面情緒。當一個人長期處於這種負面情緒狀態下，就會導致神經內分泌活動紊亂，器官功能活動失調，並使機體的免疫能力降低，免疫監視功能減弱，從而影響免疫系統識別和對癌細胞的監視作用，使癌細胞得以突然地發生增殖。例如，當人處於憤怒狀態時，人體的促腎上腺皮質激素大量分泌，並與人體「衛士」——血液中的白血球結合，使白血球殺滅病菌、清除體內突變的細胞等異物的能力大大減弱，機體免疫功能下降，從而使潛在的癌細胞轉化。這就是許多人「禍不單行」、遭受精神打擊後又患絕症的原因之一。

心理健康是防癌的重要因素

人們在長期的社會生活經驗中，逐漸歸納了維持健康的四個原則：良好的精神狀態；均衡的營養；適度的運動；充足的睡眠。人體是由若干生物系統，如中樞神經系統、內分泌系統、免疫系統等互相交錯而成的網，從而構成人的整體。科學研究已經顯示，精神活動確實有影響身體的力量。所有的精神活動，包括思考、感覺、情緒、想像、體驗等，都明顯地影響著所有的身體活動和身體的各個系統。正因為癌症並非是由單純的生物學因素所引起的，因此，在癌症的預防中也就不能只局限於防止化學的、病毒的、職業的等致病因素的損害，還必須採取多種措施，適應所處的社會、文化環境，注重個性修養和體能鍛鍊，保持身心健康。健康的心理不僅能預防心理病態，包括精神病等，而且對癌症也有積極的預防作用。

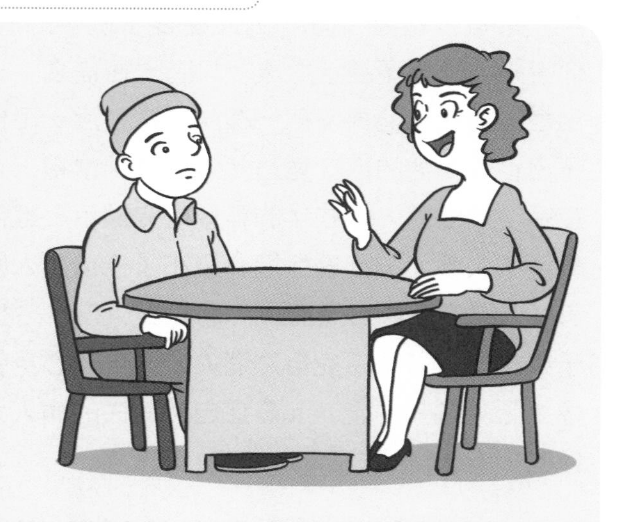

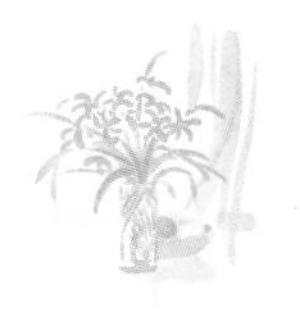

健康小常識

在防癌工作中，積極開展心理衛生服務，指導人們培養健全的人格，尤其是重視童年期心理衛生，使孩子們能有一個溫馨、和諧的家庭生活環境；說明具有癌症性格的人認識自己的不良性格和努力改變自己的性格模式、生活方式，學會正確對待生活事件及宣洩自己的不良情緒，能增強抵禦癌症侵襲的能力。因此，人們應該像重視身體健康一樣去重視心理健康。

妙招52 不良心理狀態對癌症的影響

不良心理因素與癌症的發病有著密切關係。而癌症患者的心理狀態，則對癌症的康復治療亦產生十分重要的影響。保持良好的心理狀態，樂觀地對待生活，了解癌症康復治療的醫學知識，改正不良的生活習慣和行為，樹立戰勝癌症的信心，積極地配合康復治療，往往能得到良好的治療效果，可促進身體的康復，改善臨床症狀，提高生存品質，延長患者的生存期。

癌症性格

癌症性格，就是說這種性格的人較其他性格的人容易得癌症。例如性格孤僻古怪、沉悶憂鬱、心胸狹窄、多愁善感、疑神疑鬼、厭世悲觀、嫉火旺盛、暴躁易怒、不吐不露、愛生悶氣的人，就容易為癌症所侵襲。相反，性情開朗、心胸開闊、坦蕩豁達、息事寧人、樂觀幽默、感情外露的人，就很少得癌症。

美國的勞倫斯在探索緊張與情感對癌症發生的影響時發現，在500多名癌症患者中，76%的患者具有同一獨特類型的感情生活史。

消極情緒加重癌症病情

癌症患者的消極情緒可以使病人不積極採取必要的治療措施，從而延遲或耽誤有效的抗癌症綜合治療，失去確診後的早、中期有利治療時機，導致癌症的迅速發展擴散。

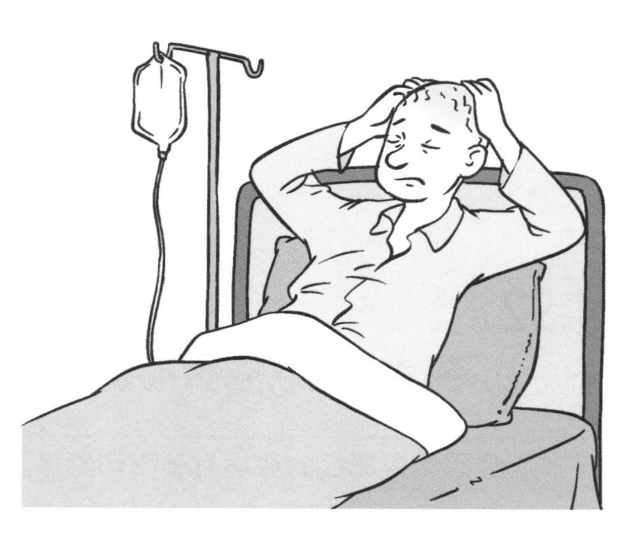

癌症患者的消極情緒可以使患者不主動配合醫院醫護人員的治療，醫生難以採取有效的治療措施，勉強接受的治療方法不能有效地發揮作用。此外，消極情緒還可能使病人飲食銳減，因營養不良而迅速消瘦，甚至導致惡病質的提前發生。

癌症患者的消極情緒可以使患者錯誤地認為癌症是不治之症，聽天由命，順其自然，無所作為。患者不願採取中藥、氣功、太極拳等有效的康復治療措施，不注意生活的合理安排，失去了寶貴的綜合系統治療機會，加速了病情的發展。

癌症患者的消極情緒可以使病人機體早已存在的神經內分泌的失調進一步加劇，促進病情的惡化。

癌症患者的不良心理狀態和緊張情緒，可以透過中樞神經系統使機體的免疫功能降低，表現為巨噬細胞吞噬能力下降，胸腺功能

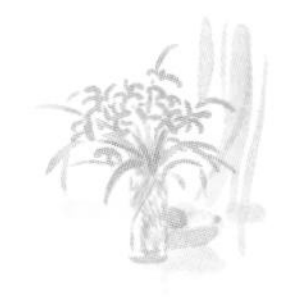

失調，抑制抗體產生，自身穩定與免疫監視功能進一步產生障礙，從而使機體的抗癌症能力降低，促進癌症的迅速發展。

精神創傷對癌症的影響

現代生活中，工作和學習上的長期緊張，工作和家庭中的人際關係的不協調，生活中的重大不幸是致癌的三個重要因素。

精神憂鬱等消極情緒作用於中樞神經系統，引起自主神經功能和內分泌功能的失調，使機體的免疫功能受到了抑制。由於機體間的平穩被打破，使細胞失去正常的狀態和功能，不斷變異，產生了癌細胞。另一方面，減少體內抗體的產生，阻礙了淋巴細胞對癌細胞的識別和消滅，使癌細胞突破免疫系統的防禦，過度地增殖，無限制地生長，形成癌腫。所以說，精神因素對癌的發生、發展、擴散，發揮非常重要的作用。

良好的心理狀態促進康復

臨床心理學研究顯示，良好的心理狀態可以從多方面促進癌症患者的康復。

（1）癌症患者的積極情緒可以使患者主動配合醫護人員採取各種必要的治療措施，並能耐受某些治療措施的副作用，完成所需要的療程，從而提高治療效果。

（2）癌症患者的樂觀情緒可以使病人正確地看待癌症，相信癌症是可以戰勝的。這樣患者的思想理智，情緒穩定，對生活充滿希望，從而生活安排合理有序，像正常人那樣生活和工作，為國家和社會努力貢獻，提高了自己的生活品質，增加了對癌症的長期控制，甚至臨床治癒的可能性。

（3）良好的心理狀態使患者情緒振奮，具有與癌症拚搏抗爭的奮發精神。積極採取氣功、太極拳等有效的康復治療措施，堅持不懈。即使遇到病情的波動也能泰然處之，這些患者往往能獲得良好的治療效果。

（4）癌症患者的積極情緒可以有效地調節機體神經內分泌系統的功能，從而抑制或延緩癌症的發展，有利於各種綜合性的康復治療措施更好地發揮治療作用，達到良好的治療效果。

（5）癌症患者的良好心理狀態，還可以透過中樞神經的調節而增強機體的免疫功能，糾正機體的免疫缺陷，減輕或阻止放射線治療、化學治療所引起的免疫功能抑制，提高機體的抗癌症免疫能力，促進癌症病人的康復。

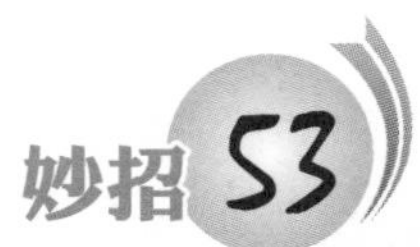

治病要治心，惡劣的情緒，憂鬱的精神，對人健康的損害，甚至比病菌、病毒更厲害得多。情緒可以殺人，亦可以救人。良好的情緒，猶如一劑心藥，對癌細胞有強大的殺傷力，是任何藥物所不能代替的。

妙招53 癌症患者的心理特點與心理呵護

情緒可以促使病情加重，也可以促使病情好轉。實際上得了癌症並不可怕，只要早發現、早診斷、早治療，預後還是樂觀的。

順其自然的心理

當得知身患癌症後，一時產生複雜的心理反應是在所難免的，但能正視現實，能從實際出發，積極與醫生配合，接受治療，按醫囑行事，積極了解抗癌的有關知識和治療方法，不輕信訛傳和荒誕

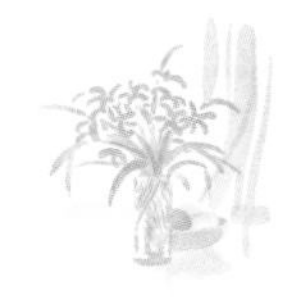

的作法。這種心理狀態的患者，多為精神狀態較佳、樂觀開朗、毅力比較強的人。有位老年患者得知自己患了胃癌，震驚過後，心情很快就平靜下來。他一邊遵醫囑進行手術加化學治療，同時在康復階段加入了癌症康復俱樂部，和病友們跳交誼舞，參加康復旅遊，積極舉辦文藝聯歡活動。使得病情穩定，生活得既快樂而又充實。其實有許多這樣治癒的癌症患者，他們才是生活中真正的強者。

迷信、依賴心理

這類癌症患者具有強烈的求生欲望，當他們從恐懼中驚醒之後，片面地將自己的生存希望全部寄託在藥物之上。迷信依賴藥物的心理佔上風，而忽略了在戰勝癌症過程中人的主觀因素。他們除了接受常規藥物治療外，往往迷信偏方、仙方、民間祕方等，即使是道聽塗說的江湖方藥也想試試。這種濫用藥物的作法無疑會增加機體解毒器官的負擔。更有甚者不惜重金採購進口名貴藥品，不管這些藥是否適合自己，往往發生事與願違的事情。

懷疑、恐懼心理

有的癌症患者整日胡思亂想，疑心越來越重，總是猜測自己還能活多久，像是被判死刑緩期執行那樣地挨日子。由於心神不寧、情志失態，所以懷疑一切，總認為用藥是無效的。甚至懷疑醫生沒有給自己用好藥，或是懷疑某家藥廠的藥品品質有問題等等。究其根源是由於恐懼心理在作祟。恐懼心理不但造成大腦思維的紊亂，還導致體內器官功能發生劇烈變化，摧垮免疫機制，毀掉抵禦疾病的屏障。恐懼是一種強烈的感情表現，雖然可以促動人體自救應急能力，但是當這種感情超過限度時，就會給身體帶來不利。

矛盾、抗拒心理

有的人得知自己患了癌症之後總是憤憤不平。感到天理不公，時常抱怨災難為何落在自己的頭上。這種莫名的憤怨往往按捺不住，便向周圍的人肆意發洩，脾氣變得暴躁，常常出口傷人，內心的極度痛苦，往往造成行為越軌，甚至失去理智。有的人心理承受力差，覺得身患「絕症」是一種恥辱，自尊心受到扭曲，由於治療的需要而造成的身體外形的改變（容顏的破壞、聲音的變化以及某種器官的殘廢），使這些患者的心態失去平衡，並往往動搖他們對治療的信心，以至造成用藥時的情緒波動與反覆。

絕望、等死心理

有些意志薄弱的癌症患者，在癌症面前絕望了，他們相信患癌症必死無疑，因而不去抗爭，更不願接受任何治療，躺著等死。這當然是另一種愚昧。

心靈呵護

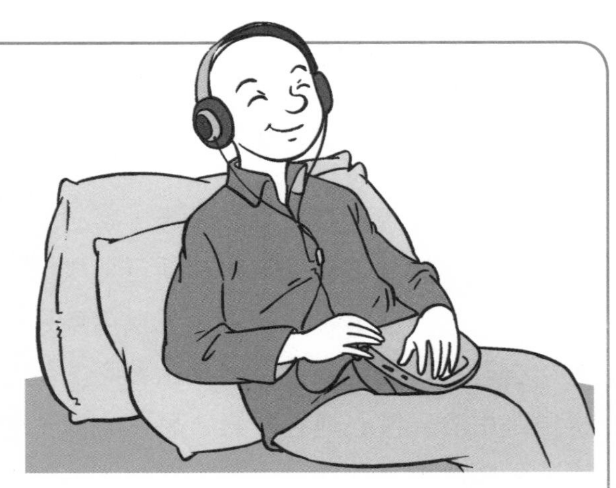

（1）樹立正確的抗癌觀：得知患癌症後產生複雜的心理反應是難免的，但不能陷於悲觀泥潭而不能自拔。患者首先應承認現實，然後實際面對盡早接受治療；了解有關癌的知識、病情和治療的過程，以做好心理準備，配合治療；對疾病有所了解後，恐懼與擔憂或許消除了一半，千萬不要偏聽旁人的謠傳與荒謬的預言。

（2）充滿信心與希望：必須有戰勝疾病的信念。求生是人類的本能，只有抱著強烈的求生願望，才能積極主動配合治療。病因複雜的癌症，在治療過程中病情可能會反覆或治療效果暫時不盡如

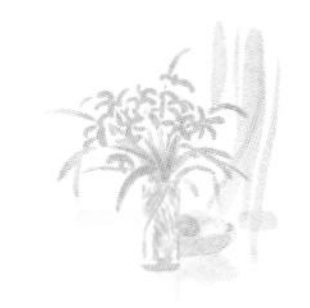

人意。但患者應增強信心，培養頑強的意志，不少患者就是憑著這種頑強的意志積極治療而出現奇蹟般的療效的。

（3）爭取社會、家庭的支持與幫助：一方有難，多方相助是中華民族的美德。癌症患者要爭取家庭、朋友及社會的關心與幫助，以獲得更多的生活勇氣，增強戰勝病魔的信心。另外，患者之間互相往來，交流與疾病抗爭的心得體會，甚至成為知心朋友，可減輕恐懼與孤獨感，一同與疾病做抗爭。

（4）合理安排新的生活方式：癌症確診後需接受手術、放射治療或化學治療等綜合治療，這要求患者具備充沛的體力、最佳的精神狀態，故患者應合理安排充足的睡眠，注意飲食，增加營養，提高機體的抗病能力。在病情和體力允許的情況下，盡量參加日常活動和工作，除了治療、服藥以外，不要把自己當成是患者，而要去做你認為應該做的事。

健康小常識

建議病人制訂治病或養病的計畫。計畫要根據病情、體力如何來定。也可隨著病情改變修訂計畫。計畫的內容包括作息時間、治療時間、散步和鍛鍊身體時間。有的人可定上看書、作畫、聽音樂；有的人可定上下棋、交談、寫文章；有的可定上做點工作、做點家務工作，或學習點什麼。這樣可能使您每天的生活很充實，日子過得有意義。部分患者可計畫或思考未來生活目標，包括一兩件大事。有的人要修房，有的人要種樹，有的人要寫書或寫文章，有的人要安排家裡的大事，有的人要學開汽車等。這些思考會使人熱愛生活，與周圍人們保持正常關係，有利於身體的康復。

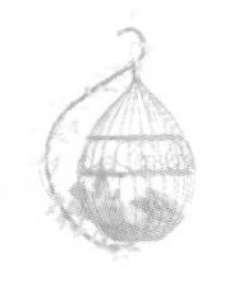

妙招54 癌症患者的心理療法（1）

心理治療是應用心理學的理論與方法，透過語言的引導，或情感的支持、鼓勵，或暗示、啟發等手段，對患者進行心理上的教育和治療，以達到穩定情緒、改善症狀、適應環境、促進全面康復為目的的一種治療方法。癌症患者發病後的心理變化，與軀體的病理生理改變相互影響而互為因果。因而，對癌症病人的各種心理問題，及時應用心理療法的治療措施進行計畫性的心理治療，可以幫助病人解除精神痛苦，祛除心理障礙，樹立治療疾病的信心，積極配合治療，促進病情好轉，對於癌症患者的康復具有重要意義。

生活意義療法

20世紀60年代，日本腫瘤專家伊丹仁朗在治療晚期癌症中創立了一種心身治療方法——「生活意義療法」。該療法的出發點是，對腫瘤病變不僅要從生理學的角度，還要從心理學的角度來治療。該療法讓癌症患者使自己的生活豐富多彩，充滿樂趣，同不安和恐懼進行抗爭，使之心理健康，提高機體免疫力，在實施中獲得了很大成功，目前已在美國、法國、加拿大等國家得以推廣。

生活意義療法包括5個方面的指導措施：①自己做自己的主治醫生，跟自己的疾病做抗爭，並積極配合醫生進行必須的治療。②生活要有目標，活一天就要愉快地生活一天，把自己的精力集中到工作、家庭，或個人興趣和對社會做點貢獻等方面。③為他人做點力所能及的好事，使自己感到生存的價值。④要有正確的生死觀，心情就會放鬆。這樣，就可以無憂無慮地與病魔做抗爭。⑤要使自己的生活豐富多彩，充滿樂趣，同不安和恐懼進行抗爭，積極參加

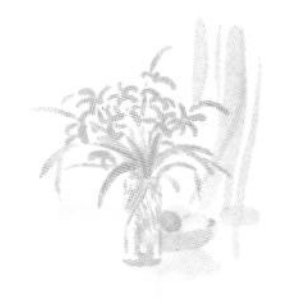

一些有益心身的活動，如講笑話、聽音樂、看電視、玩遊戲、登山和交朋友等。

癌症患者不要總是生活在「死亡」的陰影下，而應勇敢和堅定地活下去。癌症患者應有長期抗爭的精神，積極參與自己的生活管理。伊丹仁朗認為，能與癌症進行主動抗爭的人，其生存期可以達到10年以上；而被癌症擊倒的人，生存率不足20%，由此足見心理治療是多麼重要。

據調查，接受這項心理療法的群體中，絕大多數癌症患者腦力和體力方面並沒有完全喪失，患者的生理狀況、記憶力、思維能力、智力水準仍有潛力，社會、家庭、個人還需要他們繼續發揮作用。他們中間的有些人，還可以做出卓越貢獻。總之，得了癌症以後，除了手術、放射線治療、化學治療和中醫藥治療外，增強戰勝癌症的信心也是很重要的。

信心療法

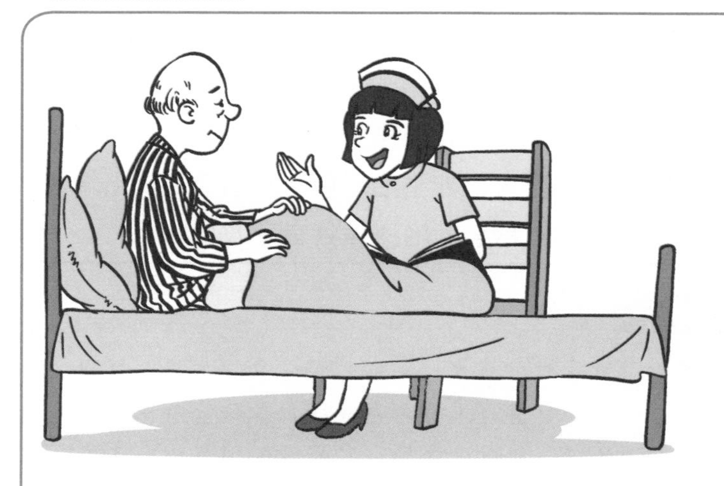

當患者知道自己得了癌症時，產生一系列複雜的心理反應是不足為怪的。關鍵在於是恐懼、絕望呢，還是抗爭、自信。相信癌症是一種疾病，不一定會致命；相信體內的免疫系統是癌的剋星；相信抗癌的治療是支援體內防禦的盟友。由此可見，抗癌的根本要立足於信心。

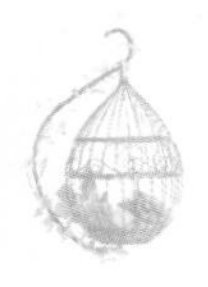

現代醫學認為，信心產生作用是在健全的心理和理智基礎之上的，是透過複雜的心理和生理作用來實現其價值的。科學研究證明，每個人的機體內部都有一種超乎尋常的潛能。這種潛能一旦被激發出來後，它將使人得到意外的收穫，甚至會出現奇蹟，而信心就可激發這種潛能。信心，是戰勝癌症的先決條件。有信心，才能激發拚搏精神，保持坦然心境，才能挖掘自身抗癌的潛在能力，從而戰勝癌症。

癌症患者如何運用信心療法呢？

（1）要抱著「既來之，則安之」的積極態度。一個人一旦被告知確診患了癌症，應盡快地恢復鎮定和自信，在思想上要樂觀處世。只有在精神上不被癌症所壓倒，心理上保持平靜，方能下定決心，頑強地去戰勝疾病。病人的自信，加上治療方案的正確實施，以及醫生和家屬的積極相互配合，往往可大大開拓戰勝癌症的前景。

（2）經常閱讀一些癌症患者同癌魔做抗爭而康復的事例，從中激發自己同癌症做抗爭的必勝信念。

（3）隨時將自己同癌症進行抗爭的成功經驗和良好反應紀錄下來，或者講給親人、朋友聽，經常與同室病友或癌友交流資訊，交換經驗，不斷總結，確信癌症並非不治之症。只有堅定信心，才能變被動為主動，使科學的、精心的治療達到良好效果。

健康小常識

癌症的治療對患者來說會產生一定的心理、生理反應，面對癌症患者眾多的心理問題，醫務工作者應該採用多種治療方法，充分改善病人的生活品質，健康疏導患者的情緒。因為絕大多數癌症病人有較明顯的焦慮、憂鬱、緊張、憤怒和擔憂，工作人員應該給病人提供合適的環境和表達機會，讓病人宣洩不良情緒，耐心傾聽並加以引導，使其情緒問題得到緩解。

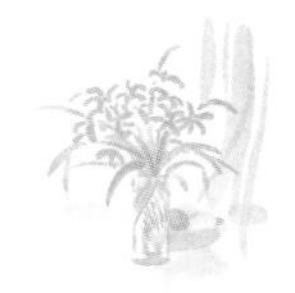

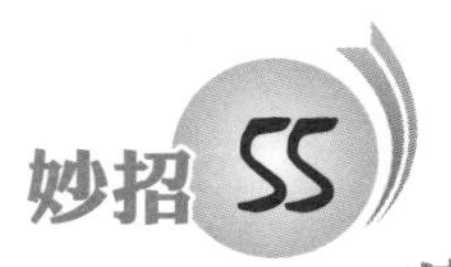

癌症患者的心理療法（2）

不良的心理、情緒可降低人體的免疫功能，減弱免疫系統識別消滅癌細胞的免疫監視作用。相反，良好的心理和情緒可以調整和平衡人體的免疫功能，不但可以防止癌細胞的發生，還可以使癌症處於自限的狀態，或最終被人體強有力的免疫作用所消滅。

談話療法

對於癌症患者來說，正處於一種生與死的邊緣上，往往容易產生一些緊張、焦慮、煩躁、抑鬱等不良情緒，這時患者如果缺乏人際間的交往，常常處於一種孤獨寂寞的狀態，就會使上述種種不良情緒無從得到良性渲泄，也無法獲得他人的關心和勸導，由此，將會導致加重病情的嚴重後果。

所以，癌症患者得病後，一定不要與世隔絕，要積極地參加社會交往，特別是要注意建立新的社交圈子，增強與癌症病友之間的聯繫，用集體的力量（也可稱之為「群體心理療法」的作用），來建立自己的精神支柱。癌友之間有個共同的約定，或聚會，或交流，開展各種抗癌活動，舉辦

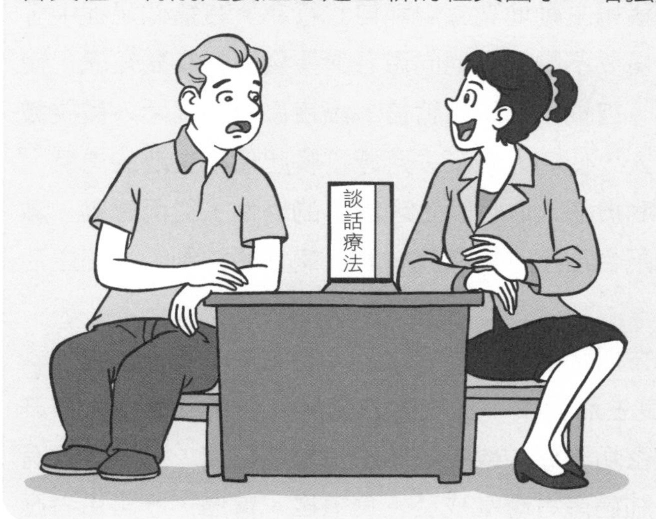

藥療、食療等康復諮詢講座及文藝活動，其內容豐富多彩，有腫瘤專家講腫瘤的預防和治療，有患者談自己的體會，還有癌症康復者介紹他們的經驗。交流時常常是邊講邊議論，有問有答，氣氛熱烈，使參與者受益匪淺。這種無拘無束的互相交流，互相關心，互相照顧的群體心理療法，可以有效地提高癌症患者的生存品質，延長生存期，乃至部分患者完全康復。這種「談話療法」，有著醫院化學治療等所不可替代的作用，可與西醫的放射線治療、化學治療以及中醫藥治療相配合，發揮綜合治療的強勁的抗癌功效。

行為療法

行為療法又稱為行為矯正，主要是透過學習和訓練建立新的、正當的行為，以矯正和代替舊的、異常的行為。對於癌症患者來說，就是透過學習和訓練來改掉不利於癌症康復醫療的舊習慣，規範自我行為，從而形成有利於癌症康復的新習慣。

癌症患者的行為療法，要求病人了解有關癌症的一些常識，克服悲觀情緒，樹立戰勝疾病的信心，認識不良習慣、異常行為對自身健康的危害，以及良好的新習慣、正常行為對疾病控制的重要性，從而使病人能積極主動地調整規範自我行為。在這個過程中，心理醫生和醫務人員要不厭其煩地向患者講授癌症的有關知識，使病人正確認識疾病，自覺改掉不良習慣。癌症患者的周圍人員要鼓勵、勸導、理解病人，使病人拋棄失落感，喚起積極生活的勇氣。並且要努力創造有利於病人心理及生理康復的條件，從而感動、激勵病人，使其積極配合治療，這樣就有利於病情的控制，提高生活品質，延長生存期。

其主要有以下方面：

（1）改變不良生活習慣：在癌症的發病、發展過程中，與許多不良生活習慣有密切關係，改變這些不良生活習慣，對於康復有促進作用。例如，肺癌患者應當戒菸。食道癌、胃癌、肝癌患者應

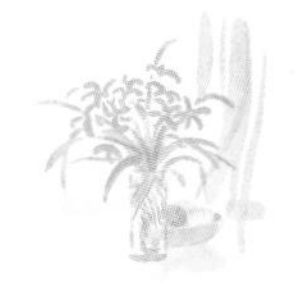

當戒酒。

（2）增強自我防護意識：癌症患者應當盡量避免精神情緒刺激；注意氣候變化，預防感冒及呼吸道感染發生；適當運動，防止過度勞累；飲食以易消化且溫熱為宜，以免過冷、過熱影響胃腸道功能。

（3）學會自我觀察病情變化：癌症患者應當了解有關該病的基本醫學常識，學會自我觀察和判斷病情變化。以便對可能出現的病情變化與藥物的副作用都能及時做出判斷，這樣可以及時診治。

（4）進行正常的家庭生活：正常的家庭生活能調節癌症患者的精神狀態，幫助病人克服癌症本身及其治療所造成的精神創傷，可以緩解緊張情緒，減少病人患病後的孤獨感，提高生活品質，亦有利於癌症患者的康復。

健康小常識

癌症性格與癌症的發生密切相關，這類人在面臨失去親人或面臨來自親人方面的挫折性懲罰時，常出現失望、無助感以及情緒的憂鬱，在行為上表現為迴避、逆來順受和長期的鬱鬱寡歡。診斷一旦確立，癌症對這類病人來說是一個強大的心理刺激，在情緒上，會產生焦慮、緊張不安、憤怒、悲傷、憂鬱；在認知上，會感到失望、無助；在行為上，會表現否認、迴避、反覆求醫、迴避社交；在社會適應上，會影響到家庭、婚姻、工作和社會等。有34%～44%的癌症病人有明顯心理刺激反應或心理障礙，其中18%的病人符合重度憂鬱症發作的診斷。如何幫助癌症病人減輕心理負擔，擺脫情緒困擾，改善生活品質，是癌症、精神、心理等學科需要重視的問題之一。

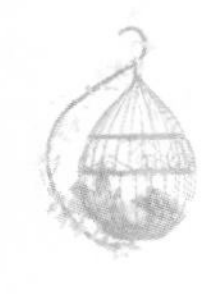

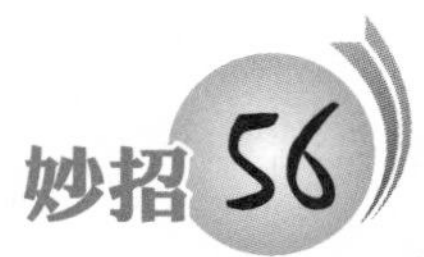

妙招56 癌症患者的心理療法（3）

癌症並非是由單純的生物學因素所引起的。因此在我們的防癌措施中也不能只局限於防止化學的、病毒的、職業的等致病因素的損害，還必須採取多種措施，適應所處的社會、文化環境，注重個性修養和體能鍛鍊，保持身心健康。健康的心理不僅可預防心理疾病和精神疾病，也可防癌抗癌。

集體療法

所謂集體療法，也就是對癌症患者以集體、群體為對象給予心理治療。這種集體療法，除了心理醫生、癌症專科醫生的作用外，透過癌症患者集體成員之間的講座互相作用，互相影響，使病人明白什麼是對，什麼是錯，從而治療和矯正自己的心理障礙與不良行為。在這種特殊病人集體的幫助鼓勵下，心理治療效果好，見效快。

通常，集體療法可由一位心理醫生或癌症專科醫生主持，7～12名癌症病患者參加，每週聚會1次，每次90分鐘左右，10次為1療程。每次應根據患者的情況與存在的問題確定中心內容，還要留出一定時間由病人提出問題進行討論。目前認為這種集體療法為癌症病人提供了互相幫助的場所和交流資訊的機會，有利於塑造良好的行為，促進同命運人之間的相互支持。

暗示療法

暗示療法是一種古老而又確有一定效果的常用心理治療方法。暗示療法可直接進行，也可以與其他治療結合進行，比如，各

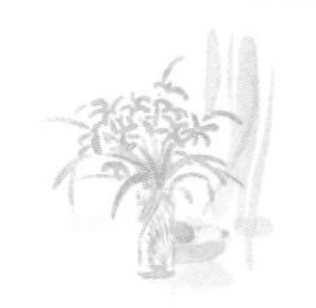

種藥物、理療、氣功等配以暗示療法往往會有意想不到的效果。暗示療法又可以分為「他暗示」，即透過他人進行的暗示，和「自我暗示」，即病人自己把某一種觀念暗示給自己。

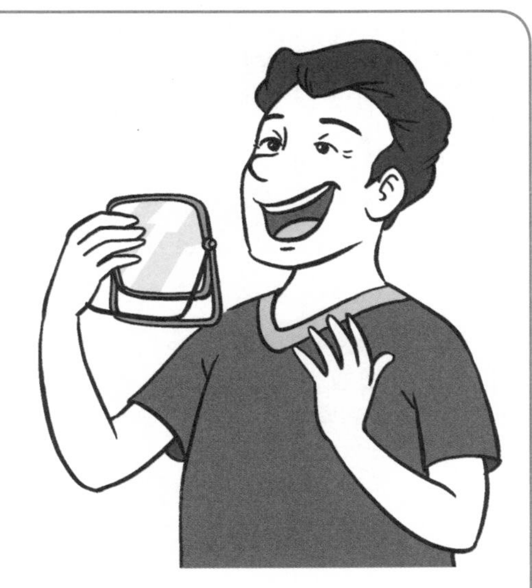

一些臨床醫學專家們發現，透過想像（自我暗示）可以提高免疫細胞數量，對各種病人（大到癌症，小到感冒）都有不同的療效。如美國有一個脖子上長了惡性癌症的女性患者，醫生斷定她只能活3個月，後來在一位醫學心理專家的建議下，採用了「想像療法」，她每天靜坐在床上，心無雜念，專心想像脖子上的癌症是一個惡魔，而自己體內的白血球是勇敢的騎士，正在揮舞利劍向惡魔進攻，並不斷將惡魔逐漸消滅乾淨。每天想像2～3次，一年之後，病人並沒有如預期死亡，而是神奇地康復了。

據美國專家統計，159名被醫院宣布活不到一年的癌症患者，經過想像療法治療，最少活了20個月，有1/4的病人部分或全部恢復了健康。想像療法的原理可能是利用大腦與人體免疫系統之間存在著某種聯繫，想像使體內的免疫機能得到改善，從而有效地抑制了疾病的進展。目前想像療法在國外已成為治療「絕症」的必要的處方，這張處方至少可以使患者增強戰勝疾病的信心，減輕精神上的壓力，對康復無疑是有益的。

使用暗示療法時，一定要有醫學心理學的專家指導，切不可亂用；另外，醫生的語言、表情等固然能作為暗示手段以治療疾病，但不良的暗示卻可以產生嚴重的後果；此外，暗示療法對於不同人可產生不同的效果。

健康小常識

笑口常開有助於預防癌症。這是因為，精神緊張會刺激交感神經並降低免疫力。免疫力的作用在於，當異物侵入體內時將它排除出去。實驗證明，笑口常開可以消除精神緊張，從而提高人體免疫力。因此，大笑可以預防癌症。具體的方法如下：①早上洗臉與晚上入浴後，站在鏡子前面，一邊觀看自己的形象，一邊開口大笑。②每天照鏡子一次，每次3分鐘。③平時也可以手拿小鏡子開口大笑。

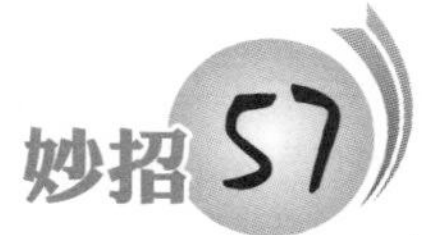

妙招57 癌症患者的心理療法（4）

只見身，不見心；只重形，不重靈。這種狀況，是人類醫學保健的一種悲哀，因此，防癌抗癌注重心理調節機制，是十分必要而且至關重要的。

快樂療法

快樂療法，亦稱愉快療法，在歐美稱之為「幽默療法」。幽默療法可以使患者的身心健康有全面的改善。當患者接受幽默療法和放鬆情緒的治療後，可使患者的機體內增加10%～14%的淋巴細胞而增強機體的免疫功能，從而產生防止和抑制癌瘤生長的作用。醫學心理的現代研究還顯示，對於手術後的惡性癌症患者，樂觀的情緒可以延緩甚至抑制癌瘤的生長，減少放射線治療、化學治療的副作用，從而提高患者的生存品質，延長患者的生命。

對於癌症患者來說，因為心情的壓抑，要想直接做到開懷大笑

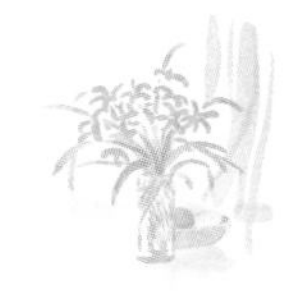

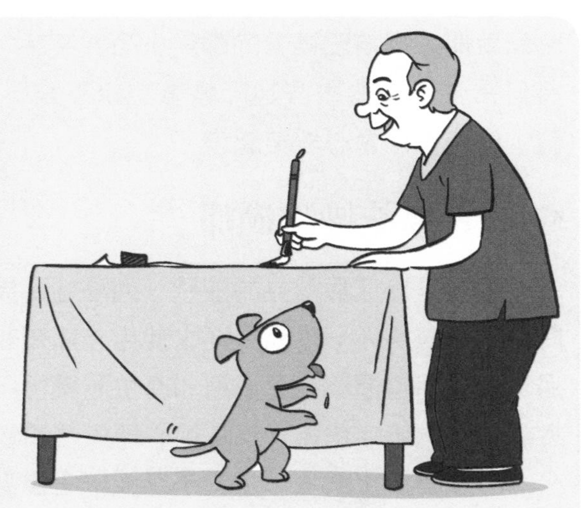

是十分困難的。這時，你可運用可控制的微笑使自己振奮起來。在做的時候一定要認真，不可三心二意，開始時是輕度的微笑，然後漸漸擴大成露齒而笑，最後就笑出聲來。

（1）學會用微笑來引發自己的愉快心情，運用這種微笑最直接的方式是，對著鏡子先做微笑的動作，只要你笑了起來，就會笑下去，直到大笑一陣。每天定時地進行數次，每次10分鐘左右。

（2）多和快樂的人在一塊，現代研究證實，人的情緒有一定的「傳播性」，癌症患者常和快樂的人在一起，不僅會受到歡樂的感染，而且還可以學會用積極樂觀的方式來認識和解決問題，並養成快樂的習慣。

（3）要善於去尋找和發現快樂，生活告訴人們，快樂不能靠別人的施捨，而要靠自己去主動獲取，對癌症患者來說，「自得其樂」是極為重要的。只要你留心了，那真是處處有歡樂的事引發你笑。

（4）每天在聽廣播或看電視的過程中，選擇那些固定的「滑稽與幽默」、「相聲」節目，他們的生動表演，不僅感染力強，而且詼諧風趣，經常會引得你捧腹大笑。遇到這樣的好節目，你可以把它們錄下來，經常聽聽、看看，每天有規律地笑幾次。

（5）可借用他人幽默，並加以創新，再講給他人聽。在運用和改編過程中自然而然地提高機體的抗病能力。如編輯一本笑料和

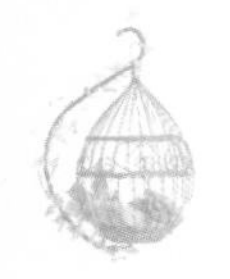

幽默手冊，把自己喜愛的幽默小品、笑話、漫畫等收入其中，也可將日常生活中的一些趣聞軼事記錄下來，沒事的時候，經常翻一翻，能使自己會心地笑起來。

心理療法妙除癌痛

疼痛是癌症最常見的症狀，而癌性疼痛是病員及家屬最頭痛的問題。有些病人一疼痛就要求使用止痛劑和杜冷丁等藥物，殊不知過早過量用這類藥容易成癮和產生耐藥性，因此，對於病種較長和疼痛較輕的癌症病人，應採用心理療法和物理療法來止痛。

心理暗示止痛法：主要是增強病者自身戰勝疾病的信心。可結合各種癌症治療方法，暗示病員如何進行自身調節，告訴他如果配合治療就一定能戰勝疾病，認真完成一日三餐和進行必要的康復訓練，以此充分調動自身最大殲滅癌細胞的能力，達到止痛目的。

轉移止痛法：可以叫病人坐在一把舒適的椅子上，閉上雙眼先想自己童年有趣可樂的事，或想自己願意想的任何事，每次20分鐘；也可根據病人喜好，選放一些輕鬆愉悅的音樂，讓病人邊欣賞邊隨節奏做打拍等動作；還可以讓病人看一些笑話、幽默小說，聽一段相聲取樂。這些都可以達到止痛效果。

放鬆止痛法：全身鬆弛可給人輕快感，同時肌肉鬆弛可阻斷疼痛反應。可叫病人閉上雙目，做嘆氣、打呵欠等動作，隨後屈髖屈膝平臥，放鬆腹肌、背肌、腳肌，緩慢做腹式呼吸。或者叫病人在幽靜環境裡閉目進行深而慢的吸氣和呼氣，並隨呼吸數1、2、3……，使清新空氣吸入，達到止痛目的。

以上方法交換應用或者聯合應用效果更好。

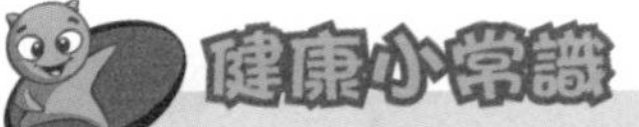

有些癌症患者在確診後，便不願接觸社會，深居簡出。他們怕見同事、熟人，怕人詢問，怕聽人議論自己，敏感多疑，行為孤僻。其實，癌症患者應多一分自信，主動參與集體和社會活動，增加與他人交往的機會。在一些大城市中，癌症患者已自發地組織起來，一群患有癌症的患者走在一起共同攜手進行抗癌，大家共同練功，集體治療，互相鼓勵，充實生活。群體抗癌的優越性已越來越被實踐所證明。

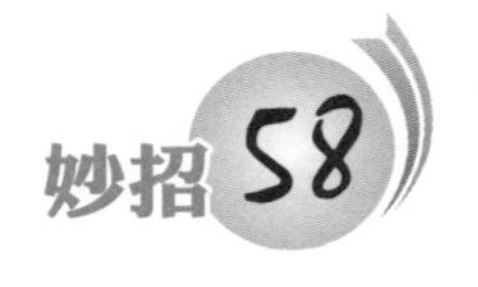

癌症患者的音樂療法

音樂療法是運用音樂治療疾病的方法。根據人是個有機的整體，音樂治療可以透過對患者情緒、神經心理的影響來達到治療的目的。音樂對人體的影響有物理作用和化學作用兩種。物理作用是指音樂透過有一定規律和一定頻率的聲波震動，使人體透過聲波而產生共振，促進心律節奏性跳動、胃腸蠕動、肌肉收縮等，把人體能量充分發揮出來，以調節人體的抗病能力；化學作用是指音樂可以使大腦神經興奮、舒暢，可以促進人體分泌有利健康的激素，使血管擴張，改善血液循環，從而對呼吸及內分泌系統產生良好的調節作用。

音樂為什麼可以抗癌

漢代司馬遷的《史記·樂書》記載音樂可以「動蕩血脈，通流精神而和正心也」。晉時文人阮籍在其《樂論》中說得更明白：「

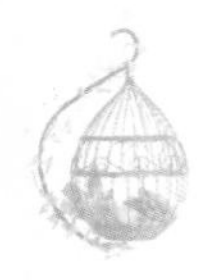

樂者，使人精神平和，衰氣不入，天地交泰，遠物來集，故謂之樂也。」皆說明音樂對人身心健康十分有益。現代研究顯示，音樂有助於阻止癌症患者的免疫功能進一步下降，並在一定程度上激發人體細胞的抗腫瘤活性，從而提高了癌症病人的生存期。

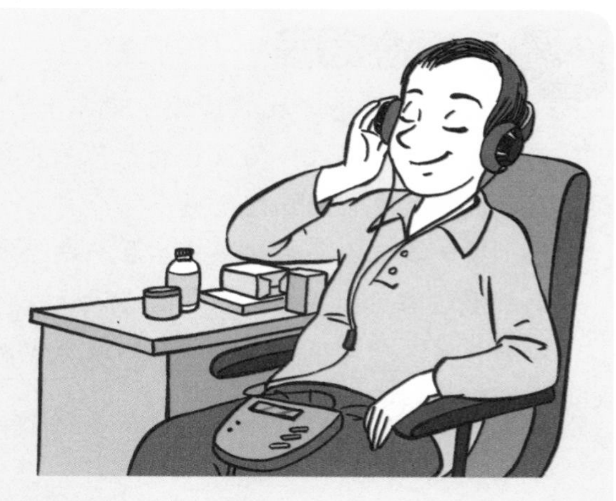

每個人的大腦都有一個特定的音樂敏感區，每當外部的音樂語言與內部的心理頻譜相呼應時，就會產生巨大的諧振和深刻的共鳴。每當音樂聲波作用於大腦，都可能提高神經細胞的興奮性，透過神經及神經體液的調節，使人體分泌一些有益於健康的激素、酶和乙醯膽鹼等物質，這些物質對調節體液的分泌和加強新陳代謝、提高免疫功能等都具有重要作用。其結果會使患者的憂鬱及焦慮情緒、睡眠情況、興趣及全身症狀等得到明顯好轉或一定程度的改善。

大多數癌症患者在接受放射、化學治療的同時，聆聽到優美、歡快的音樂聲波，在心靈上都會產生一定的感染力。不過，音樂處方的選擇對臨床治療發揮關鍵性的作用。比如，研究者發現，中國古代五聲音階上的宮、商、角、徵、羽，其特性與五臟相對應，直接或間接影響人的情緒和臟腑功能。如果根據五音的特性與五臟五行的關係及病人的不同心理狀況來選擇曲目，患者獲得的治療效果會更加滿意。

癌症患者對症選曲

有毒熱及燥熱傷津反應，臨床表現為：患者情緒易激動、煩躁、口乾、口渴、咽痛、頭暈、頭痛、尿黃、大便乾等，音樂治療宜

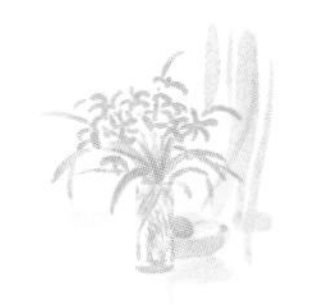

選擇悠揚、抒情、和諧的樂曲，具體曲目為：《天鵝湖》、《寒鴨戲水》、《藍色多瑙河》、《陽關三疊》、《夢幻曲》、《潛水小姐》、《梅花三弄》、《春之歌》、《嘎達梅林》、《春江花月夜》、《月兒高》、《月光奏鳴曲》等。

當臨床表現為疲乏無力、頭暈、喜臥、納差、噁心、嘔吐時，音樂治療宜選擇旋律熱烈、歡快、輕鬆、曲調親切的樂曲。具體曲目為：《步步高》、《狂歡》、《回娘家》、《彩雲追月》、《溜冰圓舞曲》、《閒聊波爾卡》、《逛新城》、《旱天雷》、《花好月圓》、《金蛇狂舞》、《光明行》、《雨打芭蕉》、《喜洋洋》、《假日的海灘》、《矯健的步伐》等。

另外，癌症病人由於心事重重、多思多慮，常出現失眠等症。臨床可選擇一些鎮靜安神、催眠的樂曲，如《春江花月夜》、《平湖秋月》、《春思》、《銀河會》、《仲夏之夢》、《寶貝》、《塞上曲》、《蘇武牧羊》、《平沙落雁》等。

癌症患者可以根據需要選曲

（1）解除憂鬱的樂曲有：《春天來了》、《喜洋洋》、《啊，莫愁》及西貝流士的《悲痛圓舞曲》。

（2）振奮精神的樂曲有：《步步高》、《命運進行曲》、《金蛇狂舞曲》、《狂歡》、《娛樂生平》。

（3）舒暢心理的樂曲有：《春風得意》、《江南好》及抒情戲曲等。

（4）消除疲勞的樂曲有：《錦上添花》、《假日的海灘》、《矯健的步伐》、及海頓的組曲《水上音樂》。

（5）鎮靜安神的樂曲有：《春江花月夜》、《平沙落雁》、《塞上曲》、《小桃紅》、《蘇武牧羊》。

（6）催眠的樂曲有：《二泉映月》、《平湖秋月》、《燭影搖紅》、《春思》、《寶貝》、《銀河會》及孟德爾頌的《仲夏夜之夢》。

當然，音樂樂曲的選擇還可以根據自己的愛好，只要聽後感覺可達到上述的意境即可，不必強求一致，拘於一格。

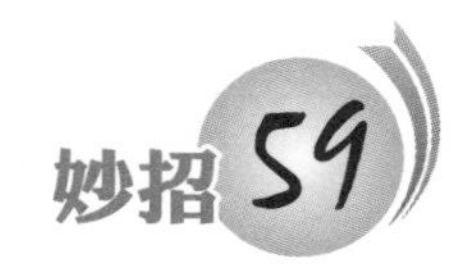

音樂治療可每日1次，時間不宜過長，每次以30～60分鐘為好，而且不能總是重複一個樂譜，以免久聽生厭，達不到預期的目的。選擇樂曲的過程中，要避免樂曲中的音調、節奏、速度、音量的急驟變化，最好不要聽重金屬音樂。根據本人對音樂的欣賞能力和愛好，選定曲目，這樣會增加療效。治療的音量應掌握適度，一般以40分貝左右為宜。

妙招59 癌症患者的想像療法

想像療法又名精神想像操，屬於心理治療範疇。所謂想像療法就是患者自己樹立與疾病做抗爭的信心和勇氣，在思想上確立一種堅定必勝的信念，而且這種信念必須是恆定不變的。患者透過想像，可以提高體內免疫細胞的數量，使體內的免疫機能得到改善而達到有效地抑制疾病的進展。其原理可能是透過想像，在大腦與人體免疫系統之間建立一種固定管道的聯繫，形成對身體有益的興奮灶，從而減輕精神上的無形壓力，促進身心康復。

神奇的想像療法

美國卡爾・西蒙頓醫生，運用「想像療法」治好了自身的皮膚

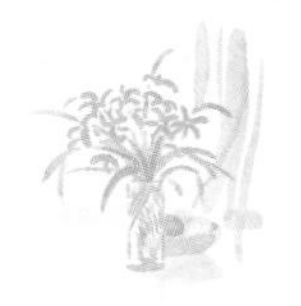

癌，自1971年以來，他就用編定的「精神想像操」來治療晚期癌瘤。受治療的患者每天進行3次想像操治療。醫生讓他們閉目靜坐，順著指導語而開始精神想像。這些患者雖臨床診斷已明確顯示他們的生命不會超過一年，然而，在西蒙頓的整體機能治療下，其中絕大多數人的生命都延長了，至少也生存20個月以上。

美國史丹福大學研究顯示，接受心理療法的晚期癌症患者的存活時間，幾乎是只接受藥物治療的癌症患者的2倍。現代醫學心理學研究發現，想像療法是借助患者的主觀意念進行積極的思維和想像，提高了人體的免疫力和抗病力，從而使患者的病症得以緩解或消除。想像療法所帶來的積極情緒、良好心態可透過免疫系統來增強抗病能力。同時，人的大腦右半球司職想像功能，如果人們能透過想像改變不良刺激，就會分散腦右半球對免疫系統的抑制作用。由於想像療法可以強化免疫系統的功能，從而能抑制癌細胞的發展，甚至能使病情逆轉。

自我暗示意念治癌操

（1）放鬆：要使全身肌肉處於放鬆狀態，讓每一塊肌肉都鬆弛下來，不要處於一種僵硬狀態，因為當肌肉緊張時，人的注意力就會被干擾。

（2）入靜：此時大腦不要考慮任何問題，使大腦放鬆下來，做到真正的入靜。要做到入靜，剛開始可能很困難，患者可放鬆身體各部分，閉目、舌舐上齶，由頭至腳，循序放鬆全身各部分關節和肌肉。為了測試自己是否放鬆了肌肉，可以先輕輕地握拳頭，以感受肌肉的鬆弛程度，如此反覆至感受到真正的放鬆即可。

（3）聚氣：用意念去想像大地充滿著啟動萬物的「生命之氣」，而且要將這種具有啟動之力的「生命之氣」透過想像，慢慢地、慢慢地在頭的上方，「集合凝化」在一起，變成一束鋒利無比的「雷射光束」。

（4）殺癌：透過意念和想像，讓這股「雷射光束」從腦部的百會穴射下來，然後透過想像，讓這股「雷射光束」進入導致自己產生疾病的病源所在處，在「雷射」穿透病源的時候由大腦發出指令，殺死癌細胞。

（5）排濁：當「雷射光束」「流過」病源，殺死癌細胞之後，透過意念與想像，使其成為一股「濁氣」或「濁流」，然後再透過意念和想像，使這股「濁氣」或「濁流」「流向」腳下，從湧泉穴排泄出去。

這五步治癌操構成一個週期，患者可反覆地做下去。

注意事項

（1）不拘場地和時間，患者可隨時隨地，可長可短地做這套「治癌操」。

（2）一定要入靜，不入靜，則不能產生效果。

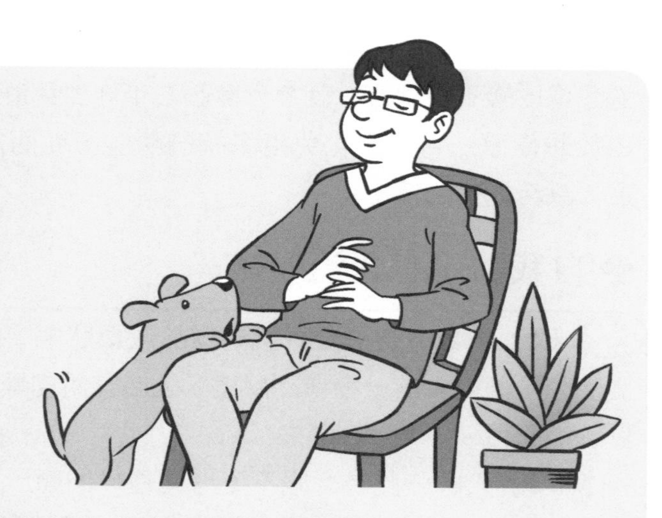

（3）整套動作都是在意念和想像中進行的，也就是說在「動態」中進行的，其目的是要從百會穴到湧泉穴產生一種「氣流」的感覺，即在一段時間後，會不知不覺地產生一種「神經-生物流」「流過」身體的感覺。有沒有這種「流」的感覺，是有無治病效果的關鍵。而這股「流」的感覺產生的關鍵在於長時間的鍛鍊和自己對自己的「想像」和「意念」。

（4）當不能入靜時，可借助於輕音樂的幫助，讓自己透過欣賞輕音樂來排斥對其他事物的思考。當情緒不穩定時，可參考本書

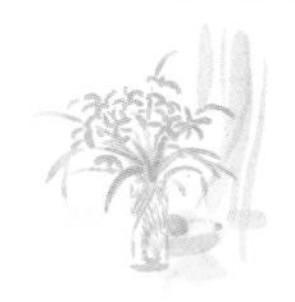

音樂療法來幫助自己穩定情緒。

（5）練這套操需要「心誠」，要堅信它的有效性，將信將疑或完全不信，會使效果降低以致沒有效果。

（6）做這套操時，整個呼吸過程要慢、勻、長、細。不能太急、太長和太憋。

（7）如果在臨睡前躺在床上做的話，有時會不知不覺地睡著了，這沒有關係，反而是一種好現象，因為睡一個好覺，本身就有利於治病。實際上，人在睡眠中是免疫力最強的時候。

（8）在用此法治療的同時，絕不應排斥其他西醫與中醫的治療方法。相反地，各種有效方法綜合起來，效果會更佳。

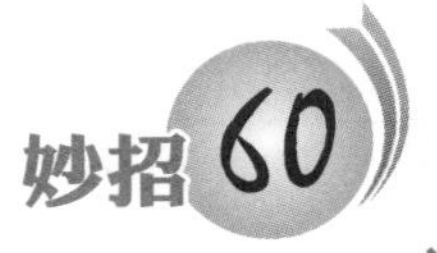

鑑於想像有「越想越像」的神奇功能，美國專家已將免疫系統與癌細胞作戰的過程先編制成程序，然後讓患者閉目、放鬆，再按編好的作戰程序想像「攻擊」癌細胞。結果：在119名接受這種療法的患者中，有1/4的患者得以康復，其餘3/4的患者也不同程度地延長了生命。其中有一例繼發性未分化癌患者，經過2個月的想像療法，並配合以適當的食療、藥療，腫瘤竟全部消退。

妙招60

癌症患者要合理對待壓力

現代癌症學的研究證明，大多數癌症病人都有一種「癌症性格」。自古以來，人們就認為罹患癌症與心理有關，長期憂鬱寡歡，悲憤之情得不到宣洩者容易患癌症，這在民間早已成為共識。

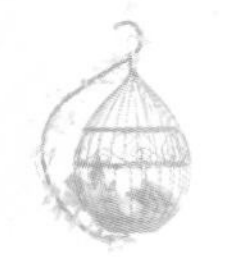

八成癌症患者曾深受打擊

致癌的因素十分複雜，而精神因素在癌症的發生和發展上發揮重要作用。現代醫學發現，癌症好發於一些受到挫折後，長期處於精神壓抑、焦慮、沮喪、苦悶、恐懼、悲哀等情緒緊張的人。精神心理因素並不能直接致癌，但它卻往往以一種慢性的持續性的刺激來影響和降低人體的免疫力，增加癌症的發生率。這些刺激主要是透過神經生理、神經內分泌和免疫三個系統的相互聯繫產生作用的，最後使腎上腺素皮質酮等內分泌增加，進入血液循環，從而損害人體免疫功能，導致正常細胞癌變。

醫學家在一項調查中發現，81.2%的癌症患者在患病前曾遭受過負面生活事件的打擊。如配偶死亡、夫妻不和、生活規律重大改變、工作學習壓力大、子女管教困難、夫妻兩地分居等。胃癌患者都有經常生悶氣的情況。性格開朗、精神健康的人不易患胃癌。中國醫學也認為「七情」的過度會導致氣滯血瘀而罹患癌症，認為「百病皆生於氣」、「萬病皆源於心」。動物實驗也證明，在連續精神刺激下，動物體內會誘發癌症。

可以這樣說，心情糟糕、情緒緊張、憂鬱、悲觀的人易患癌症。為了預防癌症的發生，我們不僅要防止各種致癌因素，還應當保持一種良好的心態和穩定的情緒，維持身心健康。

合理對待壓力

想防止癌症的發生，就要注意一些生活細節。首先要注意的就是要有一個良好的心態對待學習和工作中的壓力，壓力過重會導致人體免疫力降低，各種疾病就會很容易地潛入人體。壓力是癌症誘因，理性對待它能幫助您遠離不少癌症的入侵。

大家還要注意養成良好的作息習慣，盡量不熬夜，不徹夜打麻將等，生活習慣不規律，會加重人體體質的酸化，很容易患上癌

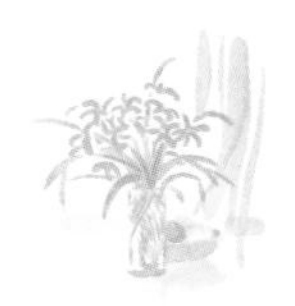

症。而良好的生活習慣則能幫我們保持鹼性體質，這是驅趕癌症的好方法。再者必要的體能鍛鍊，尤其是多在陽光下運動都是好的防癌手段。

在飲食上不要過多地吃鹹而辣的食物，也不要吃過熱或者過冷的食品。年紀大的老人或是有某種疾病遺傳基因的人，可以考慮吃一些防癌的食品。

恐癌症患者要心理疏導

所謂恐癌症，即患者懷疑自己身患癌症，但各項相關檢查沒有發現癌的蹤影，隨訪一段時間後，仍無患癌的證據。病人往往由於親朋好友突然發現或死於癌症而發病，主要表現為情緒波動大，變化無常，包括消沉、憤怒、焦慮、憂鬱、悲傷和痛苦。這些不良情緒過度或持久地存在，將會導致大腦調節中樞失去平衡，自主神經功能紊亂，造成腸道蠕動功能和分泌功能亢進，從而產生腹痛、腹瀉、黏液便等。

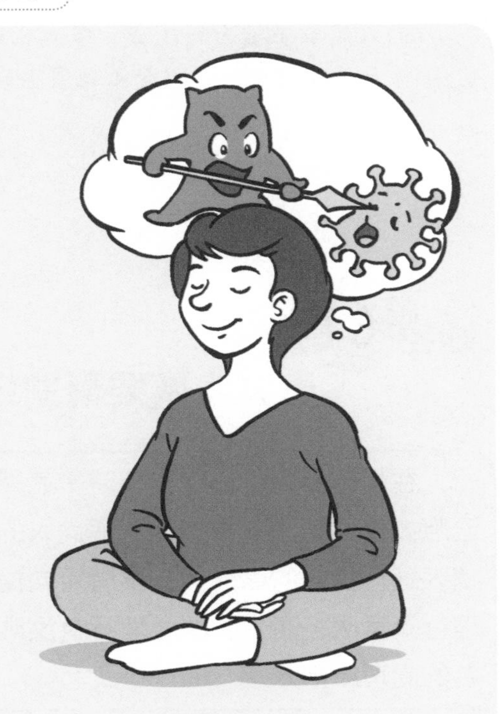

由於腹瀉是恐癌引起的，作為病人首先應正確對待親朋好友的突發事件，特別是與癌症有關的不幸，要知道癌症不會傳染，遺傳的機率亦很小。其次要充分了解情感變化在腹瀉發生、發展中的作用，及時自我調整心理狀態；同時注意合理飲食和生活規律，進行

適當的運動、娛樂，以轉移或打消不良情緒的干擾。第三，每遇腹瀉，切勿亂投醫、濫用藥，以避免造成腸道菌群紊亂，而應在醫師的指導下，短期服用對症藥物。第四，經各種檢查排除癌症，並確認為恐癌引起的腹瀉者，宜盡早接受心理醫師的治療，矯正不良心態。

健康小常識

癌症是可以預防的，而且1/3的患者也是可以治癒的，有恐癌症的人應該正確面對現實，客觀地對待身體發生的一些異常，應側重於看心理醫生，接受心理醫生的指導。

妙招61 患者家屬要幫助患者戰勝癌症

在對患者進行心理支持時，家屬應調整好自己的心態，知道自己應如何面對病人；如何理解病人的情緒反應；如何與臨床醫生及病人進行良好的溝通。必要時可向醫生了解患者可能出現的各種心理行為反應，產生各種心理行為反應的原因，了解各種不良心理行為的處理原則。

家人的心理決定抗癌效果

癌症病人自身的心理壓力大不大是決定其生活品質的最關鍵因素。女性乳癌病人的心理壓力程度與其丈夫的身體健康有聯繫，前列腺癌病人的妻子所承受的心理壓力程度也會影響患者的健康程度。儘管這兩種影響看起來完全不相同，但實際上非常相似，都顯

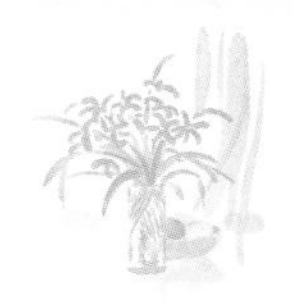

示女性的心理憂慮程度會影響到她丈夫的身體健康。

對男性來說，女性的心理憂慮會讓他們感到緊張。男性可能在心理上不易感覺到這種壓力，但卻會在他們的身體上展現出來。比如他們會背疼或頭疼，這種現象被稱作軀體化。

一般來說，除丈夫外，女性都會有朋友可以傾訴，提供情感上的支持。但男性往往沒有這種可以交心的朋友，配偶是他們唯一的情感來源。如果他們的妻子心理憂慮，就意味著妻子無法提供情感支援。

治療癌症不應只著眼疾病，還應關懷整個人，甚至更多。

家庭護理

經臨床抗癌治療後，約有50%以上的患者存在各種身體功能障礙或心理上的問題。因此，對癌症患者的家庭護理顯得尤為重要，護理得當，可提高其生存期。

應根據癌症病人心理活動的發生、發展與變化，探索患者心理規律，採取最佳的心理護理措施，來影響病人的心理活動，以利於疾病的治療。具體講，心理護理的宗旨是滿足病人各種層次的需要，幫助病人從各種煩惱壓抑的情緒中解脫出來，使病人認識自我價值的存在，重建或加強求生欲望，創造良好的治療康復環境。

癌症雖並非不治之症，但人們談癌色變。近年，隨著醫療方式的轉變，主張根據病人的學識、性格、承受能力及疾病的嚴重綜合考慮，是否將實情告知病人。

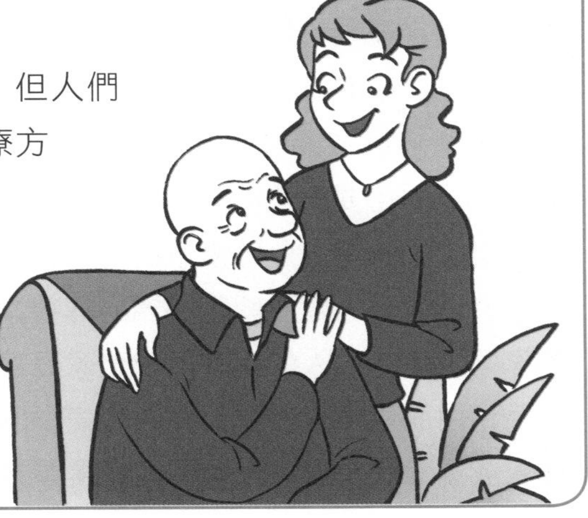

作為家屬，首先要

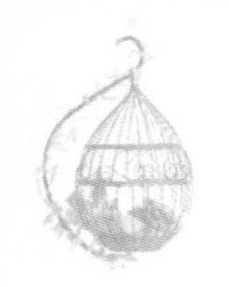

正視這一現實，調整好自己的心態，如患者已知自己的病情，應經常與患者交談，鼓勵其充分表達內心的情感和感受，並對其情感的虛弱給予充分的理解。患者常在得知病情後產生各種不良情緒，家屬應多給予精神安慰，鼓勵其戰勝疾病的信心。

身體條件許可的患者可參加癌症康復俱樂部，以利患者之間相互勉勵、相互幫助。還可讓患者參加一些有趣的文娛活動，轉移患者對疾病的注意力和對健康狀況的憂慮。

對不宜如實相告病情的患者，家人應充分了解可能發生的各種情況，做好準備，並迅速建立新的日常生活模式，其目的是為病人最大限度地提供支援型的家庭環境。

要加強病人心理安慰，建立積極情緒，使病人消除焦慮、恐懼、不安的情緒，避免其精神壓力，以正常的心理狀態配合診斷、治療，鍛鍊堅強意志，對生活充滿希望，這是戰勝癌症的重要精神支柱。

多和病人接近與多談心交流，有利於理解病人的心理狀態。

家庭治療

家庭治療是指將家庭作為一個整體進行心理治療的方法，它屬於廣義的集體心理治療範疇。家庭治療是透過治療者對某一家庭中的成員定期進行接觸與交談，協助家庭做出某些適應性改變，同時，使家庭中的患者症狀消失或減輕。

家庭治療主要是把焦點放在家庭各成員之間的人際交往上，家庭治療的主要出發點，是在於把家庭看成一個群體，需以組織結構、交流、扮演角色等來了解，個人的行為會影響群體，同時群體也會影響個人，這種緊緊相關的連鎖反應，可導致許多所謂的病態的家庭現象，個人的症狀可能是家庭功能失調的表現，並由家庭內相互作用而產生。因此，要改變病態的現象和行為，不能單從治療個人成員著想，而應以整個家庭群體為對象。家庭治療所要處理的

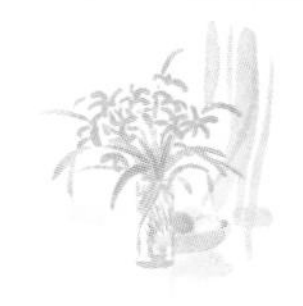

問題是家庭中產生的，問題可表現為個人的，也可以是家庭共同面臨的。其治療措施著眼於調整家庭成員的相互關係，改變問題產生的家庭動力機制。

由於家庭是由一群有特殊關係的成員所組成，有特別的感情，而且長久生活在一起。因此，治療時要注意一些基本原則：①情況因素。由於家庭成員關係特殊，假如發生了什麼問題，不能像對待外人一樣，單靠說理來推究原因與責任，也不能依靠處罰配偶或子女來解決問題，而是要考慮「情」的一面。因為夫妻或家人都是自己的人，只要讓對方有誠懇、關心、相愛的感覺，問題常常會很快解決。②要注重家人目前所遭遇的困難和問題，以及如何調整、改善、適應現在他們所面對的情況。這樣才能把握他們要求治療的動機，才能繼續治療過程。③忽視缺點，強調優點。同樣一件事，從不同的角度看就有不同的想法。治療者要幫助被情感所影響的夫妻或家人，能體會配偶或家人的良苦用心，家人的好處，以便協助他們恢復好的情感。④只為求治者提供協助，不替他們做重大決定。家庭的事終究要由家人自行決定，任何人都不能代替。否則，治療時就會產生相反效果。

健康小常識

精神狀態和機體免疫功能的好壞，對癌症的發病和自我消退發揮舉足輕重的作用。如果病人充滿信心和癌症做抗爭，生存率就會顯著提高。應鼓勵病人把注意力放在追求有意義的生活上，每天以愉快向上的態度生活，激發病人體內潛藏的抑制癌細胞和其他病毒的能力，讓患者充分認識自己的病情，並主動採取積極的態度去對抗疾病，使大腦皮質能夠產生良好的興奮；這種興奮可以有效地刺激大腦下部和激素分泌有關的腦垂體興奮，從而使機體的免疫能力不斷得到增強。

第六篇

常見癌症的防治

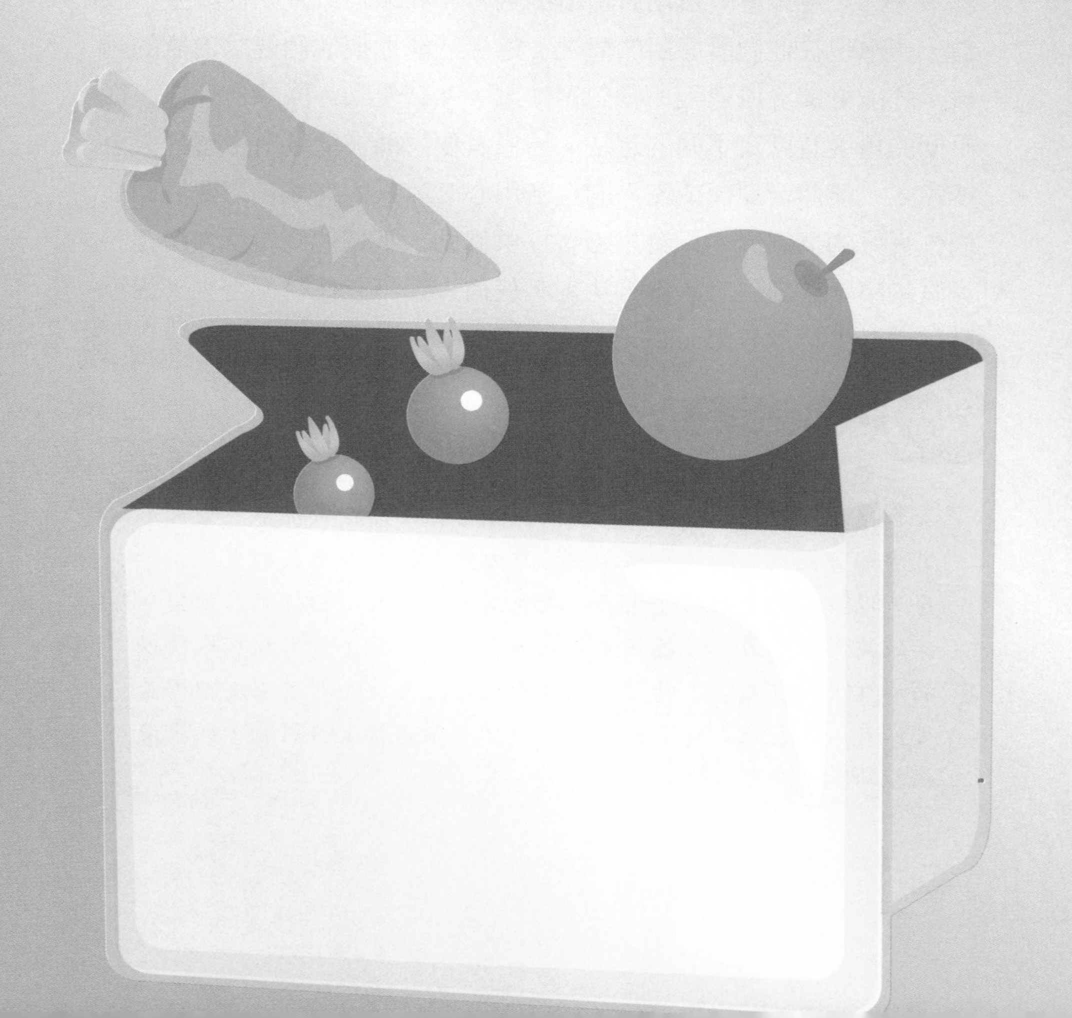

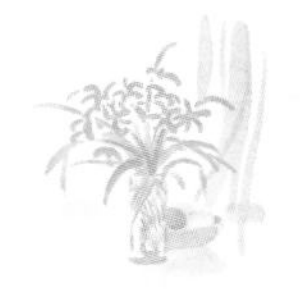

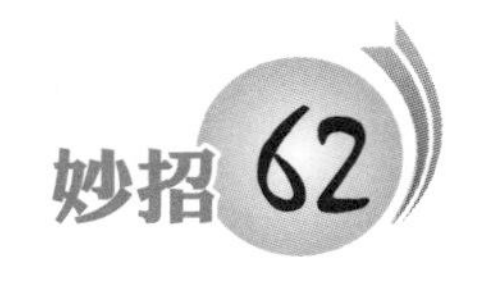

妙招62 喉癌的預防與治療

喉癌佔全身惡性腫瘤的1%～5%，佔耳鼻喉科惡性腫瘤的首位。近年來其發病率在世界大多數地區均有上升。發病年齡以40～60歲為多，男女之比約為8:1。臨床表現主要為：①聲音嘶啞；②吞嚥困難；③咳嗽、痰中帶血；④吞嚥疼痛；⑤氣急；⑥頸部腫塊；⑦肺部感染。

早期發現

頑固性聲音嘶啞是喉癌的早期表現之一。但這種聲音嘶啞與「感冒」或「咽喉炎」所致的不同。感冒、炎症所致的聲音嘶啞隨著炎症消退會很快好轉，而喉癌引起的聲音嘶啞症狀卻會呈進行性加重，且逐漸發展為聲音變粗、變啞，直至完全失音。

另外一個喉癌的早期症狀是咽喉感覺異常。異物感、緊迫感或吞嚥不適感，是聲門上型喉癌的早期症狀。這種症狀與慢性咽喉炎的症狀相似，很容易被誤診為慢性咽炎，所以這種類型癌瘤往往到中晚期時才被發現。

咳嗽痰中帶血也可能是喉癌的早期信號。由於小的癌瘤刺激可產生刺激性乾咳，瘤體小的破損可致痰中帶血，患者常有黏液黏著感。但痰中帶血常常為晚期腫瘤的症狀。

有時聲門上喉癌早期可表現為反射性耳痛和頭痛或咽疼痛感，這是由於喉癌合併潰瘍、炎症或喉軟骨骨膜炎時所致。

聲帶息肉、聲帶小結也會出現聲嘶，其中極少數亦可引起癌變。故對聲帶息肉、聲帶小結最好及早手術切除，不宜手術者應定期追蹤。有些喉部疾病如喉黏膜白斑病、喉乳頭狀瘤、喉厚皮病、

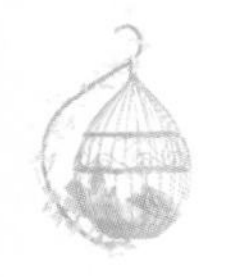

中重度喉黏膜非典型性增生等也可能惡變成癌，這叫癌前期病變，必須定期追蹤，以防萬一。

治療方案

喉癌的治療可以選擇手術、放射線治療和化學治療等綜合治療。在選擇治療方式時，醫生會根據患者的全身狀況、病變範圍、淋巴結轉移情況、病理學類型等因素來決定。

喉癌的早期診斷為喉癌的早期治療打下了堅實的基礎，一期喉癌手術和放射治療的治癒率都超過90%，不同的醫師也許有各自的經驗，他們會給患者做出正確的選擇。二期和部分三期腫瘤都可以做保留喉功能的手術，有時還要包括頸淋巴清掃術。保留喉功能的手術方式有多種，如垂直半喉切除、水平半喉切除、3/4喉切除、近全喉切除等。由於放射線治療的副作用，以及術後放射線治療不能改善預後，所以一般不主張手術後放射線治療。

晚期喉癌應採用全喉切除，有時必須包括頸淋巴清掃術。放射線治療一般很難治癒晚期喉癌。由於喉切除後發音功能喪失，一期或者二期發音重建手術能使部分患者獲得語言交流能力。術後還可以透過食道發音、人工發聲器等獲得發音功能。

化學治療只是一種輔助治療或緩解治療，不能治癒喉癌，部分病人在綜合治療時可以使用化學治療。

自我保健

禁菸、酒等刺激性食物是預防喉癌的關鍵。

經常在自然環境中活動鍛鍊，不要去空氣汙濁的環

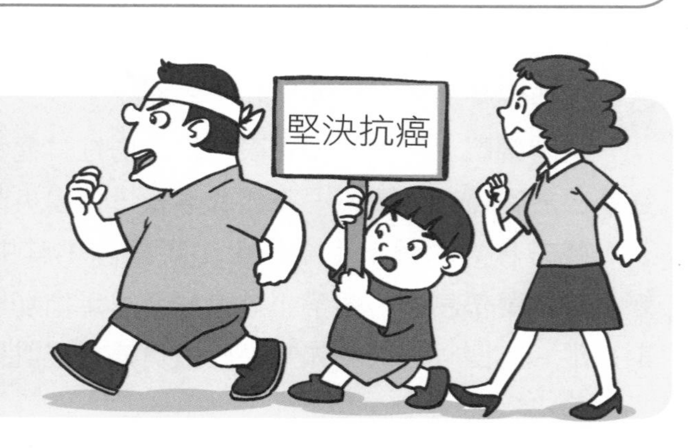

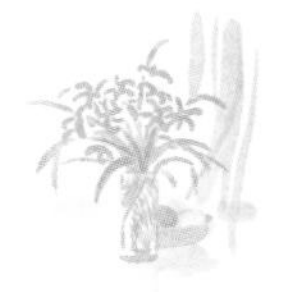

境，避免感染和呼吸道感染。

手術前後，可適當地進行體能鍛鍊，以增加機體抵抗力，術後或放射線治療後複查一次，若情況良好每6個月複查一次，並持續服用益氣補腎、軟堅散結、清熱解毒中藥。

平常保持適當活動，鍛鍊身體，養成良好的衛生習慣，控制飲食，不要偏食。

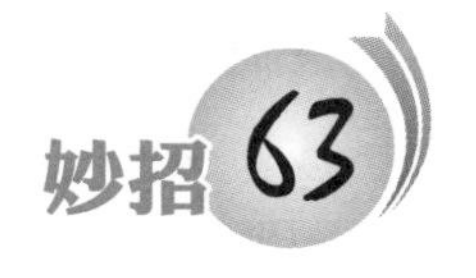

喉癌診斷依據不明原因的表現出聲音嘶啞，咽喉異物感、咳嗽、痰血、吞嚥困難伴疼痛、呼吸不暢，應高度懷疑本病，可做喉鏡檢查。一般採用間接喉鏡觀察喉部的變化及聲帶、會厭等活動情況，局部有無新生物、潰瘍等，必要時可進行抹片檢查或活檢。近年來纖維喉鏡、顯微喉鏡問世，為喉癌的早期診斷提供了方便。若多次活檢陰性，但不能排除喉癌者，可行喉裂開活檢確診。此外，X光正、側位片可觀察病變的部位、大小、範圍、形狀及軟骨損害情況。

妙招63

鼻咽癌的預防與治療

鼻咽癌是指發生在鼻咽部的惡性腫瘤，於2012年衛生署公布的資料中，為男性十大癌症死因中的第10位。其發病率佔頭頸部腫瘤的首位。男女之比約為（2～10）:1。鼻咽癌的病因尚未完全瞭解，大量調查資料顯示，可能與遺傳、病毒、生活習慣等因素有關。如鼻咽癌多見於黃種人，有家族聚集性和血緣遺傳關係；多吃

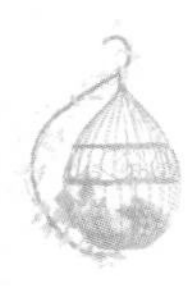

含大量可以致癌的亞硝胺類化合物的鹹魚，鼻咽癌的發生率相對較高；鼻咽癌高發區的米和飲水中的鎳含量高於低發區，鎳的含量與鼻咽癌的死亡率成正比；還有實驗顯示，鼻咽癌患者血清均含有EB病毒的幾種有關抗原的相應抗體，且高滴度抗體的百分率和抗體滴度的幾何平均值，都顯著高於其他癌瘤患者和正常人。回吸性血涕、耳鳴、聽力減退、耳內閉塞感、頭痛、頸淋巴結腫大、面部皮膚麻木感、複視等早期症狀、體徵，作為鼻咽癌的特殊警號，必須予以重視。本病相當於中醫學的「鼻淵」、「失榮」、「上石疽」、「瘰癧」等範疇。

早期發現

（1）危險因素：①遺傳因素：表現為種族聚集和家族聚集現象。②EB病毒感染：鼻咽癌患者的癌組織和血液中EB病毒抗體明顯增高，證實EB病毒與鼻咽癌發病明顯相關。③飲食因素：喜食醃魚、醃肉者，發病率增高。鼻咽癌發生與維生素A缺乏、吸菸飲酒也有一定的關係。④環境污染：某些金屬粉塵如砷、鉻、鎳等與鼻咽癌發病有關。

（2）早期信號：①鼻出血：晨起抽吸鼻涕時，痰涕中帶血，這是早期鼻咽癌的特徵。②鼻塞：早期多為單側鼻塞，突然出現呈持續性加重。③耳鳴、耳聾：多為單側性的，患者常常覺得耳堵、耳背、耳鳴及聽力下降。④偏頭痛：以太陽穴為重，夜間明顯。

（3）早期發現：①鼻咽鏡檢查。②X光或CT檢查。③活檢。④血清學檢查：對可疑人群查EB病毒抗體，有助於鼻咽癌的診斷。

（4）預防措施：①戒菸，不酗酒。②不吃或盡量少吃醃魚、醃肉。③注意個人衛生，防止病毒感染。④經常食用具有防癌抗癌效果的食物，尤其應多吃富含胡蘿蔔素的食物。

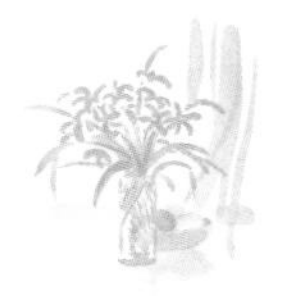

治療方案

鼻咽癌治療方法包括放射線治療、外科手術治療和化學藥物治療，還有免疫治療和中醫藥治療。鼻咽癌對放射線有一定的敏感性，鼻咽癌原發病灶和頸淋巴結引流區可以包括在照射野內，各期鼻咽癌放射線治療的五年生存率為50%左右。化學抗癌藥物治療鼻咽癌有一定的近期療效，大劑量順鉑及5-氟尿嘧啶可取得90%的緩解率。但應用化學治療後還需要與放射線治療綜合應用。

（1）放射線治療：放射線治療被公認為鼻咽癌首選治療方法。Ｉ期鼻咽癌以放射線治療為主。鼻咽癌的放射線治療可分為根治性放射線治療和姑息性放射線治療。鼻咽癌應用放射線治療使腫瘤細胞得到殺滅，但正常組織或器官也不可避免受到照射而產生放射反應。放射反應與劑量大小、照射範圍、照射療程數、正常組織或器官耐受程度有密切關係。

（2）手術治療：適用於病理類型為高分化鱗癌或腺癌以及其他對放射不敏感的癌瘤，病灶局限在頂後壁或前壁，全身無手術禁忌證者可考慮對原發病灶的切除。對Ⅱ、Ⅲ、Ⅳ期的患者均不宜手術治療。對放射線治療後鼻咽或頸部有殘留或復發病灶，如局限在鼻咽頂後壁或前壁，無顱底骨破壞，一般情況好，近期做過放射線治療不宜再放射線治療者，可考慮切除病灶。頸部有殘留或復發時，如範圍局限、活動者可考慮做頸部淋巴結清除手術。鼻咽癌放射線治療後頸淋巴結有殘留時手術宜早，在放射線治療後3～6個月內及時處理，預後較好。

（3）化學治療：鼻咽癌95%以上屬於低分化癌和未分化癌類型，惡性程度高、生長快，容易出現淋巴結或血道轉移。鼻咽癌確診時75%的病人已屬於Ⅲ和Ⅳ期，病期愈晚，遠處轉移機會愈多，預後亦愈差。放射線治療是一種局部治療方法，不能預防遠處轉移，因而合併應用化學藥物或幾種藥物聯合治療，可能使腫瘤縮小

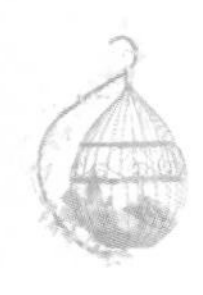

或消滅微小病灶，提高治療效果。

（4）中醫治療。

中醫抗癌藥方

（1）取生地30克，玄參20克，麥冬10克，象貝10克，丹皮10克，白芍12克，薄荷6克，甘草6克。水煎取藥汁。每日1劑，分2次服。

（2）取太子參30克，玄參、麥冬、生地、女貞子各15克，石斛10克，花粉20克。水煎取藥汁。開始放射線治療時服用，每日1劑，分2次服。

（3）取鮮蕎麥30克，鮮土牛膝30克。以上二味洗淨，入鍋，加水適量，煎煮40分鐘，去渣取汁即成。上下午分食，吃蕎麥飲湯汁。

（4）取麥冬15克，黃連2克，洗淨後，放入有蓋杯中，用沸水沖泡，加蓋，悶15分鐘即可。代茶頻頻飲用，當日飲完。

（5）取白花蛇舌草30克，半枝蓮15克，半邊蓮15克。入鍋加水適量，煎煮30分鐘，去渣取汁，每日1劑，分2次服。

自我保健

鼻咽癌一般均進行放射線治療，少數頸部腫塊不減縮，鼻咽部有殘留病灶，或放射量已達高標準，或不敏感者，則考慮手術。手術後引起局部瘢痕、黏連，對患者生理、心理帶來許多困擾，所以患者要有充分的心理準備來調節自身，做好自我保健。

（1）心理上要重視，但也不必過分緊張。放射線治療、手術均是一種治療方法，手術後創傷較大，但若合理調養，恢復還是很理想的。

（2）手術後還要做定期檢查，至少每月1次。包括局部、全身。

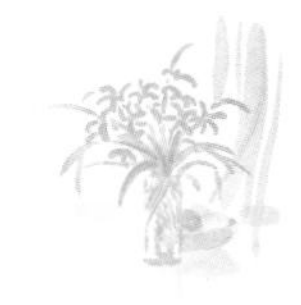

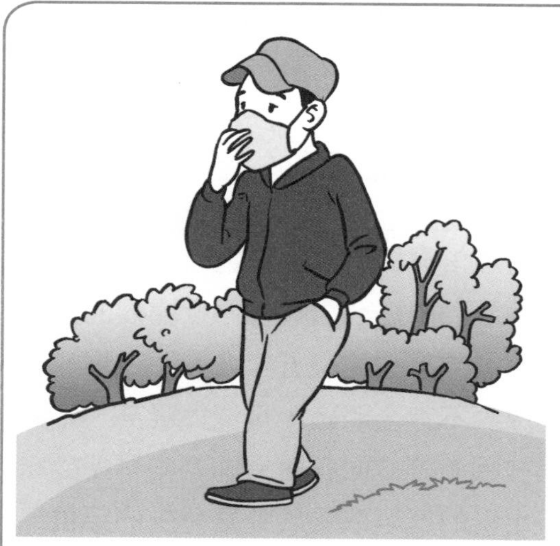

（3）對局部（鼻咽部）發現增生結節、高度腺樣體增殖病變者，要及時做組織檢查，若有異型（不典型）病變，則要注意重視。據報導，發現有一部分病灶在異型增生（或化生）的基礎上產生了原位癌或微小浸潤癌。

（4）若有可能，應做血清等檢查，若發現EB病毒抗體平均滴度有上升趨勢，則應結合臨床表現做深入檢查，積極處理。

（5）經常在自然環境中活動及鍛鍊身體，不要去空氣污濁的環境，避免外感和呼吸道感染。

（6）手術前後，可適當地進行體能鍛鍊，以增加機體抵抗力，術後或放射線治療後複查一次，若情況良好每6個月複查一次，並維持服用益氣補腎、軟堅散結、清熱解毒的中藥。

（7）平時適當活動，鍛鍊身體，養成良好的衛生習慣，控制飲食，不要偏食。

健康小常識

鼻咽癌的自我檢查方法有：①是否生活在鼻咽癌發生的高發地區、年齡是否在40歲以上。②是否經常接觸到一些油煙、化學毒物，是否會吸菸、飲酒。③家人或親屬是否有患鼻咽癌的。④是否出現過原因不明的頭痛、鼻塞、鼻涕帶血、鼻衄、耳鳴等症狀，而且有的症狀反覆出現。⑤經常用手觸摸自己的頸部，正常情況下頸部淋巴結是觸摸不到的，如果能觸及到淋巴結就說明淋巴結腫大。如發現可疑症狀，請盡快到醫院進一步檢查，以便及早確診。

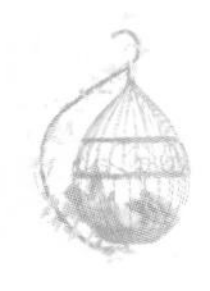

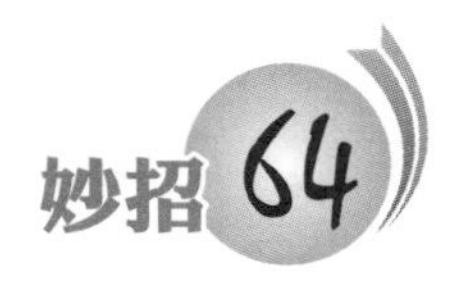

妙招64 肺癌的預防與治療

原發於支氣管黏膜上皮，是最常見的惡性腫瘤之一。據報導，目前世界上至少有35個國家和地區的肺癌已居男性惡性腫瘤的死亡原因之首。在台灣，自2007年起，肺癌已連續五年名列國人癌症十大死因的首位。肺癌的病因至今尚不完全明確，可能與吸菸、工業廢氣和空氣污染以及機體的內在因素等方面有關。肺癌的早期臨床表現有輕有重，其症狀輕重和出現的遲早取決於腫瘤發生的部位、大小及發展程度，一般為中心型出現症狀較早、較多，周圍型則較晚、較少。肺癌按組織學分類，有鱗狀細胞癌、腺癌、未分化癌（包括大細胞癌、小細胞癌）、細支氣管肺泡癌等。肺癌的早期症狀有刺激性乾咳、血痰、胸痛等，另有15%～20%的患者以發熱為首發症狀，多為腫瘤引起支氣管阻塞，產生炎症而發熱；也可因癌組織壞死，癌性毒素吸收引起發熱。

早期發現

（1）危險因素：①空氣污染：城市工業廢氣是引起肺癌的重要原因。②長期大量吸菸或被動吸菸。③職業因素：各種粉塵化學物質的職業性接觸，如石棉、瀝青

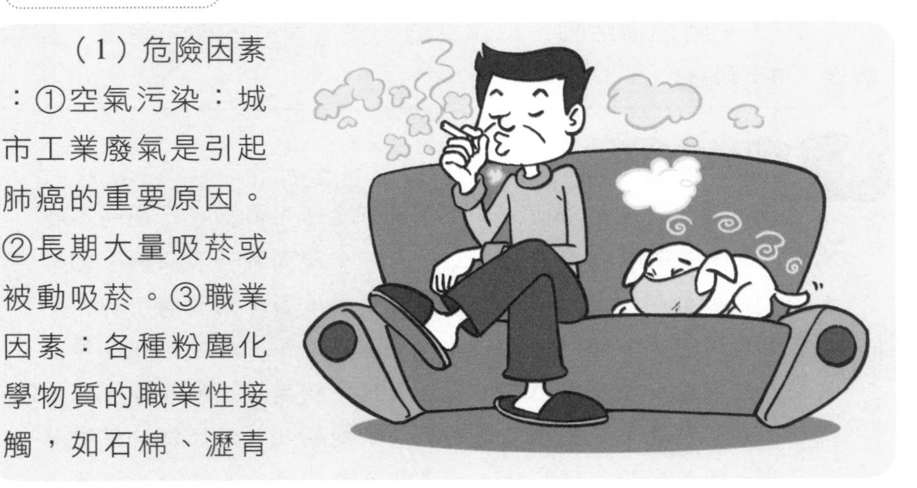

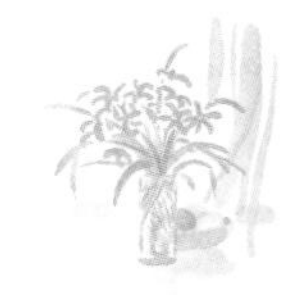

、煤焦油、鉻、砷、鎳以及鐳等。④慢性阻塞性支氣管炎。

（2）早期信號：①持續性乾咳：90%的肺癌病人早期有此症狀。②痰中帶血：間歇性咳嗽，痰中帶有血絲。50%的患者早期有此症狀。③胸痛：間歇性發作，部位不固定。④肺炎或支氣管炎反覆發作。

（3）早期發現：①了解肺癌的早期症狀，如久治不癒的咳嗽、咯血和胸部隱痛，特別是40歲以上者。②慢性咳嗽者當咳嗽變為刺激性乾咳，痰中帶血，或在某肺葉、肺段反覆發生肺炎。③肺結核病人經正規抗結核治療無效，X光發現病灶陰影進行性增大，有節段性肺炎或肺不張及偏心空洞者。④高危險群如長期吸菸者、工礦職工、長期接觸放射性物質以及有家族腫瘤病史者，應列為肺癌重點普查人群，每半年至1年檢查一次。⑤有非特異性全身性皮膚、神經、內分泌表現者，如肥大性骨關節病、杵狀指（趾）、肌無力樣綜合症等患者。

（4）預防措施：①戒菸和避免被動吸菸。②減少廢氣、廢水與廢料污染，做好環境衛生。少接觸、少吸入有致肺癌作用的物質。③及時治療肺部炎症。④經常食用具有防癌抗癌效果的食物，吸菸者尤其應多食富含胡蘿蔔素的食物。

治療方案

小細胞肺癌對於化學治療的敏感度較高，多選用化學治療加放射線治療、手術及中藥治療；非小細胞癌則首選手術，然後才是放射線治療、化學治療和中藥治療，並且非小細胞肺癌對於化學治療的敏感度偏低，一般化學治療的效果較差。

（1）手術治療：凡是確診或擬診為肺癌無轉移者，均應及時採取手術切除。術後平均五年生存率可達25%～40%，如果手術後再配合中醫治療，術後五年的生存率可提高到50%～80%，所以手術只是癌症治療的第一步。常用的術式有：全肺切除、肺葉切除、袖形肺葉切除、肺段切除、瘤塊切除。手術切除的原則為徹底切除原發病灶及相應的各級淋巴結，並盡可能保留正常的組織。

（2）放射線治療：放射線對癌細胞有殺傷作用。對小細胞肺癌效果較好，其次為鱗癌和腺癌。因單純放射線治療效果不夠完全，故常配合中醫療法。

（3）化學治療：小細胞肺癌對化學治療有高度反應性，故化學治療為小細胞肺癌的主要治療方法，鱗癌次之，腺癌較差。同時病人在接受化學治療時，會出現不同程度的反應，有的病人有輕微的噁心嘔吐感，而有的病人甚至會出現骨髓抑制，白血球下降，導致化學治療無法正常進行，所以化學治療需要配合中醫治療，以減輕化學治療的副作用，提高化學治療的效果，所以說在癌症的治療過程中只靠某一種療法能治好癌症是不現實的。

（4）中醫治療。

自我保健

肺癌病人確診後，由於對癌症的恐懼心理，常導致精神上十分緊張，病人既受疾病痛苦的煎熬，又有種種人際關係因素的煩惱，同時對藥物和手術治療的恐懼和擔心，使其思維活動錯綜複雜，憂鬱消沉則是必然產生的心理反應，此外，緊張沉悶、易怒、食欲減退、睡眠障礙、持續疼痛、不願活動等，多以軀體症狀為主的「隱匿性憂鬱症」表現。患者要樹立起信心，保持樂觀的情緒，積極配合治療，使身體早日康復。

肺癌患者的生活起居要規律化，使體內各系統功能適應規律性的變化，有助於身體的康復。居室要清潔，整齊，安靜舒適，陽光充足，空氣新鮮，既要開窗通風以使空氣流通，又要避免直接吹風，以防止受涼，室溫要適度，要有一定濕度，衣被要常洗常曬，要保證有充分的休息和睡眠，避免過度勞累，在肺癌康復期，若狀況許可，可到花前樹下、池邊河岸、空氣新鮮之所打太極拳、散

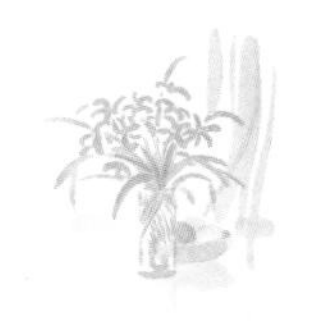

步、登高、觀花、垂釣，回到大自然中，既能鍛鍊身體，又能愉悅身心，還能接受日光浴，如能持之以恆，往往能對病體的恢復產生很好的作用。對晚期臥床病人，應經常幫其翻身、拍背，有利於痰液的咳出，並防止褥瘡的發生。

肺癌病人，特別是肺癌到中、後期階段時，往往身體已經消瘦，虛弱，病人可由於營養不良或缺乏營養而導致免疫功能下降，抗癌能力減弱，從而使機體組織、器官更易受癌症的「攻擊」，所以肺癌經確診並開始治療後，就要盡一切努力預防營養不良。飲食宜高蛋白、高維生素，多吃新鮮蔬菜和新鮮水果，常吃具有營養身體，健脾利濕，活血通絡和軟堅解毒的食物，如胡蘿蔔、菠菜、大白菜、藕、竹筍、絲瓜、冬瓜、馬蘭頭、豆腐等豆製品、鯽魚、鱖魚、甲魚、帶魚、水鴨、鵝血、鴨血、雞蛋、芡實、玉米、薏仁、蓮子、紅棗、綠豆、紅豆、白扁豆、黑豆、黃豆、花生、海帶、海參、海蜇、紫菜、香菇、木耳、大蒜頭、香榧子、老菱角、山楂、蘋果、杏、桃、梅、柑、橘、柚、醋、茶等。平時在飲食中，不宜吃喝過於沸燙的菜湯和飲料，不宜吃脂肪太多的肉類和烹製不當導致嚴重燒焦、煎焦、炸焦的魚和肉，忌吃醃製食品及菸酒，辛辣等刺激性食物。

健康小常識

肺癌患者手術後，要禁止吸菸，以免導致復發。有肺功能減退者，要指導病人逐步增加運動量。術後要注意恢復情況，若有復發，應立即到醫院就診，決定是否行放射線治療或化學治療。肺鱗癌手術後易侵犯局部造成胸腔內復發。肺腺癌或未分化癌容易遠處轉移，如轉移到淋巴結、骨、肝、腦及對側肺。要經常注意有無發熱、劇咳、痰血、氣急、胸痛、頭痛、視力改變、肝痛、骨痛、鎖骨上淋巴結腫大、肝腫大等，發現上述症狀，應及時去醫院就診。同時，患者應定期去醫院做胸透視檢查，並留新鮮痰液查癌細胞。

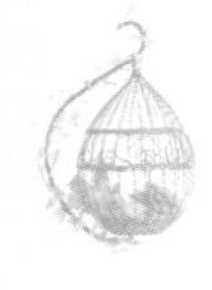

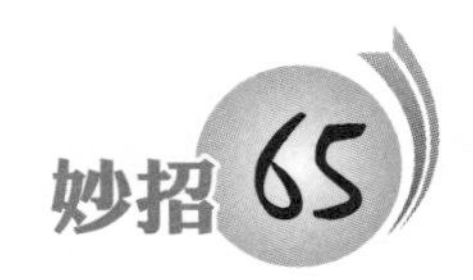

妙招65 乳癌的預防與治療

乳癌是女性常見的惡性腫瘤之一，它嚴重地危害婦女健康，全世界每年約有120萬婦女罹患乳癌，有50萬婦女死於乳癌。在台灣，乳癌名列女性十大癌症死因的第4位。男性乳癌極少見，約佔全部乳癌的1%。乳癌在20歲前極罕見，隨年齡成長而增多，平均年齡是40～60歲，60歲以後有下降趨勢。乳癌的病因不是單一因素，很可能是多種因素產生的結果。現在已知有許多因素會誘發此病。乳癌的早期臨床症狀常表現為：乳房發現異常變化，如摸到硬塊或增厚、脹感，出現微凹（酒窩狀），皮膚變粗發紅，乳頭變形、回縮或有鱗屑等，乳頭溢液、疼痛或壓痛。還有極少數人，首先發現的是腋窩淋巴結腫大，雖不是早期臨床表現，常提示乳房內的隱匿性癌。乳房無痛性腫塊常為首發症狀，約佔95%，其他如乳部輕微不適或疼痛、乳頭溢液、乳部凹縮等症狀，約佔5%。

早期發現

（1）危險因素：①性激素分泌功能紊亂：垂體前葉及卵巢功能的失調，導致腎上腺皮質產生雌激素過多而引起乳腺細胞過度增生，同時雌酮也有明顯的致癌作用。②性生活及生育、哺乳史：相關資料顯示從未生育及哺乳的婦女罹患乳癌的危險性較高；婚姻不美滿、性生活長期不和諧，以及高齡未婚、終生未嫁、離婚、孀居的婦女易患乳癌。③遺傳因素：有家族史，即母親和姊妹中有乳癌患者，發病危險性增加。④飲食因素：長期高脂肪、高熱量、低纖維、低維生素食物者，患癌危險性增加。⑤乳腺相關疾病：乳腺病、乳腺纖維瘤、乳管內乳頭狀瘤等都可能惡化。

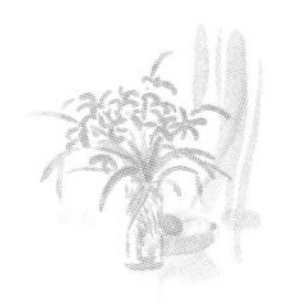

（2）早期信號：①乳房腫塊：據統計，95%以上的乳癌患者均有乳腺腫塊出現，應當把任何一個無痛性乳房腫塊看成是乳癌的早期信號，應立即去醫院就診檢查。②乳頭溢液：非哺乳期的婦女突然出現單側乳頭溢液，呈乳汁樣、漿液樣、水樣或血液，尤其是血性液體時要高度警惕乳癌的可能。

（3）早期發現：①自查：婦女自查是早期發現乳癌的最簡便有效的方法。②紅外線乳房掃描：可用於30歲以上婦女普查，能發現直徑0.3公分左右的乳腺腫塊，並可初步判斷良惡性，無痛苦，易於接受。③細胞學檢查：對於發現乳房有異常者，可用細針穿刺乳腺做抹片細胞學檢查，準確率達85%～90%。④乳房液晶熱圖像儀、乳房X光攝影：診斷準確率在90%以上。⑤乳房超聲波檢查：診斷符合率達80%左右。⑥活體組織檢查：這是最後確定診斷的重要方法，原則上有乳房腫塊時都應做此項檢查。

（4）預防措施：①乳房的自我檢查是重要的預防措施之一。②女大當嫁，婚後生育哺乳：從防癌角度講，女性應在30歲以前結婚並生育哺乳為好，有助於預防乳癌的發生。③夫妻間應有協調和諧的性生活，保持婚姻美滿。若出現性冷感或性厭惡，應及時治療。④保持均衡的飲食，不要過多攝入高脂肪、高熱量食物，多食富含維生素和纖維素的食物。保持正常體重，防止身體肥胖。⑤經常食用具有防癌抗癌作用的食物。尤其應多吃些海帶等含碘的海產品。

治療方案

乳癌的治療仍以手術為主。應根據病情與病期的不同選擇不同的手術方案。此外還有化學治療、放射線治療、內分泌治療、免疫治療和中醫藥治療。

（1）手術治療：早期乳癌可選擇性地實施手術達到治療癌症的目的，一般乳癌早期實施根治術可取得較滿意的療效，但術後各

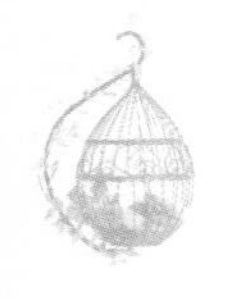

種不同程度併發症、術後的復發轉移症狀及乳房切除後給患者的身心帶來很大的影響，故手術治療早期乳癌應慎重。近年來，醫界廣泛開展了對早期乳癌採用縮小手術範圍，保留乳房，結合中藥加強綜合治療，手術前後結合中醫中藥進行輔助治療，一方面可顯著提高患者手術耐受性，另一方面還能有效改善患者自身免疫功能，促進術後恢複，防止併發症及術後的復發轉移。

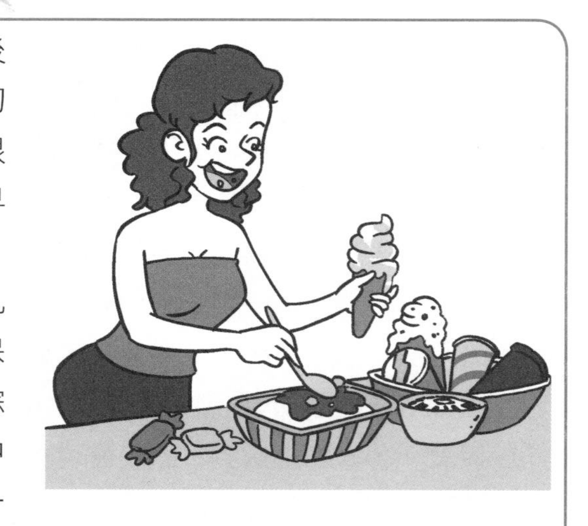

（2）化學治療：對乳癌有效的藥物很多，常用的化學治療方案有：CMF方案、FAC（或FEC）方案、FAP方案等。在接受化學治療時，應注意以下幾點：①腫瘤化學治療方案一經確定。不宜隨意更改。②手術後，提倡優先採用化學治療，因為遠位轉移對生命的威脅遠遠高於局部復發。如果身體情況允許，化學治療和放射治療可同時進行。③化學治療要在正規醫院的腫瘤專科或在專科醫生指導下進行，最好在同一醫院完成。④化學治療要堅持早期、足量、短期，而絕對不可無限制進行。

（3）放射線治療：放射線治療是治療乳癌的主要方式，是局部治療方式之一。與手術治療相比，較少受解剖學、病人體質等因素的限制，不過放射線治療效果受到放射線的生物學效應的影響。用目前常用的放射線治療設施較難達到「完全殺滅」腫瘤的目的，效果較手術遜色。因此，目前多數學者不主張對可治癒的乳癌進行單純放射線治療。放射線治療多用於綜合治療，包括根治術之前或後做輔助治療、晚期乳癌的姑息性治療。近十餘年來，較早的乳癌以局部切除為主的綜合治療日益增多，療效與根治術無明顯差異，

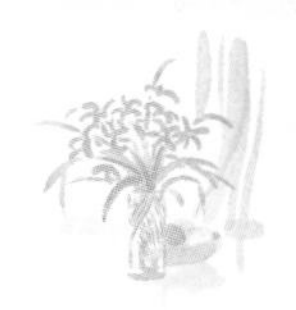

放射線治療在縮小手術範圍中產生了重要作用。

（4）內分泌治療：目前，乳癌內分泌療法也越來越深入到整個治療過程中，這是由於乳癌患者可以做激素受體測定，受體測定陽性，特別是停經期後的患者，內分泌治療效果較好。目前常用的治療藥物主要有三苯氧胺（枸櫞酸他莫昔芬片）、速萊（依西美坦）、芙瑞（來曲唑片）、赫賽汀（注射用曲妥珠單抗）等透過抑制酶的活性，有效降低雌激素含量，從而消除雌激素對腫瘤生長的刺激作用，抑制癌細胞的增殖，臨床均具有耐受性好、藥理作用強的特點。

（5）免疫治療：①活化吞噬細胞、自然殺手細胞、傷害性T細胞等免疫細胞，誘導白血球素、干擾素-γ、腫瘤壞死因子-α等細胞因子的分泌。②誘導癌細胞凋亡。③與傳統的化學治療藥物（絲裂黴素、卡莫斯丁等）合用，既增加藥效，又減輕化學治療過程中的副作用。④與免疫治療藥物（干擾素-α2b）有合作作用。⑤減緩晚期癌症患者的疼痛，增加食欲，改善患者的生活品質。

（6）中醫治療。

妙招66 食道癌的預防與治療

食道癌是指發生於食道黏膜上基底細胞的惡性腫瘤，為消化道的常見惡性腫瘤之一。於台灣癌症十大死因中，名列第九。食道癌主要為鱗狀細胞癌，男性多於女性，40歲以上多見，尤以50～69歲最多。病因尚未完全闡明，主要與飲食、營養、生活環境及遺傳等有關，尤其是亞硝胺類化合物。黴菌誘發食道癌的研究已部分得到證實。食道癌應爭取早期發現，早期診斷，早期治療。

早期發現

（1）危險因素：①飲食因素：大量攝入含有硝酸鹽的食物、食用黴變食物、暴飲暴食、食物粗糙、喜食太燙的食物、有高鹽飲食史、攝入水果蔬菜偏少。②長期大量吸菸、飲酒。③微生素與礦物質缺乏：維生素及微量元素鉬、鎂、鋅、鐵、銅等缺乏。④食道的慢性炎症經久不癒或反覆發生。⑤遺傳因素：調查研究顯示，食道癌有較明顯的家族聚集現象。

（2）早期信號：①進食後哽噎感：這是最早出現的症狀之一，隨病情逐漸加重。②食道內有異物感。③吞嚥時胸骨後疼痛。④食物通過緩慢並有滯留感。⑤咽部緊縮感。

（3）早期發現：①食道拉網脫落細胞學檢查：此法是發現早期食道癌的重要手段之一，可用於高發區普查。②X光食道吞鋇檢查：診斷符合率在80%以上。③纖維食道鏡和胃鏡檢查：常規檢查項目。可在直視下發現病變並活檢確診。

（4）預防措施：①不吃或少吃含硝酸鹽的食物，如酸菜、泡菜、鹹菜、鹹魚、鹹肉、香腸等。②不暴飲暴食，不吃過於粗糙或太燙的食物、不吃黴變的食物。③戒菸慎酒。④及時治療慢性食道炎。⑤經常食用具有抗癌防癌作用的食物。

治療方案

食道癌早期的治療應該是採用手術、放射線治療、化學治療、中醫藥治療相結合的綜合治療方式，中晚期則採用中醫保守治療。

（1）手術治療：外科手術是治療早期食道癌的首選方法。食道癌患者一經確診，若身體條件許可即應採取手術治療。根據病情可分姑息手術和根治手術兩種。姑息手術主要針對晚期不能根

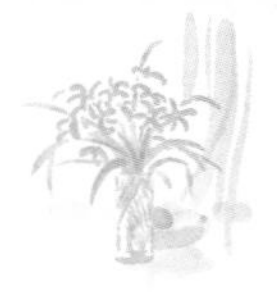

治或放射治線治療後的病人，為解決進食困難而採用食道胃轉流術、胃造瘺術、食道腔內置管術等。根治性手術根據病變部位和病人具體情況而定。原則上應切除食道大部分，食道切除範圍至少應距腫瘤5公分以上。下段癌腫手術切除率在90%，中段癌在50%，上段癌手術切除率平均在56.3%～92.9%。食道癌晚期患者可把一個很小的支架放入病灶部位，撐開，擴充食道，以達到能讓病人可以進食，不過這個只能短期的延續生命，適合已經不能做手術切除的患者，這種方法能延長一定的生命期。

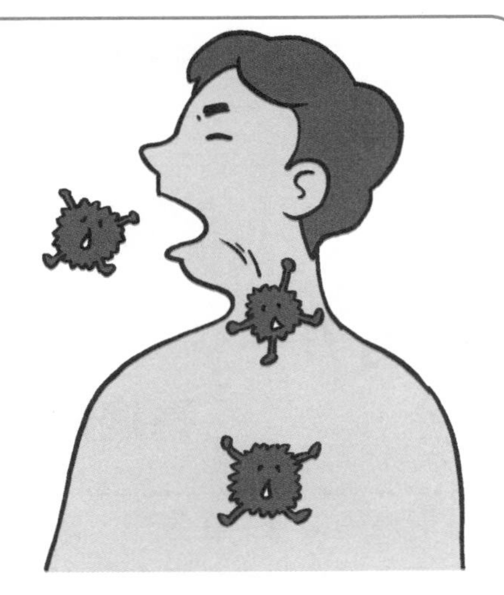

（2）放射線治療：食道癌放射線治療的適應證較寬，除了食道穿孔形成食道瘺，遠處轉移，明顯惡液質，嚴重的心、肺、肝等疾病外，均可行放射線治療。照射劑量通常照射為60Gy～70Gy/6～7週。

（3）中醫治療。

健康小常識

食道癌患者術後的1～5天左右，正好處在手術的創傷期，傷口尚未癒合，胃腸功能也尚未恢復到最佳狀態，消化功能差。如果這時盲目進食，對於食道的恢復是很不利的，因此需要鼻飼以增加營養。所謂鼻飼，就是經鼻放置一根很細並且是特製的營養管直達胃部以輸送營養。主要給患者混合奶、菜汁、果汁、米湯等，注入量可由第1天的500CC，分2～3次滴注，以後每天根據病人的耐量增加至1500～2000CC。滴入時的溫度以與體溫近似為宜。鼻飼營養液要盡量達到含蛋白質、脂肪、碳水化合物、維生

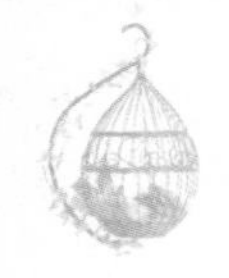

素、鹽和水比例適當的要求。

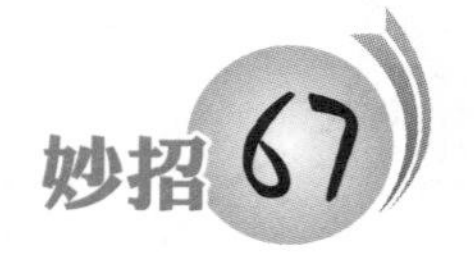

妙招67

胃癌的預防與治療

胃癌是指發生在賁門、胃體、幽門部胃黏膜上皮及腸化上皮惡性腫瘤，在台灣十大癌症死因中排名第六。胃癌的確切發病因素尚不清楚，但已知與飲食因素有密切關係。胃癌的主要症狀為：早期的胃癌沒有什麼症狀，或者沒有什麼特殊的症狀，之後隨著癌腫的發展，才出現一系列的變化。

早期發現

（1）危險因素：①飲食因素：高鹽飲食，如鹹肉、鹹魚、鹹菜等。食用含亞硝胺類物質的食物，如酸菜、香腸等。喜食油炸及煙燻的食物。食用發黴的花生、玉米等食物。不良飲食習慣，生活無規律，暴飲暴食，喜食辛辣刺激的食物。②長期吸菸，大量飲酒。③慢性萎縮性胃炎、胃潰瘍、胃息肉、胃切除等胃病史。④精神因素：長期精神憂鬱與胃癌的發生有一定的關係。⑤遺傳因素：胃癌患者親屬的胃癌發病率比一般人高4倍。

（2）早期信號：①上腹部脹滿不適，食欲下降。②上腹部隱痛。③胃潰瘍疼痛規律改變。④萎縮性胃炎症狀加重，藥物治療不能緩解。⑤不明原因的疲倦、消瘦、貧血及黑便。

（3）早期發現：①大便隱血檢驗。②X光鋇餐檢查。③纖維胃鏡檢查：可以直視、錄影，還可以活檢明確診斷。

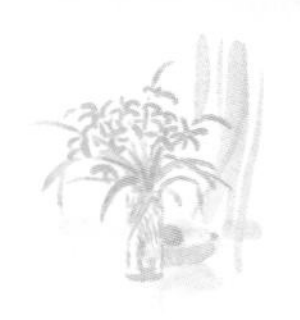

（4）預防措施：①少吃醃菜、酸菜及煙燻油炸食物。②不吃黴爛變質食物及過鹹的食物。③經常食用富含維生素C的食物，以阻斷亞硝胺的合成。④及時治療胃癌前病變。⑤戒菸少酒。⑥多吃牛奶、乳製品、新鮮蔬菜及水果等。

治療方案

治療方案的選擇：①Ⅰ期胃癌可視為早期癌，以根治性手術切除為主。一般不主張輔助化學治療。②Ⅱ期胃癌可視為中期，根治性手術切除為主，術後常輔以化學治療、生物治療。③Ⅲ期胃癌已是進展期，手術以擴大根治性切除為主，術後更應進行化學治療、放射線治療、中西醫結合療法等綜合性治療。④Ⅳ期胃癌屬晚期，多數病例已不能切除原發或轉移灶，以非手術治療為主。

（1）手術治療：由於胃癌診斷和治療水準的提高，手術適應證較之前相應擴大。目前除了原發灶巨大，固定，腹內臟器廣泛轉移，伴血性腹水呈惡液質者外，只要患者全身情況許可，即使鎖骨上淋巴結轉移、肝臟有轉移結節等，均應採取剖腹探查，切除原發病灶，減輕症狀。胃癌手術種類有根治性切除術、姑息性切除術和短路手術。手術固然能切除癌腫，但還有殘癌、區域淋巴結轉移、血管中癌栓存在等，復發轉移機率非常高。運用中藥術後長期治療，可以防止復發和轉移。

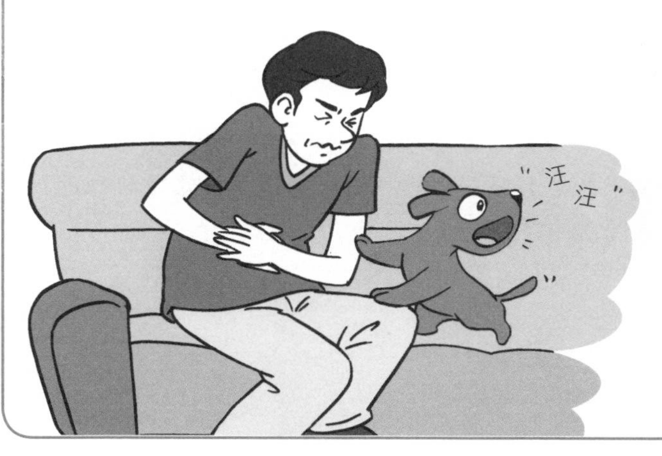

（2）放射線治療：放射線治療併發症較多，甚至引起部分功能喪失；對於晚期腫瘤患者，放射線治療效果

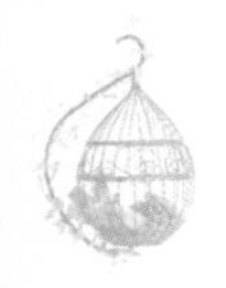

並不完好。同時體質較差，年齡偏大的患者，繼續放射治線治療只能導致虛弱的生命更加垂危，加速患者死亡。胃癌對放射線敏感性低，單獨的放射線治療或與化學治療綜合使用後腫瘤縮小50%以上的只佔60%，腫瘤完全消失者僅10%，因此，胃癌不能單獨用放射線治療來根治，放射線治療在胃癌治療中的作用主要是輔助性的或姑息性的。多用於綜合治療，放射線治療的主要形式有術前放射治療、術中放射線治療、術後放射線治療和姑息性放射線治療等四種。據文獻報導，術前進行放射線治療可使根治手術切除率提高2%左右，使中晚期胃癌五年生存率提高1%～2.5%。

（3）化學治療：胃癌切除術後除少數病人外，大多需行術後化學治療。其原因係術後可能殘存有癌細胞，或者有的胃癌手術難以完全清除，或者透過淋巴或血液系統存在轉移病灶。實驗證明胃癌術後配合化學治療與單純性手術比較，前者生存期要長，術後復發較少。這就是醫生為什麼常常在術後給病人安排化學治療的道理。

（4）免疫治療：①早期胃癌根治術後適合全身應用免疫刺激劑；②不能切除的或姑息切除的病例可在殘留癌內直接注射免疫刺激劑；③晚期病人伴有腹水者適於腹腔內注射免疫增強藥物。

（5）中醫治療。

健康小常識

臨床經驗證明，同樣的醫療條件，一些病人敢於樹立起戰勝疾病的必勝信心，有著與疾病做抗爭的堅強意志，往往要比那些被癌症所嚇倒的病人治療效果好得多。同樣的道理，康復活動也要充滿信心，增強鬥志，只有這樣，才能完全康復。

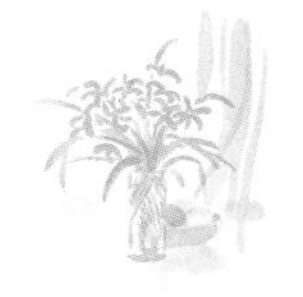

原發性肝癌的預防與治療

原發性肝癌是指原發於肝細胞或肝內膽管上皮細胞的惡性腫瘤，其中肝細胞癌佔80%～90%。肝癌分為原發性肝癌和繼發性肝癌兩大類。其發病在腫瘤疾病中佔有很大比例。本病的病因尚不完全明瞭，可能與肝炎病毒感染、黃麴毒素、飲水污染、亞硝胺類食品等多種因素綜合作用有關。

早期發現

（1）危險因素：①B型肝炎和肝硬化：肝癌病人90%受過B型肝炎病毒的感染，75%伴有肝硬化。②黃麴毒素污染食物。③長期大量飲酒。④肝癌家族史。

（2）早期信號：①全身倦怠乏力，容易疲勞，難以消除。②消化道症狀：食欲減退，上腹飽脹，噁心嘔吐。③肝區隱痛：持續性肝區悶脹、鈍痛或刺痛，疼痛可放射至肩背部，夜間明顯。

（3）早期發現：①α-胎兒蛋白（AFP）普查：AFP陽性或AFP輕度升高但持續陽性者，應高度警惕。②CT及磁共振（MRI）檢查：診斷陽性率可達95%。③超音波檢查：近幾年超音波已廣泛應用於肝癌的早期診斷，能顯示肝癌的大小、形態，診斷陽性率85%以上。

（4）預防措施：①注意飲食衛生，防止B型肝炎病毒的感染。②不吃黴爛變質食物。③戒菸少酒。④經常食用具有抗癌防癌作用的食物，如捲心菜、蘿蔔等。

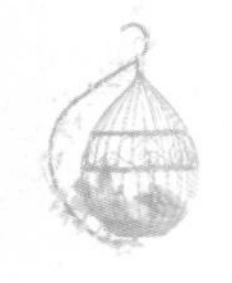

治療方案

肝癌的治療原則為早期治療、綜合治療和積極治療。早期有效的治療是肝癌治療提高療效最主要的方面。有兩個治療時機頗為重要，一是腫瘤增大到直徑5公分以前，二是門靜脈主幹癌栓出現前，把握這些時機，肝癌獲得根治的可能就大大增加。

肝癌的治療方法繁多，包括手術切除、放射介入、無水酒精注射、射頻、雷射、冷凍治療等，需根據不同病人的具體情況選擇合適的治療方案。一般來說，肝癌治療方法的選擇需考慮三個方面的問題：①腫瘤的情況；②肝功能情況；③全身情況。

近年來肝癌的手術切除已取得較好療效，各型肝癌手術切除術後五年生存率已達20%～30%，其中，直徑小於5公分的小肝癌手術切除後的五年生存率可達60%左右。肝癌手術治療的方式主要有肝切除和肝移植術。肝切除的種類，目前可分為規則性肝葉切除及非規則性肝葉切除術，前者又包括肝段切除、半肝切除及擴大半肝切除等；後者主要用於合併肝硬化的病人，切除腫瘤及癌旁1～2公分的無瘤肝組織，以達到根治的效果。

在肝癌的各種治療方法中，儘管手術切除的療效值得鼓舞，但臨床上不能切除者仍佔大多數。目前公認的有效外科治療措施包括：肝動脈栓塞化學治療、內放射線治療、射頻治療、微波和雷射治療、冷凍治療、無水酒精注射治療等。此外，肝癌病人的生物免疫治療及中醫治療也在綜合治療的系統範圍內。

自我保健

可選用苜蓿、雞肫、鴨肫、豆腐、山楂、陳皮、紅豆粥、西瓜、蘑菇、香蕈之類。濕熱者宜選苜蓿、田螺、鯉魚；脾虛或氣虛者選紅豆、薏仁、芋艿之類；水腫者食鯽魚、黃色雌雞加紅豆煮服；黃疸者選荸薺、蓴菜或雞湯蓴菜；肝功能衰竭者以素食為宜；上消

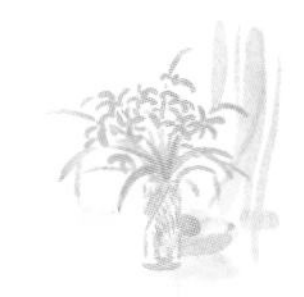

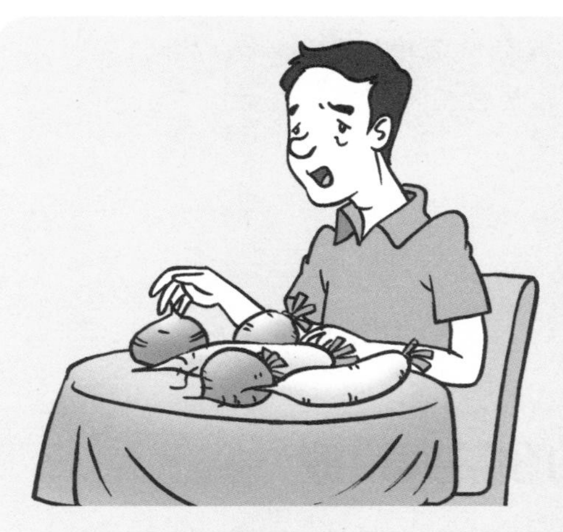

化道出血者，不能進粗糙食品，伴大吐者需禁食，以後可酌情食流質、半流質，或取鮮藕汁、白蘿蔔汁、生梨汁、西瓜汁等。隔日飲。

手術後患者氣血大傷，飲食上宜以補氣養血為主，可選擇多食牛奶、雞蛋、豬肝、鮮蔬菜、鮮水果等。

患者氣血兩傷，宜大補氣血為主。可選用營養豐富、清淡爽口的食品為宜，如山藥粉、杏仁霜、苡米粥、清燉鯽魚、鵝肉、冬瓜、新鮮水果、新鮮蔬菜等。

放射線治療期間，正氣耗損，脾胃失運。宜以清淡開胃為好，選用營養豐富又滋潤的食品為宜，如山藥粉、杏仁霜、苡米粥、鯽魚、新鮮蔬菜、新鮮水果等。

肝主疏泄喜調達，怒傷肝，肝癌病人要盡量保持心情舒暢，避免情志不適和勞欲過度，有利於病人的治療及恢復。

原發性肝癌的預防，宜採取綜合措施，即防治肝炎，食物防黴去胺，改善飲水條件，改進食物加工保存方法等。採用中醫藥防治發生肝癌的高危人群，研究中醫藥治療B型肝炎以預防B型肝炎癌變。避免飲酒過量，避免情志所傷和勞欲過度。

健康小常識

腫瘤大小、治療方法與腫瘤的生物學特性是影響預後的重要因素。原發性肝癌獲根治性切除者五年生存率達53.0%，其中多為小肝癌或大肝癌縮小後切除者，姑息性切除僅12.5%，藥物治療少見生存五年以上者。早期肝癌體積小，包膜完整，瘤栓少見或無，腫瘤分化好，遠處轉移少，機體免疫狀態較好，這些均是

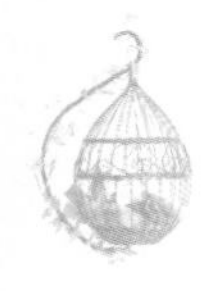

進行手術根治的有利條件。中晚期肝癌雖經多種治療綜合措施，根治機會少，易有遠處轉移，預後較差。

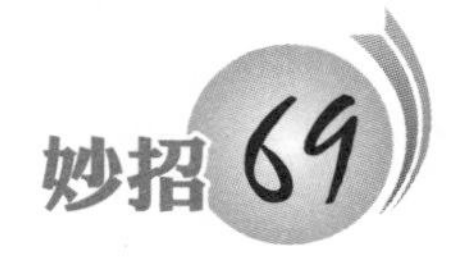

妙招69 胰臟癌的預防與治療

胰臟癌是一種較常見的惡性腫瘤，發病率佔全身癌瘤的1%～3%。近年有逐年增加的趨勢，2011年在台灣十大癌症死因中排名第九，男性多見，40歲以上好發，高峰在50～60歲，一般認為，胰臟癌的發生與飲食有關，如嗜酒、咖啡、吸菸等，都被認為是胰臟癌發生的誘因，情志憂鬱者發病率也較高，另外，慢性胰臟炎、肝膽結石也可能與發病有關。胰臟癌以胰頭部為多，少數發生在胰體及胰尾部。胰頭癌以阻塞性黃疸為主要症狀，胰體胰尾癌以上腹部腫塊為主要症狀。腹痛是常見的早期症狀之一，表現為進行性加重的隱痛、鈍痛或陣發性劇痛等，此外，還多見有消瘦，乏力，食欲減退，上腹不適，發熱等症狀。

早期發現

（1）危險因素：①飲食因素：高脂肪飲食，過於精細的食物，綠色蔬菜缺乏。②長期大量吸菸與飲酒。③其他：糖尿病及慢性胰臟炎患者。

（2）早期信號：①上腹部疼痛並可向腰背部放射。②食欲不振及消化不良。③進行性加重的無痛性黃疸。

（3）早期發現：①超音波檢查。②CT檢查。③逆行胰膽管造

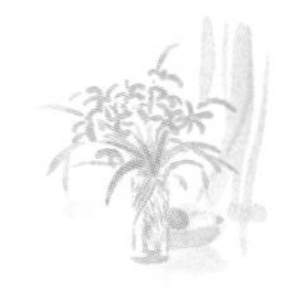

影（ERCP）檢查。

（4）預防措施：①均衡的飲食，葷素搭配，精粗並進。②戒菸少酒。③及時治療糖尿病和慢性胰臟炎。④多吃黃綠色蔬菜、水果及其他具有抗癌防癌作用的食物。

治療方案

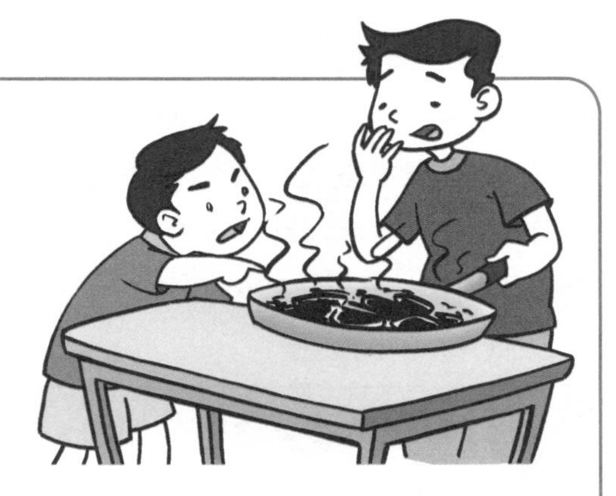

（1）手術治療：胰臟癌早期缺乏明顯症狀，大多數病例確診時已是晚期，手術切除的機會少。外科治療需要針對不同病期和腫瘤病灶局部侵犯的範圍，採取不同的手術方式。根治性手術切除後輔助化學治療；胰臟癌伴轉移；局部進展無法切除胰臟癌、手術或其他治療後復發轉移。

（2）放射線治療：胰臟癌放射線治療的瘤死量偏高，而胰臟周圍如胃、小腸、肝、腎、脊髓等的放射線耐受性偏低，給放射線治療帶來不利。近年來，隨著術中放射線治療及在CT精確定位下做治療計畫的多野體外放療的開展，放射線治療已成為胰臟癌治療的主要方法之一。術中放療用10～20MV高能電子線，在充分顯露腫物，盡可能切除腫瘤，移開周圍正常組織的情況下，準確將相應限光筒置於腫瘤上，術中一次大劑量照射15～25Gy，照射時間為4～6分鐘。體外放療主要用於術前及術後（包括術中照射後的體外追加放療），也用於晚期胰臟癌已不宜手術的姑息性治療。用CT精確定位做放射線治療計畫，使胰臟癌病變部位得到高劑量照射，周圍正常組織得到較好的保護。用10MVX射線，腹前一野加兩側野等中心照射，每次180～200cGy，每週5次，劑量40～60Gy/4～6週，可連續治療，也可分段治療。

（3）化學治療：胰臟癌的化學治療問題長期以來並沒有引起臨床醫生的足夠重視。一是因為腫瘤的生物學特性，對化學治療不夠敏感，同時在研究中沒有理想的觀察指標。二是因為胰臟癌病人常常表現為噁心、嘔吐、厭食、體重減輕和吸收不良，因此很難耐受系統的化學治療。手術後可以輔助化學治療，主要以吉西他濱為主，聯合其他的藥物，可以延長生存期。胰臟癌的區域性化學治療是透過胰臟主要的供血動脈給予高劑量的化學治療藥物。透過區域性化學治療可以使化學治療藥物更有針對性，並可增加化學治療藥物的用量，提高了化學治療的效果，同時可明顯減少化學治療藥物的副作用。

（4）中醫治療

健康小常識

美國明尼蘇達大學醫學院的研究人員發現，如果經常進食燒焦的肉，罹患胰臟癌的機率高達60%。吃燒焦的肉越多，罹患胰臟癌的機率越高。因為肉類被油炸、煎炒或燒烤變焦後，會產生致癌物質，但燉煮的肉卻不會產生這種物質。如果非要吃烤肉，可先把肉放入微波爐內烹調數分鐘，然後將肉汁去掉，再把肉放在火爐上烤。此外，一旦肉被燒焦後，應在進食前去掉燒焦的部分。

妙招70

大腸癌的預防與治療

大腸癌是最常見的高發腫瘤之一，包括大腸癌和肛管癌。流

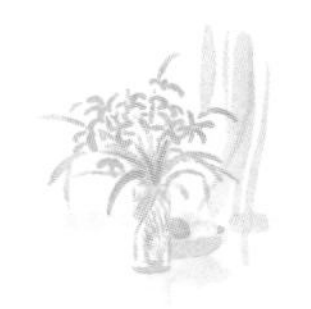

行病學調查發現，大腸癌的發生與飲食中脂肪含量高，纖維素含量低等有關。身體體質、血吸蟲病，抽菸飲酒等生活習慣也可能與發病有關。中醫認為此病可由飲食不節、憂思憂鬱、濕熱窒結等因素引起。加上正氣不足，邪毒就留滯於腸道，以致日久積聚成塊。本病的臨床症狀主要為消化道不適，如噁心、嘔吐、呃逆、腹脹、便祕、腹瀉、便血，大便變形及出現腸道梗阻症狀等，後期出現消瘦、貧血、虛弱。因為腫瘤發生的部位不同，臨床症狀出現的時間、嚴重程度等可以有較大的差異。所以對於慢性腸功能紊亂、反覆便血、出現腸梗阻等症狀的高年患者，應警惕本病的發生。

早期發現

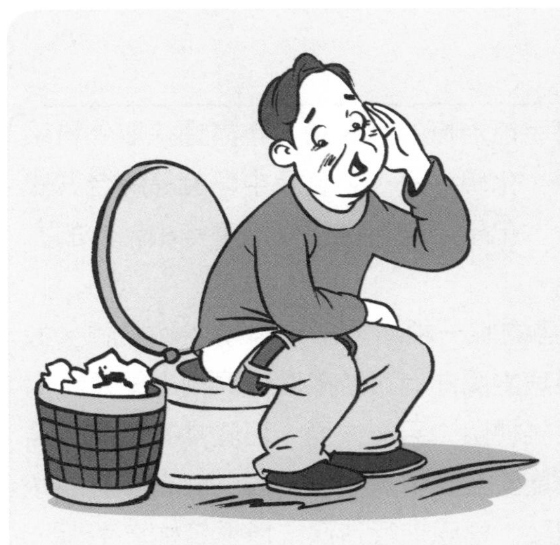

大腸癌是中老年人常見的癌腫之一，由於發病特點的特殊性，臨床上很容易造成誤診。

（1）危險因素：①飲食習慣：高脂肪低纖維飲食。②習慣性便祕：便祕使糞便在腸腔內停留時間延長，在便中所含的毒素持續刺激腸黏膜，易於癌變。③家族史：家族中有人患過癌症，特別是結直腸癌的人，患大腸癌的可能性較大。④癌前病變：家族性多發性結腸息肉及絨毛狀腺瘤已公認為是癌前病變。⑤潰瘍性結腸炎、腸血吸蟲病，容易引發癌變。

（2）早期信號：①便血：便血是大腸癌最常見的首要症狀，如直腸癌90%都有便血。②大便習慣改變：這是最早出現的症狀，多數表現為大便持續增多，不成形或稀溏。③腹部隱痛不適：多為

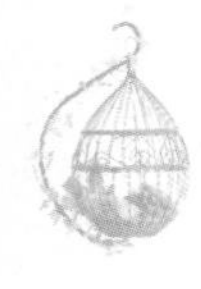

持續性的腹脹、腹痛。

（3）早期發現：①直腸指檢：大腸癌中發病率最高的是直腸癌，其中90%以上可以透過直腸指檢及早發現。②大便隱血檢驗：透過化驗可以發現肉眼看不見的早期腸道出血。③直腸乙狀結腸鏡和纖維結腸鏡檢查：可以發現腫瘤所在的部位，並活檢確診。

（4）預防措施：①注重飲食的均衡，脂肪要適量，多吃含纖維素的食物及粗糧。②增加活動量，盡量做到「能站不坐，能走不乘車」。③多飲水，每日飲水量應在1500CC以上，以促進有害代謝物的排泄，並養成定時排便的習慣，防止便祕。④積極治療大腸的癌前病變及潰瘍性結腸炎。⑤經常食用具有抗癌防癌作用的食物。

治療方案

早期未轉移和中期尚可手術治療的大腸癌，應盡量採取外科手術切除，再配合放射線治療、化學治療、免疫及中醫藥等綜合方式。中晚期則採用放射線治療、化學治療、中醫藥治療等相結合的方法。

（1）手術治療：大腸癌的唯一根治方法是早期切除癌腫。檢查中如發現已有癌轉移，但病變腸曲尚可游離時，原則上即應將病變腸段切除，以免日後發生腸梗阻；另一方面，癌腫常有糜爛、滲血或伴有繼發感染，切除後能使全身情況獲得改善。對有廣泛癌轉移者，如病變腸段已不能切除，則應進行造瘺或捷徑等姑息手術。

（2）化學治療：大腸癌根治術後，仍有約50%病例復發和轉移，主要是手術前未能發現隱匿轉移灶或術中未能將病灶完全切除。因此在切除手術前，先進行腫瘤腸腔內化學治療或直腸癌術前灌腸給藥，可阻止癌細胞擴散，殺傷和消滅癌細胞。術後繼續化學治療，有可能提高根治術後的五年生存率。大腸癌的化學治療以5-氟尿嘧啶為首選藥物。一般用靜脈注射，可給12～15毫克／公斤體重

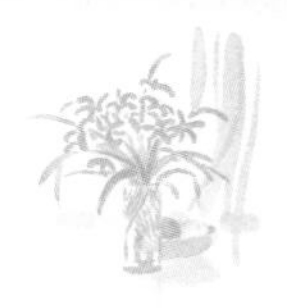

，每日1次，共5天，以後劑量減半，隔日1次，直至明顯的副作用如嘔吐、腹瀉等出現，以總量達8～10克為一療程。

（3）放射線治療：療效尚不滿意，有人認為：①術前放療可使腫瘤縮小，提高切除率，減少區域性淋巴轉移、術中癌細胞的播散及局部復發。②術後放療：對手術根治病例，如腫瘤已穿透腸壁，侵犯局部淋巴結、淋巴管和血管，或外科手術後有腫瘤殘存，但尚無遠處轉移者，宜作手術後放療。③單純放療：對晚期直腸癌病例，用小劑量放射線治療，有時能產生暫時止血、止痛的效果。

（4）冷凍療法：冷凍療法是採用製冷劑液態氮，透過肛門鏡充分曝露腫瘤後，選用大小不等炮彈式冷凍頭接觸腫瘤組織，可有效地殺傷和破壞腫瘤組織。在中晚期病人不能手術時，酌情採用，可減少病人痛苦，免於做人工肛門，配合化學治療能獲得滿意的療效。

（5）對症療法：包括鎮痛與補充營養等。

（6）中醫治療。

健康小常識

隨著人們生活水準的提高，大腸癌的發病率也越來越高。國內外眾多學者對大腸癌的組織學類型、淋巴結轉移等因素與預後的關係進行了研究，發現整體五年生存率仍不低，說明大腸癌並不是不治之症。大腸癌預後與多種因素有關，涉及到腫瘤的生物學特性、早期的診斷與分期、治療方式等因素。

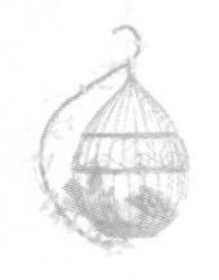

妙招71 腎癌的預防與治療

腎癌是發生於腎實質細胞、腎盂移行上皮及輸尿管的惡性腫瘤，臨床上分為腎癌、腎盂癌、輸尿管癌。據國內外資料統計，佔全身腫瘤的0.4%～3.0%。發病年齡以50～60歲多見，偶見於兒童。男女之比為3:1。本病病因尚不明確。有人認為腎結石的長期慢性刺激可以引起腎盂癌和輸尿管癌。一般認為腎癌的發生可能與致癌化學物質的長期刺激、吸菸以及長期服用解熱鎮痛藥非那西汀等有密切關係，此外年老體弱，對內外致癌因素防禦不力，也是重要原因。本病症狀多變，易被誤診，目前有1/3～2/3的患者是無症狀體檢偶然發現的。三大主要症狀為無痛性血尿、腰部或上腹部腫塊和腰痛。

早期發現

（1）血尿：多為突發的肉眼全程血尿，不伴有疼痛或任何不適症狀，常呈間歇性發作，可自行停止而不被注意；在直至多次反覆發作，才去醫院檢查；此時，反覆發作說明腫瘤已侵犯腎盂和腎盞，已非屬早期。如果第一次血尿便引起重視，及早就醫，治療可獲得較好的效果。

（2）腰痛：是因為腫瘤增大牽扯腎包膜壓迫周圍神經、肌肉組織的結果。多為腰或上腹部鈍痛，偶有血凝塊經輸尿管排出時堵塞而發生劇烈的絞痛，易被誤認為是腎或輸尿管的結石而延誤診治。

（3）腰部腫塊：腫瘤組織生長到相當大時病人取側臥位，可在腰部或上腹部摸到腫塊。如腫塊與周圍組織黏連、固定、不易推動，多已屬晚期。

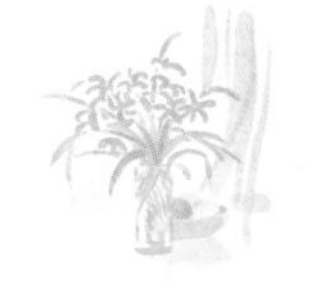

治療方案

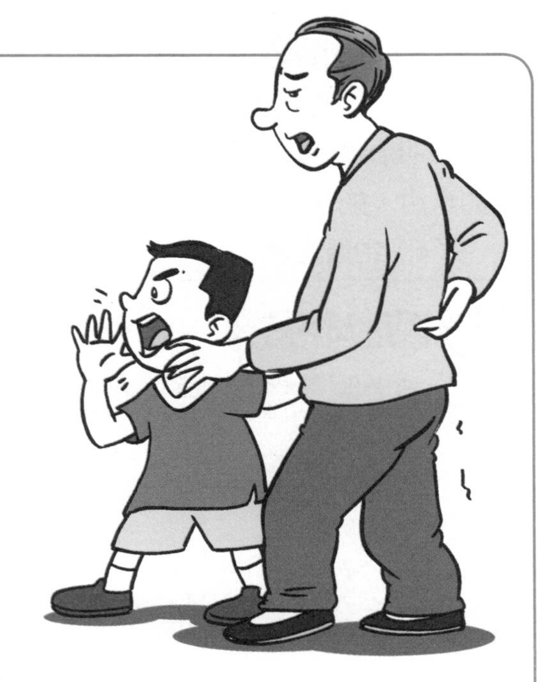

腎癌的治療應當根據不同病情及病期的適應證，選擇中西醫不同的治法綜合應用。早期患者可做手術。對2～3期患者也可考慮腎根治術。

（1）手術治療：分為單純性腎癌切除術和根治性腎癌切除術，目前公認的是根治性腎癌切除術可以提高生存率。腎癌是多血管腫瘤，常有大的側支靜脈，手術容易出血，且不易控制。因此，在較大腫瘤手術時，在術前進行選擇性腎動脈栓塞可引起劇烈疼痛、發熱、腸麻痺、感染等，不應常規應用。

（2）免疫治療：①活化吞噬細胞、自然殺手細胞、傷害性T細胞等免疫細胞，誘導白血球素、干擾素-γ、腫瘤壞死因子-α等細胞因子的分泌。②誘導癌細胞凋亡。③與傳統的化學治療藥物（絲裂黴素、卡莫斯汀注射液等）合用，既增加藥效，又減輕化學治療過程中的副作用。④與免疫治療藥物（干擾素-α2b）有合作作用。⑤減緩晚期癌症患者的疼痛，增加食欲，改善患者的生活品質。

（3）化學治療：腎癌的化學治療效果不好，單用藥治療效果更差。可選用大劑量順鉑療法。

（4）生物治療：透過一類物質調節加強機體的免疫功能，或直接顯示其細胞毒作用，改變宿主對腫瘤的生物反應狀態，從而達

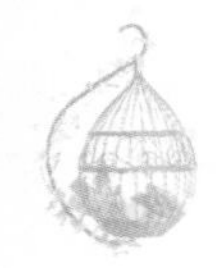

到抗腫瘤治療的目的。

（5）放射線治療。腎癌對放療不甚敏感，因此長期以來未被用作治療的主要方法。但這種方法已被廣泛地應用於手術前或手術後的輔助治療，以及對轉移性腎癌緩解疼痛等症狀的處理。這種療法的作用，能否提高病患的存活率、降低復發率，目前尚無定論。

（6）中醫治療。

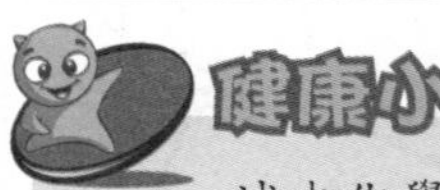

減少化學性致癌物質的接觸，是預防腎癌不可忽視的措施。

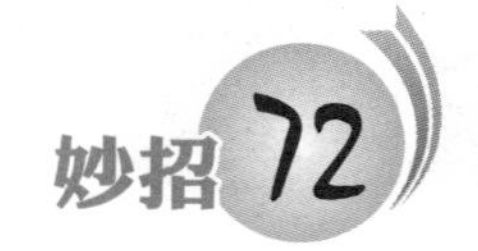

膀胱癌的預防與治療

膀胱癌是泌尿系統最常見的惡性腫瘤，根據國外資料報導，膀胱癌的發病率在男性泌尿生殖系統腫瘤中僅次於前列腺癌，居第二位。膀胱癌佔全身腫瘤的3%，男性發病率為女性的3～4倍，50～70歲發病率最高，30歲以前罕見。本病病因尚未完全闡明，一般認為與化學致癌物尤其是芳香胺類染料，內源性色氨酸代謝異常以及吸菸、各種慢性刺激、病毒感染等因素有密切關係。

早期發現

（1）危險因素：①經常接觸化學性致癌物質，如聯苯胺、β-萘胺、4-胺基雙聯苯等。②吸菸和被動吸菸：每日吸菸量與膀胱癌發病率成正比。③慢性膀胱炎：尿道結石、膀胱白斑、尿瀦留等都

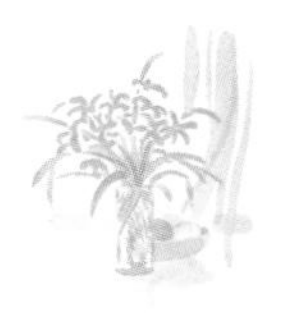

是膀胱癌的誘因之一。

（2）早期信號：①血尿：無痛性和間歇性全程血尿是膀胱癌的主要症狀。有突發突止，反覆出現的特點。②泌尿系統刺激症狀：尿頻、尿急、尿痛。③排尿困難或突然中斷，常見於膀胱出口處的腫瘤。

（3）早期發現：①尿液脫落細胞學檢查，陽性率達70%左右。②膀胱鏡檢查，可見到癌腫的大小及數目。③超音波及泌尿系統X光造影檢查等。

（4）預防措施：①生活要規律，養成良好的生活習慣，戒菸限酒。②經常食用具有抗癌防癌效果的食物，不要食用被污染的食物。不要過多地吃鹹而辣的食物。③用良好的心態應對壓力，勞逸結合，不要過度疲勞。④加強體能鍛鍊，增強體質。

治療方案

（1）手術治療：手術治療為治療膀胱癌的主要方法。具體手術範圍和方法應根據腫瘤的分期、惡性程度、病理類型以及腫瘤的大小、部位、有無累及鄰近器官等情況綜合分析確定。

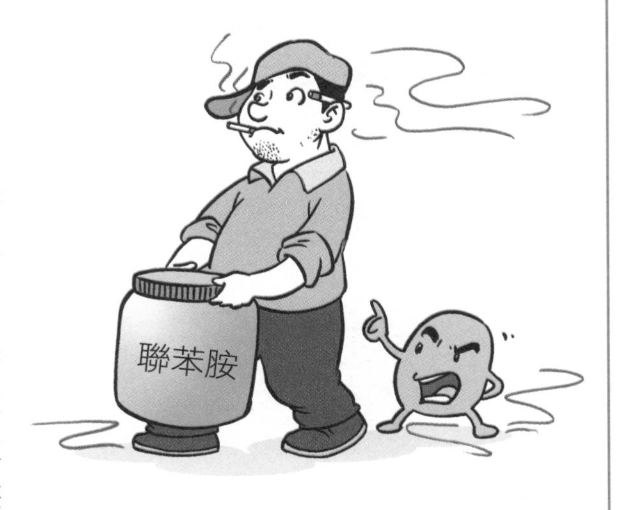

（2）放射線治療：膀胱放射線治療多是配合手術前、手術後進行。對於病期較晚，失去手術時機或拒絕手術以及術後復發的病例行姑息性放療也能獲得一定療效。

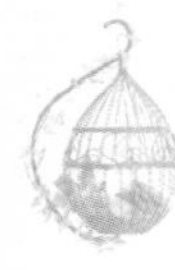

（3）介入放射線治療：介入放射學治療是指利用放射學技術，經導管將藥物直接注入腫瘤的供養血管，從而殺滅腫瘤細胞。對於2～4期膀胱癌病人，也可利用此方法，使腫瘤病灶縮小，提高手術切除率，減少復發率。

（4）化學治療：膀胱癌的化學藥物治療包括膀胱內灌注化學治療、全身化學治療、動脈灌注化學治療等。

（5）免疫治療：膀胱移行細胞癌具有抗原性，患者免疫力受損的情況與腫瘤分期、分級和血管淋巴擴散有很大關係。因此，膀胱癌適合應用免疫治療。

（6）中醫治療：主要是辨證分型治療，扶正抗癌，標本兼顧，的確能提高患者生存期，減輕放射線治療、化學治療副作用和患者的痛苦。可結合術後或放射線治療、化學治療同時進行，亦可對某些已喪失手術治療機會且不適宜放射線、化學治療的膀胱癌患者施以單純性的中醫藥治療。

健康小常識

膀胱癌手術後容易復發，為了防止復發，西醫一般要放療、化療，由於其沒有辨別能力，所以需要重複治療，多次治療以後，患者免疫功能下降，抵抗力降低，容易轉移。建議在西醫治療的時候，及時針對患者體質，採取中醫免疫治療和西醫營養支持治療。保持樂觀的情緒是膀胱癌自我調養和康復的關鍵，患者要樹立戰勝癌症的信心和具備同癌症做抗爭的毅力。

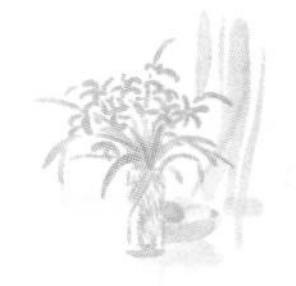

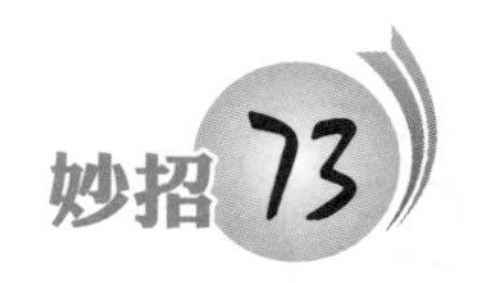

妙招73 前列腺癌的預防與治療

前列腺癌是發生於前列腺腺體的惡性腫瘤，是男性泌尿系統的常見腫瘤。病因尚未完全明確，一般認為與體內雄激素、雌激素間的平衡紊亂有關。此外還與種族遺傳、年齡、環境條件等因素有關。

早期發現

由於前列腺癌早期並無症狀，即使有不適，也不足以引起病人的重視，因此給早期發現帶來了困難。一旦臨床上出現了明顯症狀，往往已屬病變的晚期，預後不良。可見，早期發現前列腺癌十分重要。特別是對前列腺炎、前列腺肥大的病人，反覆發作不癒，應十分注意病情變化，以防癌變。

直腸指檢在前列腺癌的早期發現中極為重要，其準確率可達50%～70%。

必要時醫生可採取經會陰、直腸穿刺，取活體組織檢查，其診斷的正確率可達70%～80%。還可經直腸按摩前列腺，收取前列腺液檢查，其陽性率可達90%以上。絕大多數病例可由此得到確診。

治療方案

A_1 期治前列腺增生時偶然發現的癌症，病變局限，多數分化良好，大部分病人病情穩定，發展緩慢，僅有1%左右可能死於癌症。由於預後良好，一般不主張立即行前列腺根治手術或放射線、內分泌治療。可定期追蹤，進行直腸指檢和超音波檢查，測定血酸性磷酸酶。可配合中醫藥治療以控制其發展。

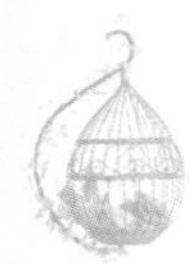

A_1期不做治療者可能有35%的患者腫瘤出現進展，因此應該考慮行前列腺根治切除術或放射線治療。

B_1期腫瘤多數分化較好，但在手術時發現有5%～20%的患者已出現淋巴轉移，故應行前列腺癌根治切除術，根治術後十五年無癌生存率達50%～70%。

B_2期約有50%的患者腫瘤已侵犯精囊，同時有25%～35%的病例有淋巴結轉移，故應行前列腺癌根治手術和盆腔淋巴結清掃術、睪丸切除術、內分泌治療、放射線治療及組織內放療等。B_2期根治手術後十五年無癌生存率為25%。

C期治療尚無統一意見，因此時治療比較困難，多數盆腔淋巴結已有轉移。一般採用下列幾種方法治療：①對年老體弱、全身情況較差的患者，適合用擴大範圍的體外放療。②內分泌治療（包括雙睪丸切除術），經降級處理後，進行擴大範圍體外放療以及前列腺癌根治手術聯合應用。③組織內放療及體外放療，適用於無淋巴結轉移和遠處轉移，且全身情況較好者。

D期以內分泌、化學治療及免疫治療為主，對D_0、D_1期可爭取施行盆腔淋巴結清掃術，早期應用內分泌治療可延長有腫瘤存活時間，五年生存率為30%左右。

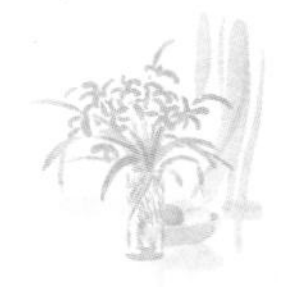

健康小常識

老年人健康檢查時，應特別注意前列腺情況。利用現有一切方法進行徹底檢查。對不能確診的患者，應定期追蹤，必要時早期切除。食物中保證攝入足量的硒，硒元素普遍存在於土壤中，雞蛋和青花魚含有大量的無機硒。綠色蔬菜中的有機硒更利於人體吸收，男性朋友多吃蒜、嫩莖花椰菜和陀螺蘑菇，就可以較好地吸收有機硒，能有效預防前列腺癌。日常飲食注意選擇富含番茄紅素的食物也是不錯的選擇，番茄、杏、芭樂、西瓜、木瓜和紅葡萄均含有較多的茄紅素，其中尤以番茄中的含量為最高。

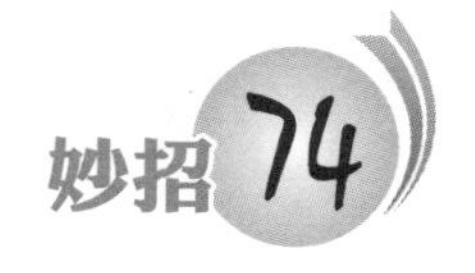

妙招74 白血病的預防與治療

白血病是一種原因不明的造血系統惡性疾病。急性白血病以40歲以下男性高發，慢性淋巴白血病老年高發。病因尚未完全瞭解，一般認為可能與遺傳、病毒感染及某些理化因素，如電離輻射、氯黴素、苯和某些化學製劑接觸以及農藥中毒有關。白血病是造血組織的原發惡性疾病，其病理特徵是在骨髓及其他具造血功能組織中有廣泛的某類型白血病細胞的異常增生及其他組織被這些細胞浸潤破壞；在血液中有該類型白血球量和質的異常（如白血球增多或減少，常伴有幼稚白血球出現等）；由於白血病細胞影響正常造血功能，臨床上常有貧血、發熱、感染、出血以及肝、脾、淋巴結不同程度的腫大等出現。急性白血病發病急驟，發熱為首發症狀，其次為出汗、出血可遍及全身。貧血早期即可出現，隨病情發展而加重，面色蒼白心慌、氣短、乏力、浮腫等。慢性白血病發病緩慢，

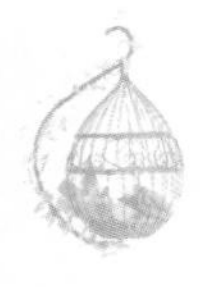

以慢性粒細胞型最常見，多發生於中年人，很少發生於5歲以前，早期無自覺症狀，偶爾發現白血球增高或脾腫大，常見症狀有易疲勞，多汗、怕熱、體重減輕、頭昏、面色蒼白、氣急、心慌、脾腫大或巨脾，肝常腫大，一般在5公分以內，1/3病例淋巴結輕度腫大，胸骨壓痛較少見，低熱＜38℃。

早期發現

（1）危險因素：①放射線物質：長期接觸放射線的工作人員，若防護不好都可能成為致病的原因。②化學物質：苯製劑、砷劑、抗癌藥中的烷化劑、氯黴素、保泰松、有機農藥等都有可能誘發白血病。③吸菸或被動吸菸：也是白血病的危險因素。④遺傳因素：有先天性遺傳性疾患者，常伴有較高的白血病發病率。⑤病毒：如成人T細胞白血病病毒感染。⑥飲食因素：經常食用燻烤、油炸的食物，以及營養缺乏等。

（2）早期信號：①原因不明的長期發燒：體溫可達38～39℃，這種發燒是由於血中成熟粒細胞減少，免疫功能下降合併感染所致。②出血傾向：皮膚、黏膜、消化道等出血，常引起進行性貧血。③胸骨壓痛：是白血病特有的症狀，常持續存在，多見於兒童。

（3）早期發現：一旦出現上述早期症狀，應及時就醫，可透過血液化驗和骨髓檢查，明確診斷。

（4）預防措施：①戒菸。②不吃或盡量少吃燻、烤、煎、炸的食物。③加強營養，積極鍛鍊，保持心情舒暢，增強免疫能力。④經常食用具有抗癌防癌作用的食物。

治療方案

由於白血病細胞遍布骨髓和其他許多器官，無法進行手術治療，用於治療白血病的放射線療法只用來治療腦膜和睾丸中的白血病

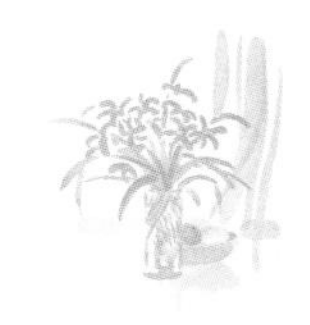

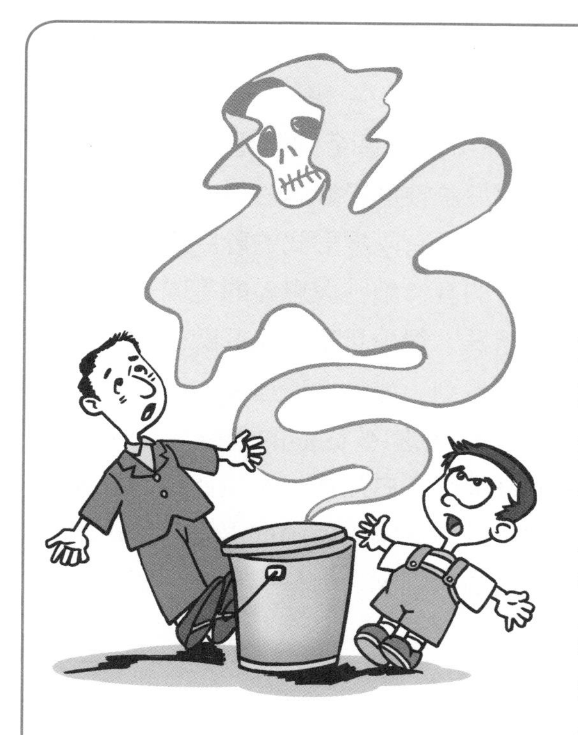

細胞。也偶爾在緊急情況下用於治療氣管收縮。對後一種情況，用化學療法取代放射線療法，效果會快一些。

化學療法把抗癌藥物注入肌肉、靜脈、腦脊液或口服。這些藥物進入血液循環，到達人體各個部位，從而使化學治療對白血病這樣已擴散的癌症能發生作用。白血病治療時要使用幾種抗癌藥物。某些白血病細胞發生基因變化，能抵抗化學治療。多藥耐藥基因的轉變使白血病細胞把某些化學治療藥物從細胞內排到細胞外，使得細胞內積聚的藥物劑量不足以殺死癌細胞。這種基因在治療急性髓細胞性白血病和T細胞白血病時尤其重要。一般來說，治療急性髓細胞性白血病會在短期內使用高劑量化學治療藥物。而治療急性淋巴細胞性白血病會在長期內使用低劑量化學治療藥物。

化學治療藥物能殺死癌細胞，但同時也會破壞正常細胞和引起副作用。這些副作用取決於藥物種類、劑量及使用時間。癌症化學治療藥物攻擊正在分裂產生新細胞的細胞。藥物能產生作用是由於癌細胞分裂和繁殖的持續時間比正常細胞的更長。然而，也有某些正常細胞如骨髓、口腔、腸道和毛囊裡的細胞，分裂也很快。這些正在分裂的細胞是最易受到化學治療破壞的。副作用是暫時的，治療結束後就會消失。減少副作用有很多辦法。化學治療時可以服藥

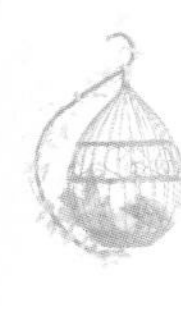

來防止或減少噁心和嘔吐。作為生長因子的藥物可以提高白血球數量。

幹細胞移植治療主要針對採用常規甚至強化化學治療治癒可能性很小的病人。幹細胞移植用於急性淋巴細胞性白血病消除後在12～18個月內復發的病人。現在主要有兩種形式的幹細胞移植：異體和同體。異體移植時，捐獻者的基質細胞與患者的是同一類型。通常，捐獻者是患者的兄弟或姐妹，很少是沒有親戚關係的。異體幹細胞可以從多種骨髓抽出物中得到，或從循環血液中分離出來。同體幹細胞移植時，患者自己的幹細胞被從他的骨髓或血液中取出。醫生擔心進行同體幹細胞移植時把白血病細胞重新放回病人體內，為避免這種情況，醫生把幹細胞從病人體內取出後，用化學治療或抗體進行治療，去除所有白血病細胞。對每個步驟，要確保病人情況有所緩解，否則白血病易復發。

健康小常識

輸血雖在極少數情況下可引起某些傳染病（血源性病毒性疾病，如B型肝炎、C型肝炎及愛滋病、瘧疾等）的傳播，但至今國內外尚無因輸血而引致白血病的報導。當然我們也不能完全排除某些人由於輸入了受某些特殊病毒，如嗜人類T淋巴細胞-Ⅰ型病毒（HTLV-Ⅰ型病）污染的血製品後，由於病毒所含的逆轉錄RNA在宿主T淋巴細胞內轉變為原病毒DNA，並進一步整合到宿主T細胞的DNA鏈中，透過引發細胞自身的癌基因，最終導致T細胞呈惡性增殖，進而發展為白血病。這些人往往有其內在的因素。

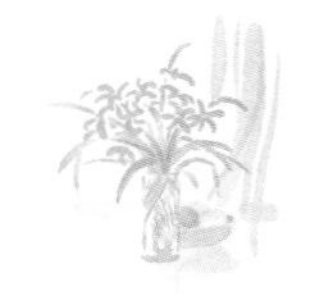

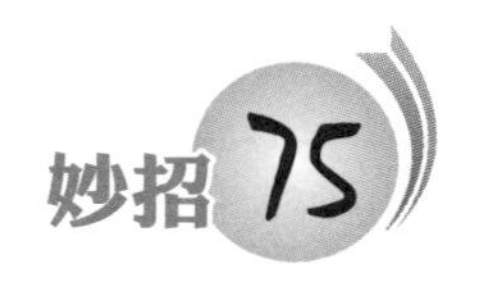

甲狀腺癌的預防與治療

甲狀腺癌是最常見的內分泌惡性腫瘤，一般分為乳頭狀癌、濾泡狀癌、髓樣癌和未分化癌四種病理類型。乳頭狀癌和濾泡狀癌佔甲狀腺癌的絕大部分，又稱為分化型甲狀腺癌，雖然其惡性程度不高，但容易復發和轉移，已成為近年來發病率成長最快的惡性腫瘤之一。甲狀腺癌發病率在全部惡性腫瘤中所佔比例不到1%，在頭頸部惡性腫瘤中其發病卻佔首位。女性略高於男性。30～40歲為發病高峰年齡，50歲以後發病率明顯下降。甲狀腺癌的主要症狀是頸前部腫塊。一般發病時多無其他不適，而在無意之中發現頸前部隆起腫大或頸淋巴結腫大。少量患者伴甲減或甲狀腺機能亢進症狀。腫瘤增大時，部分患者出現聲嘶和呼吸、吞嚥困難等。

早期發現

（1）危險因素：①飲食因素：長期低碘飲食。②飲酒。③放射線照射：嬰幼兒期接受放射線治療，是日後發生甲狀腺癌的主要原因。

（2）早期信號：①頸前發現小而硬的結節，應高度警惕，尤其是兒童。因為兒童甲狀腺結節有50%為癌症的可能。②頸前腫塊進行性增大。

（3）早期發現：如發現以上頸前腫塊，應到醫院做超音波、同位素掃描及活檢確診。

（4）預防措施：①戒酒。②盡量避免放射性照射。③要食含碘鹽，經常食用海帶等含碘食物；多吃具有防癌抗癌作用的食物。

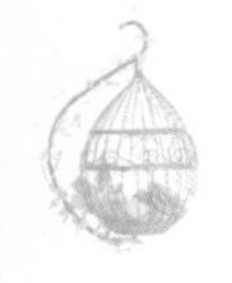

治療方案

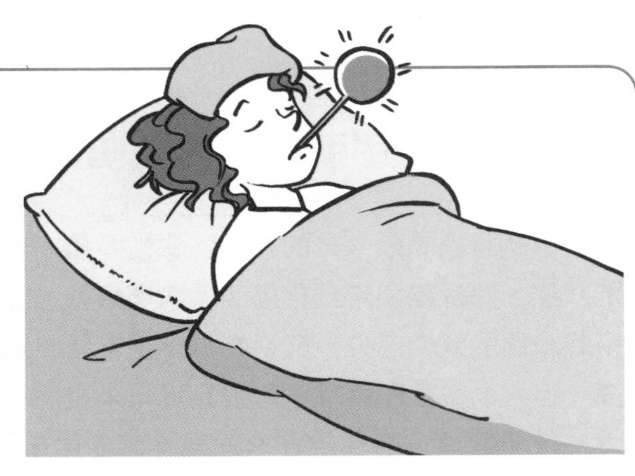

（1）手術治療：各病理類型的甲狀腺癌的惡性程度與轉移途徑不同，故治療原則也各不相同。乳頭狀癌惡性程度較低，如果癌腫尚局限在腺體內，頸部淋巴結沒有轉移，可將患側腺體連同峽部全部切除，對側腺體大部分切除。不需加行頸淋巴結清除術。如果已有頸淋巴結轉移，則應同時清除患側的淋巴結。濾泡狀腺癌即使癌腫尚局限在一側腺體內，也應行兩側腺體連同峽部切除，如果沒有頸淋巴結轉移，也不需頸淋巴結清除。髓樣癌手術範圍是兩側腺體同峽部全部切除，由於髓樣癌早期出現頸淋巴結轉移，因此，應同時將患側或雙側頸淋巴結清除。未分化癌生長迅速，惡性程度高，通常是浸潤性生長，手術切除的可能性小，為防止癌發展引起的呼吸困難，可做氣管切開術，採用手術、化學治療和放療的綜合治療。鱗狀細胞癌同樣是屬發展快、惡性程度高、較早侵犯其他重要器官的惡性腫瘤，目前的治療方法是盡可能行瘤體切除，而後給給予根治性放療，亦可在明確診斷的情況下先行術前根治放療，再行手術治療。

（2）內分泌治療：甲狀腺素能抑制促甲狀腺素分泌，從而對甲狀腺組織的增生和分化較好的癌腫有抑制作用。

（3）放射線治療：未分化癌以外放射治療為主，放療通常宜早進行。碘131放射線治療主要用於治療可濃集碘的轉移性病灶，也可用於治療不能手術和手術切除不完全的原發癌。

（4）化學治療：化學治療對甲狀腺癌的治療很不理想。常用

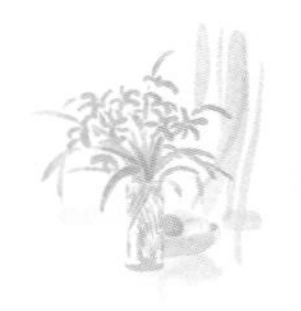

的有絲裂黴素、環磷醯胺、5-氟尿嘧啶和阿黴素等。

（5）中醫治療。

自我保健

甲狀腺癌患者應吃富於營養的食物及新鮮蔬菜，避免肥膩、香燥、辛辣之品。

避免應用雌激素，因它對甲狀腺癌的發生發揮促進作用。

對甲狀腺增生性疾病及良性腫瘤應到醫院進行積極、正規的治療。

甲狀腺癌術後放射、化學治療後，積極採用中西醫藥物預防治療是提高療效的有效方法。

積極鍛鍊身體，提高抗病能力。

健康小常識

分化型甲狀腺癌的一個顯著特徵，就是腫瘤細胞能夠選擇性攝取放射性核素碘131，因此，口服碘131後，病灶將大量攝取碘131。借助病灶內的碘131發射的β射線，就能對病灶產生摧毀作用，這種方法通常叫做「碘131內照射治療」，屬於核醫學科的治療方式，在國內外已有六十多年的治療歷史。甲狀腺髓樣癌和未分化癌一般不具有攝取碘131的功能，因此，不適合採用碘131治療。

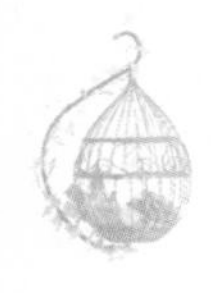

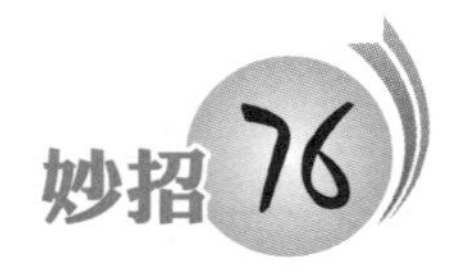

妙招76 子宮頸癌的預防與治療

子宮頸癌2011年在台灣十大癌症死因中，排名第十，是最常見的女性生殖器官惡性腫瘤，佔女性生殖器官惡性腫瘤半數以上，嚴重威脅著婦女的生命和健康。子宮頸癌多發生於40歲以上的婦女。病因尚不完全清楚，但認為與早婚、早育、多產、子宮頸糜爛、子宮頸裂傷、性交過頻、包皮垢及精神刺激等因素有關。子宮頸癌早期無症狀，婦科檢查時可發現子宮頸癌。

早期發現

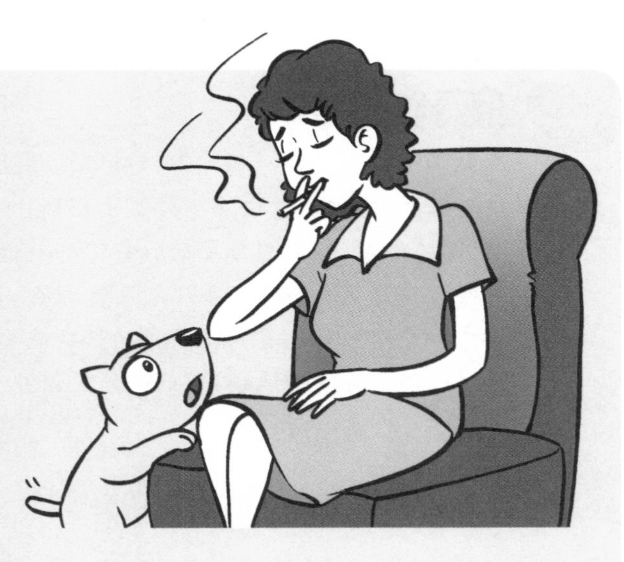

（1）危險因素：①性生活因素：早婚、早育、多育、多次結婚及多位性伴侶等性生活混亂。②感染：性衛生差，如性器官不衛生，包皮垢的刺激，產褥期的性交等均可造成子宮頸感染，其中以人乳頭狀瘤病毒及人型皰疹病毒 II 型感染關係最為密切。③吸菸或被動吸菸。④癌前病變：慢性子宮頸炎及子宮頸糜爛，長期不癒可引起子宮頸鱗狀上皮不典型增生，部分可演變為癌。⑤其他：雌激素過多及代謝異常、營養缺乏、精神壓抑及遺傳因素等有一定關係。

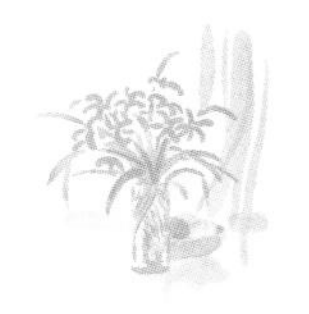

（2）早期信號：①接觸性出血：初期往往表現為性交、排便、活動或婦科檢查後，陰道不規則性出血。②陰道分泌物異常：白帶增多和顏色、氣味改變。③陰道白斑：陰道表面發生白色斑點，呈不規則、扁平、白色閃光的區域，大小不等。在白色斑點下面可能潛伏著癌腫。④陰道不規則出血。

（3）早期發現：①擴陰器檢查：這是臨床上最常用，也是最主要的檢查方法。②陰道鏡檢查：借助陰道器放大10～20倍，可發現肉眼看不見的早期癌變。③子宮頸細胞抹片檢查：取材容易，簡便易行，無痛苦，是發現早期子宮頸癌及癌前病變的有效方法。④組織學檢查可明確癌前病變和子宮頸癌的診斷。

（4）預防措施：①避免過早發生性行為、早婚、早孕。②講究性道德，婚後性生活有所節制，避免不潔的性生活。③及時治療慢性子宮頸炎和子宮頸糜爛。④40歲以後的婦女應定期婦科檢查。⑤男方包莖或包皮過長應及時手術。⑥均衡飲食，加強營養，多食具有抗癌防癌作用的食物。

治療方案

（1）治療原則：①不典型增生：活檢如為輕度非典型增生者，暫按炎症處理，半年追蹤抹片檢查和必要時再做活檢。病變持續不變者可繼續觀察。診斷為中度不典型增生者，應適用雷射、冷凍、電熨。對重度不典型增生，一般多主張進行全子宮切除術。如迫切要求生育，也可在錐形切除後定期密切追蹤。②原位癌：一般多主張進行全子宮切除術，保留雙側卵巢；也有主張同時切除陰道1～2公分者。近年來國內外有用雷射治療，但治療後必須密切追蹤。③鏡下早期浸潤癌：一般多主張做擴大全子宮切除術，同時切除1～2公分的陰道組織。因鏡下早期浸潤癌淋巴轉移的可能性極小，不需消除盆腔淋巴組織。④浸潤癌：治療方法應根據臨床期別、年齡和全身情況，以及設備條件。常用的治療方法有放射、手

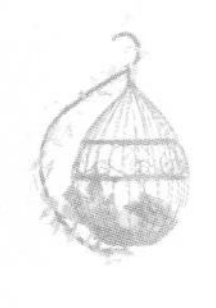

術及化學藥物治療。一般而言，放療可適用於各期患者；Ⅰb至Ⅱa期的手術療效與放療相近；子宮頸腺癌對放療敏感度稍差，應採取手術切除加放療綜合治療。

（2）手術治療：採用廣泛性子宮切除術和盆腔淋巴結消除。切除範圍包括全子宮、雙側附件、陰道上段和陰道旁組織以及盆腔內備組淋巴結（子宮頸旁、閉孔、髂內、髂外、髂總下段淋巴結）。手術要求徹底、安全，嚴格掌握適應證，防止併發症。

（3）放射線治療：為子宮頸癌的首選療法，可應用於各期子宮頸癌，放射範圍包括子宮頸及受累的陰道、子宮體、宮旁組織及盆腔淋巴結。照射方法一般都採用內外照射結合，內照射主要針對子宮頸原發灶及其鄰近部位，包括子宮體、陰道上部及其鄰近的宮旁組織。外照射則主要針對盆腔淋巴結分布的區域。

（4）化學治療：到目前為止子宮頸癌對大多數抗癌藥物不敏感，化學治療的有效率不超過15%，晚期患者可採用化學治療、放療等綜合治療。化學治療藥物可採用5-氟脲嘧啶、阿黴素等進行靜脈或局部注射。

（5）中醫治療。

健康小常識

子宮頸癌術後患者氣血大傷，應以補益氣血的膳食為宜。化學治療病人應以健脾和胃的食物調理，如薑汁、蔗汁、烏梅、金橘等；骨髓抑制者會因為白血球、血小板下降而影響化學治療的繼續進行，應配以補氣養血，生精補腎的食物調理，如山藥、桂圓、桑葚、枸杞、豬肝、甲魚、驢皮膠等。放療患者飲食方面要增加健脾和胃、補益氣血、補腎益髓的食品。如果為放射性膀胱炎和放射性直腸炎，應給予具有清熱利濕、滋陰解毒的食品，如西瓜、薏仁、紅豆、蓮藕、菠菜、荸薺等。忌食粗纖維食物，如筍、韭菜、酸菜等，以及油炸、煎烤、辛辣、不易消化吸收的食物。

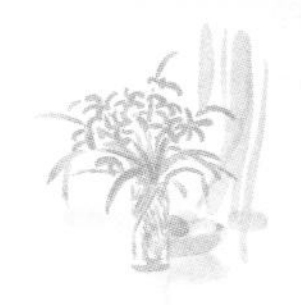

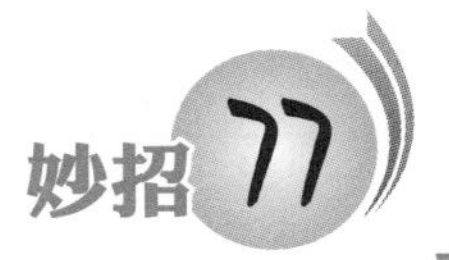

子宮內膜癌的預防與治療

子宮內膜癌又稱子宮體腺癌，是歐美女性常見的癌症，近年來台灣婦女罹患子宮內膜癌的人數也有逐年增加的趨勢。目前子宮內膜癌是台灣婦女生殖系統癌症發生率第三名的惡性腫瘤，僅次於子宮頸癌和卵巢癌。80%發生於50歲以上的停經前後婦女，40歲以前少見。其確切病因不明，可能同下列因素有關：長期持續雌激素刺激；肥胖、糖尿病、高血壓患者中多見本病；未婚、未育者中多見；常有家族史，可能同遺傳有關。子宮內膜癌的症狀最常見的是不規則陰道出血，量一般不多，但常斷續不止。如發生在停經前後往往被誤認為停經期月經不調。其次的症狀為陰道排液，如果為膿血樣惡臭白帶則往往已是晚期。本病的確診一般依賴於分段診斷性刮宮，即先刮子宮頸管，後刮子宮腔，所刮出的兩部分組織分別做病理切片檢查，可以確診子宮內膜癌並同轉移到子宮體的子宮頸癌鑑別。

早期發現

子宮內膜癌佔女姓生殖系統惡性腫瘤的20%～30%，發病率逐年上升。遇到下述情況之一者，應立即做子宮內膜檢查。①停經期後出血或出現血性白帶，在排除子宮頸癌和陰道炎後，應高度警惕子宮內膜癌而施行刮宮術。②年過40歲有不規則陰道出血，雖經激素治療仍不能止血，或一度止血後又復發者。③年齡較輕，但有長期子宮出血不育者。④陰道持續性排液者。⑤子宮內膜不典型增生、出血的患者。或陰道抹片檢查屢次發現惡性細胞者。

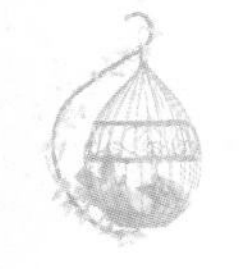

治療方案

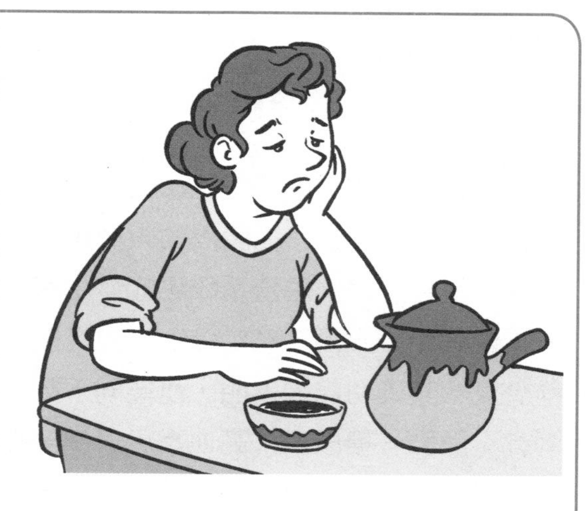

子宮內膜癌的治療原則，應根據臨床分期、癌細胞的分化程度、患者周身情況等因素綜合考慮決定。因為內膜癌絕大多數為腺癌，對放射線治療不敏感，故治療以手術為主，其他尚有放療、化學治療及其他藥物等綜合治療。

（1）手術治療：子宮內膜癌的治療以盡早手術切除子宮及雙側附件為主。單純手術治療效果優於單純放療，其五年治癒率，手術治療比放療高出20%。

（2）放射線治療：腺癌對放療敏感度不高，單純放療效果不佳。但對老年患者或合併有嚴重內科疾患不能接受手術治療或禁忌手術時，放療仍不失為一種有一定療效的治療。放療包括腔內及體外照兩種。

（3）孕激素治療：多用於手術或放療後復發或轉移的病例，也用於腺癌分化好、早期、年輕、需要保留生育功能的患者。孕激素類藥物作為綜合治療的一個組成部分，值得推薦。孕激素還可降低術後陰道復發率，故還可廣泛地應用手術後或放療後的輔助治療。

（4）抗雌激素藥物治療：三苯氧胺為一種非甾體類抗雌激素藥物，本身有輕微雄激素作用。它與雌二醇競爭雌激素受體，佔據受體而起抗雌激素的作用。服本藥後有利於孕激素治療。通常用於晚期病例、術後復發或轉移者。

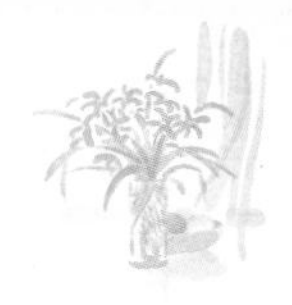

（5）化學治療：多用於晚期或復發轉移患者。有條件能進行癌組織PR、ER測定者，當受體陽性時首選孕激素治療；當受體陰性時，則更多採用化學治療。

健康小常識

子宮內膜癌患者要定期接受婦科檢查，肥胖、糖尿病、高血壓的老年婦女和未婚或婚後未育的老年婦女，以及家族中有患子宮內膜癌成員者更應提高警惕。有不規則陰道出血、接近更年期以上年齡的婦女，特別是停經後有不規則陰道出血者都應盡早做分段診刮。發現子宮內膜有癌前病變時，可做預防性子宮切除術，或定期嚴密追蹤。如果已患子宮內膜癌，則在手術（或加放射線治療和孕激素療法）後，應認真遵醫囑追蹤檢查，增強戰勝疾病的信心和意志，增加營養，適當鍛鍊身體，以增加機體免疫力，徹底根治不再復發。

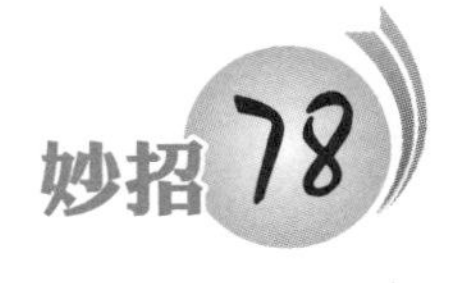

妙招78 卵巢癌的預防與治療

卵巢癌是發生於卵巢表面體腔上皮和其下方卵巢間質的惡性腫瘤，是女性生殖系統中常見的惡性腫瘤之一，佔女性生殖器官惡性腫瘤的第2位，女性十大癌症死因第8位，佔全身惡性腫瘤的5%。發病高峰為31～40歲，其次為21～30歲，再次為41～50歲。本病與環境、飲食、遺傳、生育、外源性化學製品、病毒感染以及肥胖、高血壓等有關。本病早期多無自覺症狀。最常見的症狀是腹部增大、腹水或盆腔腫塊、腹痛、陰道不規則流血。因腫瘤壓迫大腸、

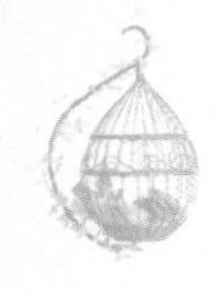

膀胱、胃、橫膈時，可出現便祕、尿頻、胃腸梗阻、呼吸困難等。蒂扭轉可出現絞榨性劇痛。本病宜盡早手術切除腫瘤。一般認為初次手術是否徹底是影響療效的唯一重要因素，因此強調盡最大努力切淨腫瘤。

早期發現

卵巢癌的早期表現為：

（1）卵巢癌外陰及下肢水腫：隨著卵巢癌腫的增大，盆腔靜脈受壓，導致血流不暢，妨礙淋巴回流，致使外陰及下肢出現水腫。

（2）月經過少或閉經：多數卵巢癌患者的月經基本無變化，隨著癌腫增大，癌細胞會破壞卵巢正常組織，導致卵巢功能失調，引起月經過少或閉經。

（3）腰腹部疼痛：與卵巢鄰近的組織如受到癌腫浸潤或發生黏連，易引起腰腹部隱痛、鈍痛。

（4）胃腸道症狀：更年期女性如果經常感覺腹脹、食欲不振，經消化科檢查沒有發現胃腸道疾病，此時需去婦科就診。因為卵巢腫瘤會使周圍的韌帶受到壓迫、牽拉，加上腹水刺激，往往會出現胃腸道症狀。

（5）性激素紊亂：卵巢癌病理類型複雜多變，有些腫瘤分泌雌激素過多時，可引起性早熟、月經失調或停經後陰道流血；如果是睾丸母細胞癌，則會產生過多雄性激素而出現男性化體徵。

治療方案

（1）手術治療：手術的範圍須根據腫瘤的分期而定，往往需同時切除卵巢、子宮與輸卵管。僅在極少數情況下，如渴望保留生殖功能的年輕早期腫瘤患者，在允許的範圍裡進行較為保守的手術，但須審慎從事。

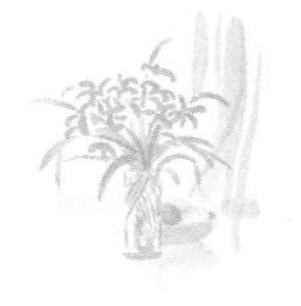

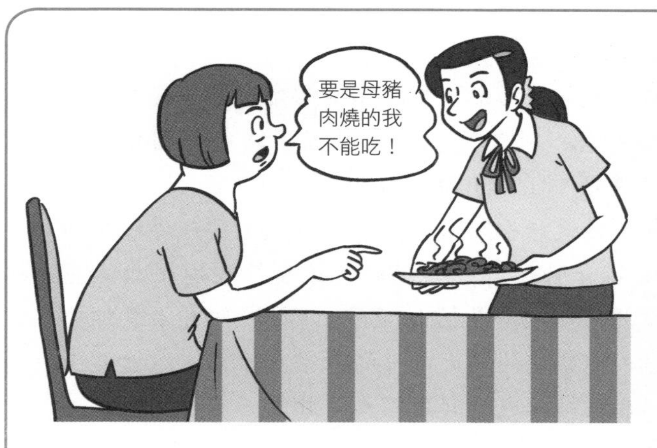

（2）化學治療：手術後化學治療一般為靜脈給藥，每3～4週化學治療一次，共進行半年至一年。目前的化學治療方案多採用紫杉醇和卡鉑聯用，聯合用藥療效優於單一用藥。這些藥物主要是透過破壞癌細胞的增殖能力而產生抗癌作用的。在破壞腫瘤細胞的同時，這些藥物也會損傷正常細胞而出現一系列副作用，包括噁心、嘔吐、脫髮、血球數減少等。

（3）放射線治療：放射線療法是治療卵巢癌的輔助療法之一，目前較為少用。當進行放療時，X光直接照射腹部或將放射物質置於腫瘤部位。治療區域的皮膚因射線照射往往會出現亞燒傷樣改變，而在停止治療後則可逐漸消退。除此之外，尚可能出現乏力、噁心以及腹瀉等副作用。

（4）免疫療法：20世紀70年代美國提倡了一種概念，即以修補人體的生物學反應的物質來提高對腫瘤的抵抗力，這種方法被稱為免疫療法。20世紀70年代以來雲芝多醣、裂褶菌多醣、香菇多醣在日本，桑黃多醣在韓國先後被批准作為免疫抗腫瘤藥物，由此奠定了菇類多醣類在免疫療法中的地位，同時也極大地推動了菇類生物活性成分的研究和應用。

（5）中醫治療。

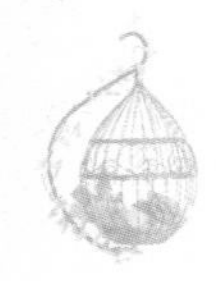

健康小常識

不論是卵巢良性或惡性腫瘤，早期患者常常會無明顯症狀，良性腫瘤也有惡變可能，故需開展定期檢查。為了早期發現卵巢癌，應注意以下幾點：①所有卵巢實質性腫塊，凡大於6公分的，都應引起注意，並進行手術治療。②月經初潮前或停經後婦女，以及生育年齡婦女服用避孕藥者的卵巢囊性腫塊，應考慮為腫瘤。生育年齡婦女小的卵巢囊性腫塊，觀察3個月未見縮小者，應考慮為腫瘤，觀察期間增大者可隨時進行手術。③盆腔炎性腫塊，尤其懷疑盆腔結核或子宮內膜異位腫塊，經治療無效，不能排除為腫瘤時應及早進行手術探查。

妙招79

皮膚癌的預防與治療

皮膚癌是起於皮膚的一種惡性腫瘤。病因尚不清楚，可能與慢性皮膚疾病、物理化學性刺激有關，如角化病、著色性乾皮病、嚴重的燒傷疤痕、頑固性潰瘺和瘍管、日光長期照射、放射線等。皮膚癌的易感性與種族也有關，白色人種發病率比有色人種顯著增高。惡性黑色素瘤是皮膚癌中最有傷害力的一種。戶外工作者，有皮膚癌家族史者，眼珠顏色比較淺，紅髮或金髮，皮膚容易有斑點的人，都是皮膚癌的高危險群。棕色或黑色皮膚的人，雖然也有皮膚癌的危險性，但是機率較低。如果及時治療，定期追蹤，皮膚癌患者生存期可延長。本病好發於鼻、唇、耳、頰、龜頭及乳頭等處，初起呈瘤樣隆起，日久易潰瘍，其基底堅硬，邊緣高起，表面如乳頭狀或菜花樣，迅速擴散、惡化。皮膚癌容易早期發現及診斷，病情發展緩慢，一般可以根治，五年生存率有90%以上。

早期發現

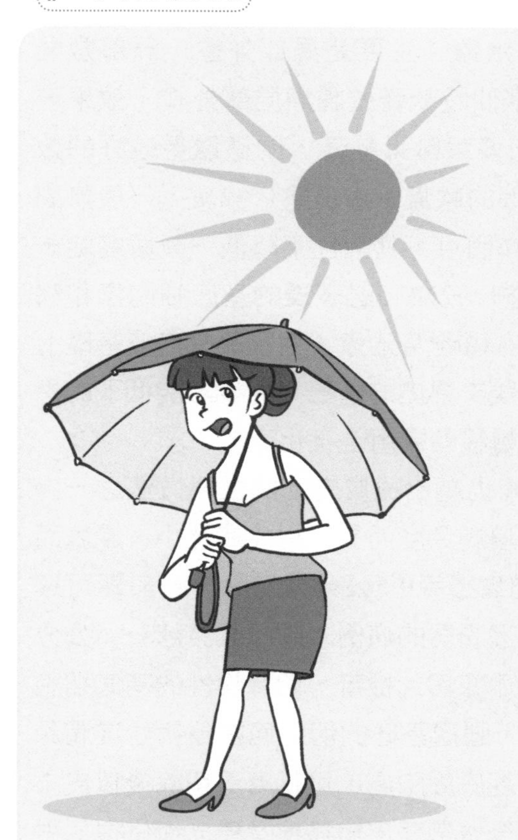

皮膚癌最顯著的病症就是皮膚上出現的變化，如皮膚上長包包或者無法治癒的潰瘍。不同種皮膚癌的症狀是不一樣的。有的皮膚癌開始的病症可能是平滑、蒼白或蠟狀的小腫塊。有時候腫塊會出血或長痂。而有的時候皮膚癌開始時是粗糙、乾燥或鱗片狀的紅點。

基底細胞癌和鱗狀細胞癌都發於曝曬於太陽的部位，如頭、臉、頸部、手和胳膊。身體的其他部位也可能患皮膚癌。

光化性角化病的症狀是皮膚上出現粗糙、紅色或棕色鱗片狀的斑點。光化性角化病也叫前期癌，因為它可能會轉變成鱗狀細胞癌。和皮膚癌一樣，光化性角化病也多發於曝露在陽光下的區域，但身體其他部位也可能出現這種病症。

皮膚上出現變化並不一定預示著癌症。但如果上述症狀持續超過兩週的話，就最好去醫院檢查。不要等到這些部位疼痛才去看醫生，因為皮膚癌早期是不會痛的。

如果在皮膚癌擴散之前得到很好的治療的話，其治癒率是100%。因此，如果皮膚上出現症狀的話，應該馬上到醫生那兒去檢查。

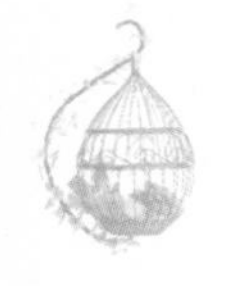

治療方案

（1）化學治療：①局部治療：主要是局部外塗、局部敷貼及局部注射。早年用0.5%秋水仙胺軟膏做腫瘤局部外塗，效果較好。近年用5-氟脲嘧啶軟膏和博萊黴素軟膏，同樣取得較好的效果。博萊黴素一般用0.1%或2%的軟膏，每日塗1～2次，一般無副作用。軟膏可以在室溫下保存6個月，其藥性不降低。氟尿嘧啶一般臨床用0.5%的軟膏，每日塗1～2次，對表淺的基底細胞癌和鱗狀細胞癌的原位癌，療效甚好。②全身治療：對在原有疤痕基礎上發生的鱗形細胞癌、皮膚與黏膜交界處的鱗癌、免疫功能低下的患者以及發生區域淋巴結及遠處轉移者需用全身化療。

（2）手術治療：目前手術仍為治療皮膚癌的主要方法之一。切除的範圍應隨腫瘤的大小、浸潤深度而異，對於病灶小、淺表而邊界清楚的基底細胞癌，距腫瘤邊緣0.5公分做切除，一般即可達到治癒目的。對病灶範圍大、浸潤廣的病例，應距原發灶3～5公分做切除，在有條件的醫院應做冰凍切片檢查。切緣陰性的基底細胞癌，其局部復發率為1%～5%，腫瘤基底的切除範圍隨病灶浸潤深度而定，如發生於頭皮的淺表基底細胞癌，可行廣泛切除後植皮；累及骨膜者應將骨膜一併切除後做帶蒂皮瓣移植及植皮術修復。對鱗狀細胞癌的切除範圍基本上同基底細胞癌，但伴有區域淋巴結轉移者應做淋巴結清除術。

（3）放射線治療：基底細胞癌和鱗癌對放射線治療都很敏感，即療效很好，在確定放療前，必須考慮患者年齡、性別、腫瘤病史、解剖學部位、治癒與復發，最後達到美容的效果。

（4）免疫治療：γ2-干擾素局部注射在基底細胞癌的瘤體內，短期內可以得到緩解。

（5）雷射治療。

（6）中醫治療。

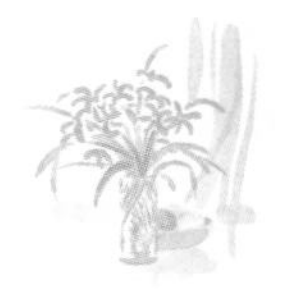

健康小常識

預防皮膚癌的祕訣：①養成良好的生活習慣，戒菸限酒。②不要過多地吃鹹而辣的食物，不吃過熱、過冷、過期及變質的食物；年老體弱或有某種疾病遺傳基因者，酌情吃一些防癌食品和含鹼量高的鹼性食品，保持良好的精神狀態。③有良好的心態應對壓力，勞逸結合，不要過度疲勞。④加強體能鍛鍊，增強體質，多在陽光下運動，多出汗可將體內酸性物質隨汗液排出體外，避免形成酸性體質。⑤生活要規律，生活習慣不規律的人，如徹夜唱卡拉OK、打麻將、夜不歸宿等，都會加重體質酸化，容易患皮膚癌。⑥不要食用被污染的食物，如被污染的水，農作物，家禽魚蛋，發黴的食品等，要盡量選擇綠色有機食品，要注意飲食衛生，防止病從口入。

第七篇

中醫藥與防癌抗癌

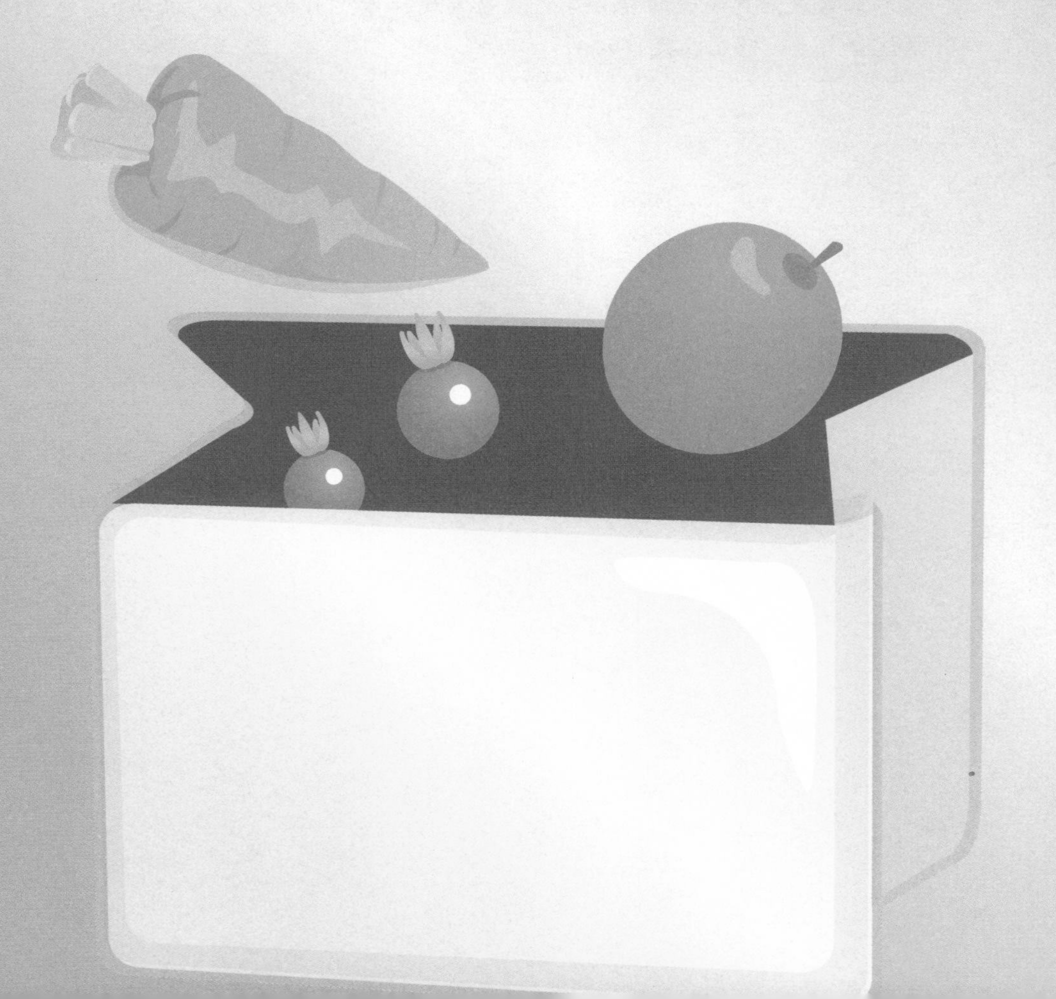

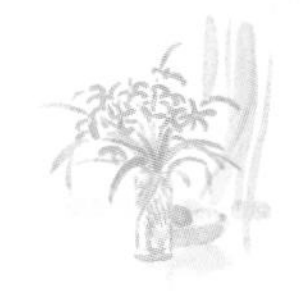

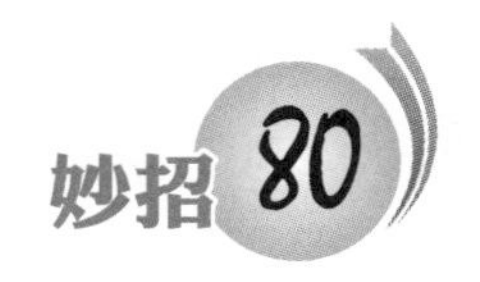

中醫中藥如何防癌抗癌

中醫對腫瘤早有所認識，中醫醫籍中有關的乳炎、噎膈、積聚、反胃等，與現代的乳癌、食道癌、肝癌、胃癌類似。中醫對腫瘤的治療也累積了豐富的經驗。

中醫對癌症的認識

中醫認為一切癌症的發生，都是人體陰陽失調的表現，因此在治療上主張「謹察陰陽所在而調之，以期為平」。在治療原則上主張：①雙向調節。人體的氣血陰陽，虛實寒熱，透過雙向調節貫穿於理法方藥之中。②整體調節。中醫治病以人的整體治療為目標，採取各種調控方法，力爭把整體功能調整到和諧的程度。③自我調節。中醫治療疾病十分重視精神治療，情志調整，強調三分用藥，七分調養，相當於現代醫學的心理因素和心理治療。這點在惡性癌症的治療過程中尤其有重要意義。④功能調節。中醫治病首先以恢復和增強體內自身組織的作用為目的，激發機體內部抗病潛力。

扶正與祛邪

癌症的中醫治療，基本上可歸納為扶正與祛邪兩個方面。究竟以扶正為主，還是祛邪為主，首先應根據患者的臨床表現，如舌苔、脈象等，運用中醫學的理論為指導進行辨證，分清虛實，然後立法處方。同時，要認識到本病的根本在於癌組織的惡性發展。因此，還要根據整體與局部的具體表現，把辨證論治和抗癌治療相結合，扶正（調整機體陰陽氣血和臟腑功能，激發機體的自身潛能，提高抗病能力）與祛邪（抗癌）相結合。

扶正就是應用補法增加人體的抵抗力，如益氣健脾、補腎養陰等。祛邪就是應用攻法消除癌症病變對人體造成的危害，如清熱解毒、活血化瘀、軟堅散結等。對於早期病變，邪氣猖獗但正氣不衰時，以攻法為主，還應輔助正氣。對於晚期患者，久病體虛，精氣耗傷，正氣虛弱，以補法為主。一般情況下正虛邪實，正不勝邪，則採用扶正祛邪，攻補兼施的方法。

對於癌症早期患者，體質強健，氣血不虛，以祛邪為主；而對於晚期癌症，患者體質衰弱，氣血大虛，則應以扶正為主。留得一分正氣，方得一線生機。對於一些放射線治療、化學治療的癌症患者，由於放射線治療、化學治療本身也是作用很強的祛邪手段，此時當以扶正為主，以減輕放射線治療、化學治療的不良反應和副作用。這就是中西醫結合的揚長避短。

中醫抗癌的特點

同病異治和異病同治：相同的癌症，由於發病情況不同，人體差異存在，在不同階段，出現不同的證型，因此就需用不同的方藥治療，這就是同病異治。如同為肺鱗癌，有的為氣陰虧虛型，有的為痰濕凝聚型，則治療原則就不一樣。不同的癌症，若出現同一證型，就要用相同的方藥治療，這就是異病同治。如許多癌症患者，通常可見「血瘀」表現，則均可用活血化淤法治療。

虛實補瀉原則：中醫認為「虛則補之，實則瀉之」。當出現虛證時，就應採用補益方藥；當出現實證時，則應用瀉法；若患者虛實夾雜，則要採取補瀉兼施。保「後天之本」與固「先天之本」：後天之本是指脾胃運化功能，而「腎陰」、「腎陽」則為先天之本。癌症患者常有先天或後天之本的不足，或因久病或放射線治療、化學治療的損傷，都可以引起脾胃功能和腎的陰陽失調。實驗證明，中醫健脾益氣、調理脾胃，能改善癌症患者的營養吸收，增強患者的免疫功能與抗癌能力，改善患者一般狀況。同時，補腎可

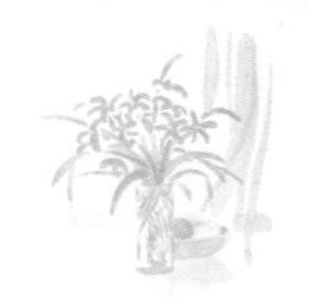

以增強癌症患者的細胞免疫功能與免疫監視作用，提高和調節內分泌功能，還可以防治放射線治療、化學治療的副作用。由此看來，治療癌症時保住「後天之本」與鞏固「先天之本」同樣重要，不可偏廢。

中藥能防癌抗癌

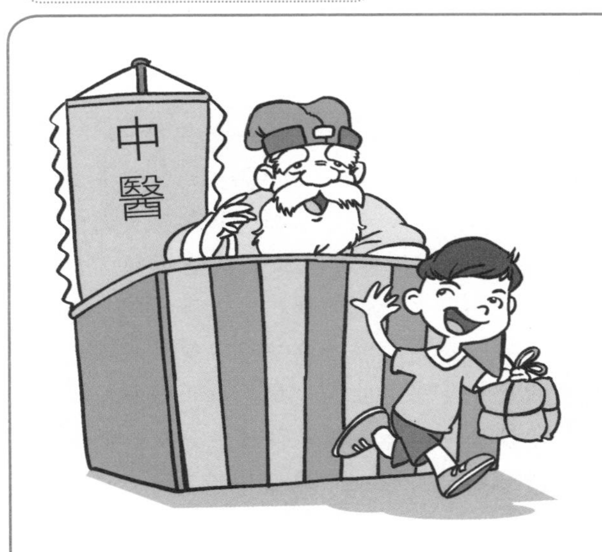

目前已發現有100餘種單味中藥有抗癌作用。中藥抗癌作用機理是：①直接抑制癌瘤的生長。②調節機體免疫功能，達到間接抗癌作用。機體的免疫功能是機體的抗病能力，許多培本扶正的中藥具有增強免疫功能的作用。細胞免疫系統主要包括白血球、巨噬細胞及T淋巴細胞。若機體受到癌細胞的侵襲，這些免疫細胞就會合作作戰，吞噬、殺滅癌細胞，如中藥中補骨脂、黨參、枸杞能使白血球增多；黃耆注射液可使肺部巨噬細胞量增加，並增強其代謝作用和提高吞噬指數及吞噬百分率；靈芝多醣有顯著增強腹腔巨噬細胞吞噬能力的作用；女貞子、黃精、薏仁有增強機體免疫功能的作用，提高淋巴細胞的轉化率。中藥黃耆、人參、地黃、淫羊藿、何首烏、香菇、胎盤等能促進體內抗體的產生，對體液免疫產生作用。

研究顯示：不少癌症的發生與病毒密切相關，具有抗癌毒作用的中藥可能有抑制癌瘤生長的作用。①檳榔、常山浸出液可抑制B型肝炎病毒；②黃柏、虎杖、蠶砂、貫眾、魚腥草可明顯抑制流感病毒；③大青葉、黃芩、金銀花、板藍根可拮抗呼吸道病毒；④銀花、連翹、黃連、黃柏明顯拮抗腸道病毒。

干擾素被認為是抗癌新藥，它既能有效地抑制病毒繁殖、生存，同時又不損害人體的正常細胞。有些中藥作用於人體後，可使機體產生或合作產生干擾素，進一步產生間接抗病毒的作用。

中藥抗癌作用的機理是多方面的，在臨床運用時，採取哪種治法、選擇哪些藥物，應根據病人的具體情況辨證施治。

健康小常識

很多人都認為癌症是「毒」，那麼治療就應該「以毒攻毒」，認為只有全蠍、蜈蚣、壁虎、斑蝥才是祛毒良藥，更是唯有用白花蛇舌草、龍葵、蛇莓等清熱解毒之品去抗癌治癌，川烏、草烏、狼毒、南星更是方中常客，恨不得用盡天下毒物，以期殺盡癌毒，毒去身安。其實，中醫治療癌症就像中醫治療其他病一樣，強調的是從整體出發，著眼於陰陽平衡，扶正祛邪而達到目的。整體觀念和辨證論治是中醫治療疾病取得良好療效的關鍵。在治療上不能僅僅只看到癌症，而一味地祛邪解毒，而忽視了更重要的一方面，那就是扶助正氣，調整免疫功能。只有扶正和祛邪兼顧，才能真正達到治療的目的。

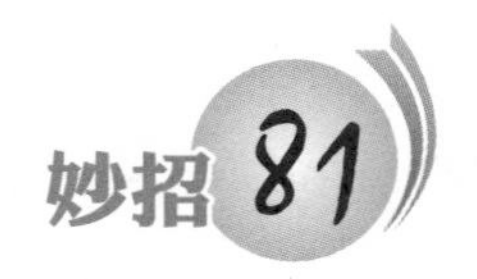

藥茶可以防癌抗癌

藥茶是在茶葉中添加食物或藥物製作而成的具一定療效的特殊的液體飲料。廣義的藥茶還包括不含茶葉，由食物和藥物經沖泡、

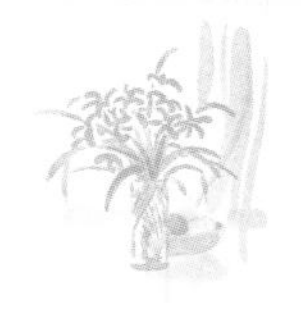

煎煮、壓榨及蒸餾等方法製作而成的代茶飲用品，如湯飲、鮮汁、露劑、乳劑等。

藥茶防癌抗癌機理

人們之所以喜歡喝茶，不僅因為茶清香滑潤、爽口舒心，更重要的是由於茶具有多種醫療保健作用。茶除具有提神醒腦、止渴生津、利尿降壓、祛脂解毒等作用外，近年來的醫學研究顯示，茶葉所含的許多生物活性成分，具有明顯的抗癌作用，而且可以預防某些癌症的發生。

茶葉含有人體所必須的蛋白質、胺基酸、脂肪、礦物質和維生素。特別值得一提的是茶葉中含有十多種維生素，100克普通茶葉中，維生素C含量可高達160毫克以上，僅次於酸紅棗和紅棗，高於一般的蔬菜、水果；維生素B群和維生素A、維生素D、維生素E、維生素K以及維生素P等含量也相當豐富；茶葉含有鉀、鈉、磷、鈣、鎂等礦物質，所含的微量元素鐵、氟、錳、鉬、鋅、硒、鍺等也不少。19世紀以來，人們不斷對茶葉進行分析，發現茶葉含有近400種化學成分，其中有許多有效成分直接或間接與防癌抗癌有關，如所含的茶多酚類（茶單寧等）、麥角甾醇、芳香油化合物、三萜皂苷、脂多醣、茶鞣質、咖啡鹼、茶鹼等藥效成分。有報導，紅茶的香味和鞣質都比綠茶減少，是炮製過程中損失的。

防癌抗癌藥茶

（1）菊花冬凌茶：菊花5克、冬凌草10克、紅棗2枚、枸杞5克。將方中諸藥置杯中，沸水沖泡。代茶飲用。具有清熱明目、抗癌解毒的功效，適用於目赤疼痛、咽喉疼痛不利、腫瘤病人放射線治療後等。冬凌草為唇形科植物，別名冰凌花、冰凌草，全株入藥。具有良好的抗腫瘤和抑菌作用。據臨床觀察，對消化道腫瘤有一定的緩解作用，也可用作防治放射線治療的副作用之用。

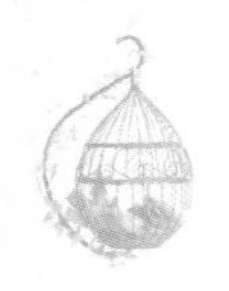

（2）無花果綠茶：無花果2枚、綠茶10克。無花果切片，與綠茶一同放入砂鍋中，加水共煎，煮至沸後10分鐘即成。代茶頻頻飲用，每日1劑。具有潤肺清腸的功效，適用於早期癌症的食療，對抑制癌細胞生長有一定的作用。無花果中的維生素A、維生素C、維生素D和β-葡聚糖等具有一定的防癌和抗癌作用。國外有些科學家認為，無花果中含有一種防癌成分，能防止早期癌症的形成，所以無花果被稱為抗癌蜜果。

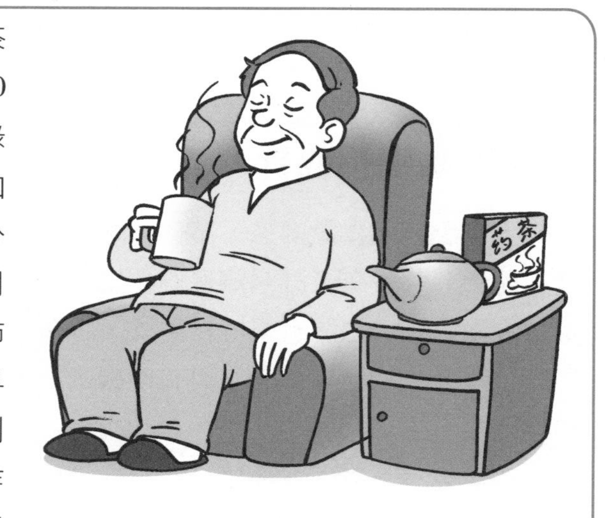

（3）奇異果紅茶：紅茶3克、奇異果100克。奇異果去皮後切薄片，放杯中。先將紅茶用沸水沖泡，蓋悶5分鐘後，再將茶水沖入裝有奇異果片的杯中即成。飲茶，食用奇異果。每日1劑。具有解熱、止渴、抗癌的功效，適用於煩熱、消渴、腫瘤。每100克奇異果果實中含維生素C530～930毫克，還含有大量維生素P及17種胺基酸、微量元素等。鼻咽癌、肺癌、乳癌患者放射線治療後虛熱咽乾、煩渴欲飲，飲用奇異果茶有生津止渴開胃的作用。膀胱癌患者小便短赤澀痛，以及子宮頸癌患者放射線治療後尿頻、尿急、尿痛，飲用奇異果茶也有改善症狀、減輕痛苦的作用。

（4）半邊蓮茶：半邊蓮（乾品）30克揀雜，切碎，放入杯中，用沸水沖泡，加蓋，悶15分鐘即可飲用。當茶，頻頻飲用，一般可沖泡3～5次。具有清熱解毒、利水消腫、抗癌的功效，適用於各類癌症，作防癌抗癌茶療飲品，對鼻咽癌、肝癌、腎癌等癌症患者，以及伴有癌性腹水者尤為適宜。

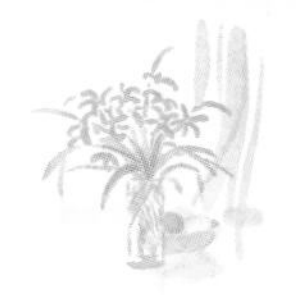

健康小常識

含茶葉藥茶雖可扶正抗癌，活血化瘀，但如飲用劑量過大、過濃，由於茶葉所含成分可興奮神經，導致胃腸不適，增加胃酸分泌，加重消化道病情，加快心律，增加腎臟負擔。所以，一般癌症患者每天服用1劑，或沖泡或煎煮的藥茶量可分2～3次飲用。

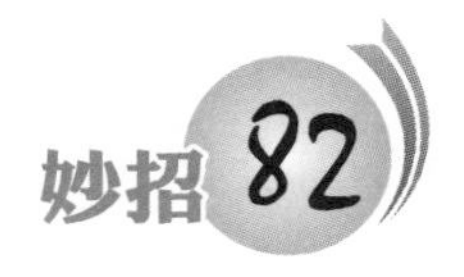

妙招82 藥膳可以防癌抗癌

藥膳療法是自然療法的重要組成部分，它取藥物之性，用食物之味，相輔相成，以達到防病治病、強身健體和延年益壽等目的。癌症一般都要經過手術、化學治療、放射線治療三個過程進行治療。在治療過程中，均有不同程度的食欲不振、消化力減退、乏力、體重下降等現象，可透過正確的食療來加以改善，也可以產生防癌抗癌的功效。

輔助抗癌藥膳驗方

（1）人參薏仁枸杞粥：生曬參3克、薏仁50克、枸杞30克、白米100克、蜂蜜30克。將人參曬乾或烘乾，研成細末；薏仁、白米洗淨後入鍋，加揀淨的枸杞，加水適量，小火煨煮成稠粥，粥成時調入人參末、蜂蜜，攪拌均勻即成。早晚2次分服。具有補益脾肺、滋陰抗癌的功效，適用於癌症體弱患者或放射治療、化學治療所致白血球減少者，持續服食，有輔助治療作用。

（2）杏仁蓮子貝母糊：杏仁50克、蓮子50克、貝母15克、冰糖20克。杏仁、蓮子、貝母分別揀淨，清水沖洗後，曬乾或烘乾，研成細末。砂鍋加水後，煮沸，調入杏仁、蓮子、貝母粉；拌和均勻，加冰糖，邊煨煮邊調和，

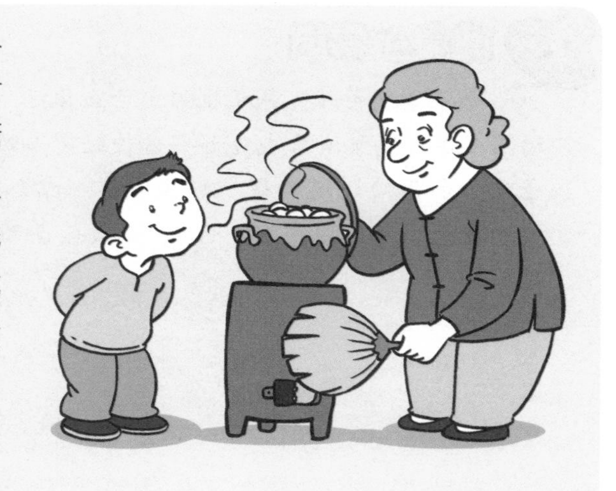

煮至呈糊狀即成。作藥膳糊羹，早晚2次分服。具有清肺止咳、化痰解毒抗癌的功效，適用於肺癌患者咳嗽痰多者。

（3）沙參山豆根蜜汁：南沙參30克、山豆根10克、蜂蜜30克。將沙參洗淨，曬乾或烘乾，切片，與洗淨後切成片的山豆根同入砂鍋，加水適量，煎煮2次，每次30分鐘，合併2次濾液，加入蜂蜜，拌和均勻即成。早晚2次分服。具有養陰清肺、解毒抗癌的功效，適用於肺癌、消化道癌症手術後氣陰兩虛，口乾舌紅、無苔，肺胃陰虛的老年患者。

（4）薏仁白花蛇舌草湯：薏仁50克、白花蛇舌草60克。將白花蛇舌草洗淨，切碎，與洗淨的薏仁同入砂鍋，加水適量，中火同煎30分鐘，濾渣，取汁即成。早晚2次分服。具有健脾利濕、清熱解毒、防癌抗癌的功效，適用於多種癌症，對胃癌、食道癌、直腸癌尤為適宜。

（5）三七香菇燉雞：三七15克、香菇30克，雞1隻（約500克），紅棗15枚。將三七洗淨，切片，曬乾或烘乾，研成細末；香菇洗淨後用溫水泡發，備用；將雞宰殺後，去毛及內臟，洗淨；紅棗洗淨，去核。將雞、香菇、紅棗同入砂鍋，加水適量，先以大火煮沸，加黃酒、蔥花、薑末等調料，改用小火煨燉1小時，待雞肉

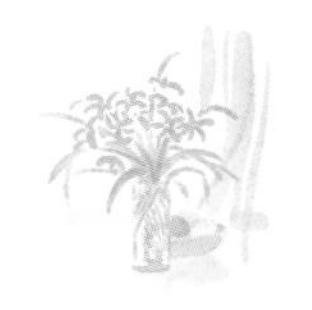

熟爛，加三七粉調和均勻，加精鹽、五香粉適量，煨燉至沸即成。佐餐當菜，隨意服食，喝湯吃雞肉，嚼食香菇和紅棗。具有補氣養血、祛瘀生新、強身抗癌的功效，適用於各類癌症手術後，以及放射線治療、化學治療後體質虛弱者。

（6）歸耆靈芝燉鱉：黃耆30克，當歸尾30克，靈芝30克，紅棗15枚，鱉1隻（約300克）。將鱉放入鍋內，加清水，煮沸，撈出，宰殺去淨內臟，切成塊，略炒，備用；黃耆、當歸尾、靈芝分別洗淨，切片，同放入紗布袋中，紮緊袋口，與鱉肉同放入砂鍋，加紅棗及清水適量，大火煮沸後，改用小火同燉1.5小時，待鱉肉熟爛，取出藥袋，即成。吃肉喝湯，空腹飲用最佳，同時嚼食紅棗。具有補中益氣、滋陰生血、清熱抗癌的功效，適用於鼻咽癌患者及其放射治療、化學治療後所致眩暈或白血球減少症者。

健康小常識

癌症患者因手術部位及手術方式的不同、腫瘤的病理類型不同、病程的階段不同、患者個體體質的不同，手術後可出現不同的症狀，進補時可對症調養，以促進身體的康復。癌症患者因放射線治療受電離輻射的作用，常出現類似熱邪傷陰耗氣的症狀，如口乾咽燥、進食乏味、舌質紅絳、舌苔光剝、脈弦細數等，在飲食進補時應注意多吃滋潤清淡、生津增液之品，以減少放射線治療的副作用。癌症患者化學治療時，藥物除對腫瘤細胞有殺傷作用之外，同時亦會損傷到部分正常組織細胞，出現一系列不良反應：如對胃腸黏膜細胞的影響引起噁心、嘔吐、食欲減退等；抑制骨髓造血細胞引起白血球、血小板的下降等。在飲食進補時應注意多吃增加食欲及消化功能的藥物，促進骨髓細胞生長、提高免疫功能之品以減少化學治療的副作用。

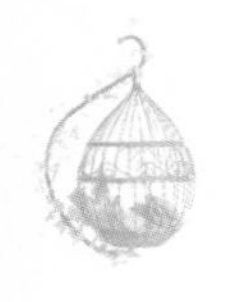

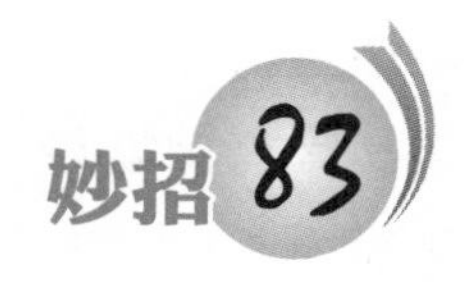

妙招83 針灸可以防癌抗癌

針灸療法是中醫特有的非藥物治療方法，是世界醫學中的燦爛瑰寶，廣泛應用於各種疾病。針灸是目前防治癌症常用的方法之一，在癌症的防治研究中運用針灸療法有顯著療效，引起了人們，特別是科學家、學者們的高度重視。

針灸抗癌的機理

針灸治療疾病具有三大作用，即鎮痛作用、增強機體防禦免疫作用和對機體各系統功能的調節作用。這三大作用對於癌症的治療，都是不可缺少的。

增強人體免疫功能，是針灸抗癌瘤治療的主要機理。針灸對癌症患者低下的免疫水準有較好的提升作用，部分患者幾乎達到正常水準，且免疫指標上升與臨床症狀的緩解具有一致性。針灸能夠解除放射線治療、化學治療所致的骨髓抑制、免疫抑制，可使白血球數在短期內迅速回升，並能明顯改善臨床症狀，且具有見效快、效果顯著、無副作用的特點。針灸療法也常用於減輕放射線治療、化學治療引起的神經、消化道反應，能夠明顯緩解噁心、嘔吐、乏力、頭暈、失眠等症狀。

針灸的鎮痛作用在緩解癌性疼痛方面顯示了巨大的優勢。疼痛是中晚期癌症患者最常見、最痛苦的症狀之一。針灸緩解癌痛，與針刺等刺激引發了內源性鎮痛系統有關。

針灸療法既能夠緩解癌症膈塞閉結、上下不通的局部症狀，又能改善正氣虛損的全身症狀，特別是對於現代醫學尚無肯定療效的症狀如灼痛、痠痛、伴有麻木的疼痛、腹脹、浮腫、倦怠、肢冷等，也具有良好的治療作用，這些已成為目前臨床公認的現象。

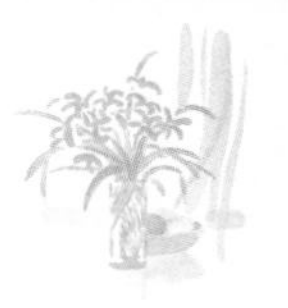

針灸抗癌的辨證施治

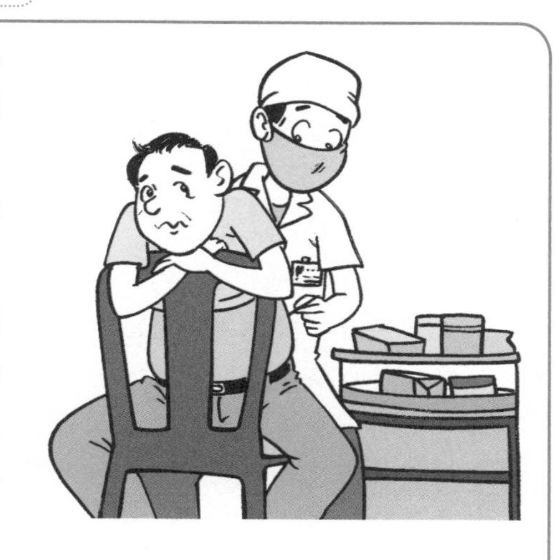

（1）氣滯血瘀證宜理氣活血，化瘀消積，本證常用的針灸穴位有足三里、陽陵泉、脾俞、太溪、三陰交、內關等。

（2）痰濕凝聚證宜化痰祛濕，軟堅散結，本證常用的針灸穴位有內關、足三里、脾俞、胃俞、中脘、三陰交、合谷、間使等。

（3）熱毒內熾證宜清熱解毒，扶正祛邪，本證常用的針灸穴位有合谷、內關、足三里、陽陵泉、三陰交、百會、神闕（灸）等。運用針刺治療，每日1次，每次留針10分鐘；神闕用艾條灸，每日2次，每次5分鐘。

（4）氣血不足證宜補養氣血，本證常用的針灸穴位有足三里、內關、三陰交、陽陵泉等。運用針刺治療，每日1次，每次留針10～15分鐘。

（5）臟腑虧虛證宜溫補脾腎，養益氣血，本證常用的針灸穴位有足三里、三陰交、脾俞、太溪、內關等。運用針刺治療，隔日1次，每次留針15～30分鐘，15次為1個療程。

（6）氣虛血瘀證宜補氣化瘀，本證常用的針灸穴位有內關、足三里、陽陵泉、三陰交等。運用針刺治療中用補法，肝區疼痛者加肝俞。

（7）陰虛火旺證宜滋陰清熱，本證常用的針灸穴位有太沖、合谷、三陰交、肺俞、足三里等。運用針刺治療中用補法，每日1次，每次留針10～15分鐘，間斷撚針，每5～7天為1個療程。

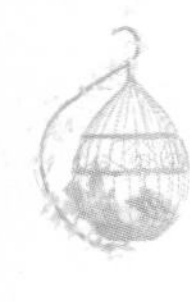

（8）陽虛水泛證宜健脾益氣，溫腎行水，本證常用的針灸穴位有水分、氣海、足三里、三陰交、脾俞、腎俞等。運用針刺治療中多用補法，每日1～2次。艾灸以灸脾俞、腎俞為主，配合氣海、足三里、三陰交等穴位，每日2～3次，每次以艾條灸10～15分鐘。

健康小常識

毫針刺法適用於癌症各期的治療，其中尤以體針法效果為好，多用於癌症患者免疫功能低下，放射、化學治療副作用，癌性疼痛，以及癌瘤晚期虛損症狀明顯者。由於癌瘤患者多正虛邪盛，毫針刺激量不宜過大，要以患者能夠耐受為準。艾條溫和灸法適用於癌症各期的治療，即將艾條一端點燃，對準施灸穴位或癌症部位，距皮膚2～3公分處進行燻烤，至局部皮膚紅暈、灼熱為準。要特別注意，施灸時勿要燙傷患者皮膚，一般可灸10～15分鐘。施灸神闕穴時，艾條溫和灸時間以5分鐘為宜。

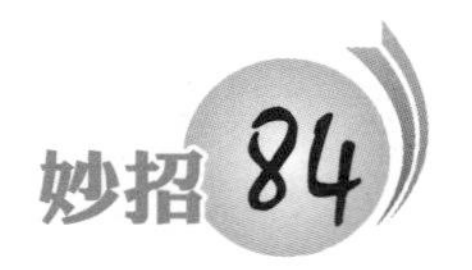

妙招84 敷貼可以防癌抗癌

敷貼療法是我國民間傳統的治病方法，多採用民間易得的動、植物等，經過處理後，敷貼於人體體表某部位而達到治療目的。敷貼療法具有簡便、安全、效驗等特點，老幼患者均可使用。研究資料顯示，藥物外敷療法是治療癌瘤的一項有效方法。

敷貼療法的機理

敷貼療法的作用機理是依據中醫經絡學說，辨證配穴，靈活

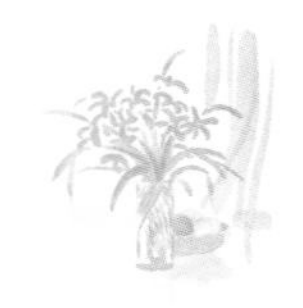

施術，使有防治功效的藥物透過皮膚腠理、毛孔、穴位、經脈而起作用，達到以膚固表，以表托毒，以經通臟，以穴祛邪和扶正強身的目的。敷貼療法在部分癌瘤患者，其治療保健價值尤為明顯和突出。癌症患者多因病痛纏身，精神萎靡，食欲減退或低下，特別是晚期癌症患者，有的甚至已難進食，在這樣的情況下，許多患者難以正常服食藥膳，以及中藥湯劑等，此時若採用敷貼療法，將具有防治癌症功效的藥食兼使的動、植物等妙品，炮製研粉後外敷患者的病灶經穴體表之處，可由表及裡而達臟腑，治療相關癌症，祛除病邪，克癌致勝，獲得康復的較好效果，或使臨床症狀得以改善，配合其他中西醫結合療法，以使患者能夠痊癒。對有些癌症患者來說，敷貼療法不僅可以攻毒克痛，而且可以根據病情變化，結合臨床辨證施治，更能達到扶正祛邪，消腫去痛的效果。

敷貼療法的分類

（1）散劑：將配方中的某些藥、食物按要求進行炮製，然後混合加工研成細末，酌量調勻。在用白開水或白酒、油料調拌時，應根據患者症狀及皮膚乾濕燥潤等實際情況，分別將敷藥料調拌為稀濕狀、黏稠狀等。

（2）膏劑：一般將配方中的藥料先用香油浸漬一段時間，然後放入鍋中，加植物油（香油或菜油等）用小火緩慢熬煉，待藥料焦黃，過濾去藥渣，將濾汁回入鍋中，繼續熬煉。待油脂漸漸呈棕黑色，滴在紙上成珠狀不散時（即軟硬適度），攤塗在一定規格（尺寸）的皮、布、牛皮紙、軟膠紙等上面即可使用。

（3）糊劑：用研磨等方法將藥物製成細末，用黏合劑，如酒、醋、雞蛋清、麻油等輔助料，或用冷開水調拌藥末成糊狀；或用新鮮藥、食物洗淨後直接搗爛成糊狀敷貼於患處，外蓋紗布，以膠布固定。糊劑多選用易溶解、易研成細末的藥物，民間常用新鮮草藥，以及具有藥物功效的食物等。

敷貼的方法

敷貼方法所遵循的原則，所選用的穴位，原則上與針灸用穴是一致的，但也有本療法的特點。敷藥部位多數直接選用痛點穴位，即針灸常用的「阿是穴」，該穴便於藥物的直接滲透。同時還多選用竅穴，因竅穴與內臟有密切關係。

此外，在選穴時還必須遵循「欲清上焦，選上脘、肺俞、勞宮、內關；欲清中焦，宜選神闕、湧泉、中脘；欲清下焦，宜選氣海、關元等穴。欲補五臟，宜選背俞穴；欲瀉五臟，亦取背俞穴；欲救陽者，宜選關元、氣海」等原則。若病在經，循其經而取之。只要選穴精當，常可收到事半功倍之效。

敷藥局部應按常規用75%酒精做局部消毒，也可用溫開水、白酒或其他消毒液洗淨穴位皮膚，然後敷藥，以免發生感染。癌症患者穴位敷藥時，選穴不宜過多，每次2～3個，每穴藥量應視病證而定，一般也不宜大，敷貼面積也不宜過大，時間也不宜過久，以免引起不良反應。敷後若發生患部或穴位處瘙癢，可在敷藥外面按摩，或用酒精塗擦患處後，再將膏藥加溫敷貼上。貼敷炒熱的藥物時，應注意藥物的適當溫度，防止發生燙傷。同樣，進行濕敷時，要保持藥料濕潤，以增強滲透性。對癌症患者併發有大皰性皮膚病變及表皮剝脫症者不宜濕敷。

凡癌症患者併發有皮膚過敏或皮膚破損者不宜使用敷貼療法。敷貼治療中出現不良反應，如疼痛、變態反應、病情加重等現象，應立即撤去藥物，改用其他療法。

常見癌症的敷貼穴位

一般情況下，常見癌瘤很容易確定其敷貼的俞穴，如肺癌、肝癌、胃癌、腎癌等只要貼在其同名俞穴，即肺俞、肝俞、胃俞、腎俞就可以了，且都歸屬足太陽膀胱經，均在背部，不僅易於定

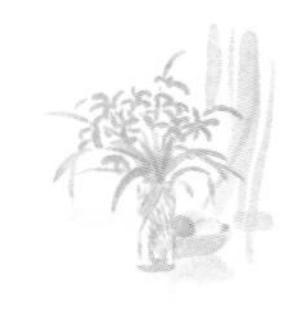

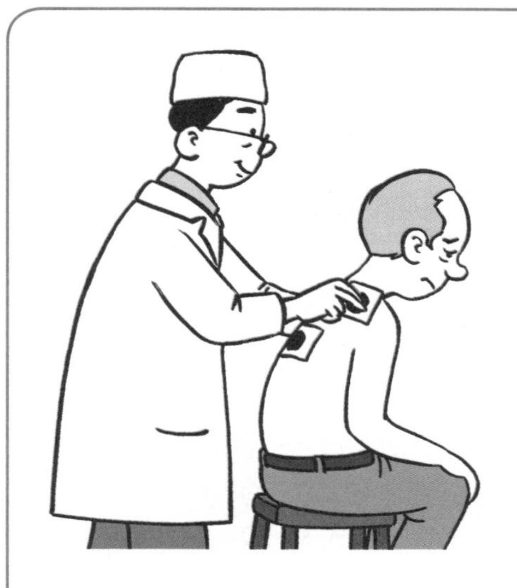

位，在家庭敷貼治療時也易於掌握。某些特殊的癌瘤，根據中醫理論特別是經絡學說，完全可推斷出相關俞穴和敷貼部位。

腦瘤——風池、風府穴與距病灶最近的頭皮部位。

上頜竇癌——肺俞（俯臥位，第三胸椎棘突下，督脈旁開1.5寸）與面頰病灶處。

鼻咽癌——肺俞與鼻翼兩側。

喉癌——肺俞與下頜咽喉部位。

甲狀腺癌——肝俞（俯臥位，第九胸椎棘突下，督脈旁開1.5寸）與甲狀腺部位。

肺癌——肺俞與乳根穴（定位第五肋間隙，乳頭直下）。

食道癌——胃俞與前胸正中食道走行部位（寬6～8公分）。

胃癌——胃俞與前胸、腹上脘、中脘、下脘部位。

肝癌——肝俞與相關的期門、神闕及其肝區部位。

膽囊癌——膽俞（定位第十胸椎棘突下，旁開1.5寸）與膽囊穴部位。

胰臟癌——三焦俞（定位第一腰椎棘突下，旁開1.5寸）與循經三陰交穴等部位。

大腸癌——脾俞（俯臥位，第十一胸椎棘突下，督脈旁開1.5寸）與腹部接近病灶部位。

乳癌——期門與乳房腫塊處。

子宮頸癌——腎俞（第二腰椎棘突下，督脈旁開1.5寸）與小腹陰毛處。

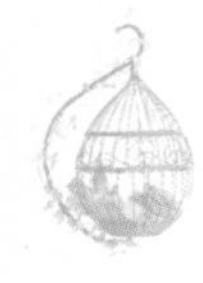

陰莖癌——膀胱俞（平第二骶後孔，當髂後上棘內緣下與骶骨間的凹陷中）與陰莖病灶處。

腎癌——腎俞與相關病灶部位。

膀胱癌——膀胱俞與中極穴等相關病灶處。

皮膚癌——肺俞與皮膚病灶處。

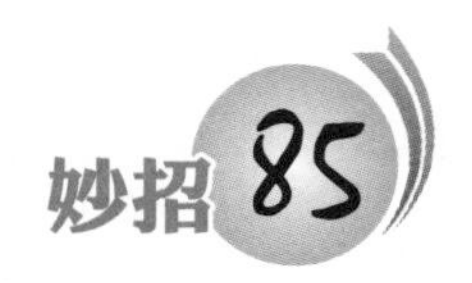

敷貼療法在解除癌性疼痛方面，有其獨特的作用。在運用敷貼療法實施對癌性疼痛的止痛過程中，必須特別注意的是，外敷止癌性疼痛的藥物中常含有毒物品，只可外用，不可內服，以防發生意外，而且，未用的敷藥須妥善、密封保管。例如，取冰片10克、高粱酒100CC，製成溶液，外部滴敷疼痛部位，可治癌性疼痛。

妙招85

金銀花可以防癌抗癌

金銀花又名銀花、雙花、忍冬花、金花等。藥用為其花蕾。金銀花味甘，性寒。入心、肺、胃經。具有清熱解毒、消癰散腫、抗癌抑癌的功效，適用於鼻咽癌、腮腺癌、肺癌、白血病、婦科癌症及癌性發熱等。

抗癌功效

金銀花主要含揮發油、黃酮及綠原酸、皂甙、三萜類、多種微量元素等。研究顯示，金銀花有抗癌效用。體外實驗顯示，金銀花

水煎液或醇浸液對肉瘤和艾氏腹水癌有明顯的抑制作用。臨床實驗顯示，金銀花對鼻咽癌、食道癌、白血病等有一定的治療效果。

應用舉例

金銀花抗癌以複方煎汁服為主。常用劑量為乾品15～30克，鮮品加倍。

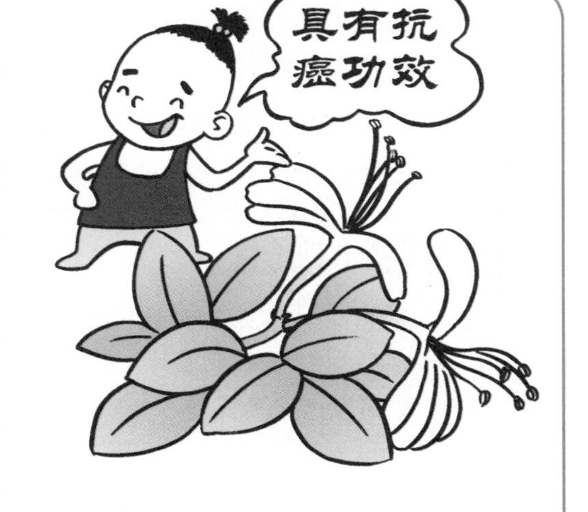

（1）取金銀花、魚腦石各30克，烏梅6克、石見穿20克。加水煎汁，代茶飲，每日1劑。適用於鼻咽癌。

（2）取銀花30克、全栝蔞15克，北沙參、白花蛇舌草、白英各30克。加水煎汁，每日1劑，分3次服。適用於肺癌。

（3）取金銀花30克，青黛6克，生牡蠣（先煎）30克，白毛夏枯草20克。加水煎汁，每日1劑，分2～3次服。適用於腮腺癌。

（4）取金銀花30克、代赭石15克，石見穿、冬凌草、威靈仙各20克。加水煎汁，每日1劑，分2～3次服。適用於食道癌。

（5）取金銀花、芡實、薏仁、地榆各18克，青葙花30克、女貞子12克。加水800CC，煎成400CC，每日1劑，分2次服。適用於子宮頸癌。

（6）取銀花、大青葉、白花蛇舌草各20～30克，生地、仙鶴草各30克。加水煎汁，每日1劑，分3次服。適用於白血病。

（7）取金銀花20～30克、黃芩15克、連翹12克、七葉一枝花20克、鮮蘆根30克。加水煎汁，代茶飲，每日1劑。適用於癌性發熱。

（8）取銀花、生黃耆各15克、當歸24克、甘草5克、枸橘葉50

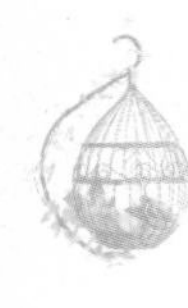

張。以水、酒各半煎煮，每日1劑，分2次服。用於乳癌日久，破潰出水者。

（9）取新鮮魚腥草適量，洗淨搗爛，加入魚腦石、黃柏、硼砂、冰片各適量，搗碎研末，外敷迎香穴、印堂穴。每日1～2次。適用於鼻咽癌頭痛、發熱。

（10）取金銀花露，每日服3次，每次100CC，天冷燉溫服，必要時可增加次數，連服2星期為1個療程，可服2個療程以上。適用於癌症放射線治療和化學治療後口乾症。

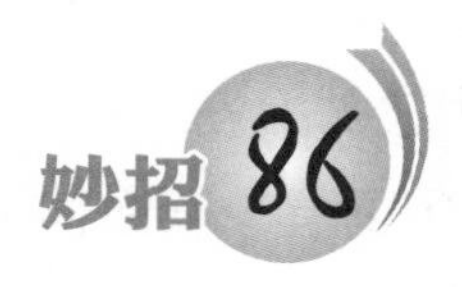

金銀花乃清熱毒、消腫痛之要藥，對鼻咽癌、肺癌、腦部癌症、白血病、婦科癌症等有一定的治療作用。金銀花性寒，脾胃虛寒者不宜服用金銀花。

妙招86 龍鱗草可以防癌抗癌

龍鱗草又名大葉菜、深綠卷柏、地側柏等。藥用為其全草。龍鱗草味甘帶澀，性溫平。具有抗癌解毒、消腫的功效，適用於絨毛膜上皮癌、惡性葡萄胎、鼻咽癌、食道癌、胃癌、肝癌、肺癌及子宮頸癌等。

抗癌功效

龍鱗草主要含生物鹼、甾醇、皂甙、胺基酸等成分。研究顯示，龍鱗草有較好的抗癌效用。實驗顯示，對動物肉瘤、子宮頸癌、白血病等多種癌症均有不同程度的抑制作用，並能顯著延長肝癌實體型癌症小鼠的生存期。此外，還能增強機體代謝和網狀內皮系統功能，具有「扶正祛邪」的雙重作用。臨床實踐還顯示，龍鱗草對絨毛膜癌、惡性葡萄胎、鼻咽癌有良好的治療效果，對食道癌、胃癌、肺癌、子宮頸癌等也有治療效果。

應用舉例

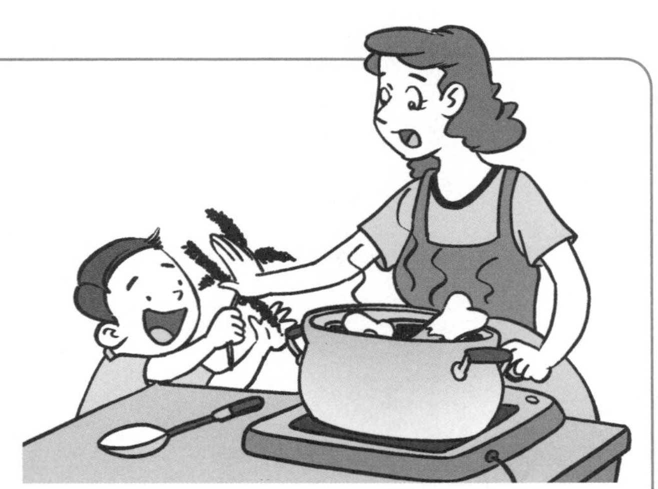

龍鱗草抗癌應用以單味煎服為主，常用量為乾品15～30克，鮮品加倍。單味煎服可加紅棗7～9枚同煎。

（1）取龍鱗草30～60克，紅棗15克。加水6碗，煎汁1～2碗，代茶飲，每日1劑。適用於呼吸、消化、生殖系統多種癌症。

（2）取龍鱗草、野葡萄藤各30克，甘草10克。加水煎汁，每日1劑，分2次服。適用於肺癌、鼻咽癌等。

（3）取龍鱗草20克，葵樹子30克。加水煎汁，代茶飲，每日1劑。適用於鼻咽癌。

（4）取鮮龍鱗草60～120克（乾品減量）。加水煎汁，每日1劑，分2～3次服。適用於肺癌、咽喉癌、絨毛膜上皮癌等。

（5）取龍鱗草、半枝蓮各30克。加水5碗，煎至1碗半，分2次服，每日1劑。適用於絨毛膜上皮癌。

（6）取龍鱗草、威靈仙各30克。加水煎煮1小時，煎2次汁，分2～3次飲服。適用於食道癌。

（7）取龍鱗草、石見穿、半枝蓮各30克，甘草10克。加水5碗，煎至1碗半，分2～3次服，每日1劑。適用於肝癌。

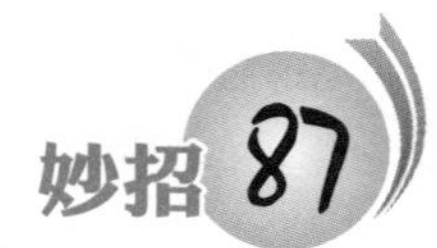

龍鱗草對絨毛膜癌、惡性葡萄胎、鼻咽癌、肺癌等有較佳的治療效果。臨床應用顯示，龍鱗草製劑對癌症放射線治療、化學治療能發揮合作作用，使療程縮短，加速癌症的縮小和消退。龍鱗草煎服一般無不良反應，偶有個別病人出現頭暈、食欲減退、皮疹及脫髮，可能與煎煮時間短有關，故龍鱗草煎煮時間應在2個小時以上為宜。龍鱗草用量不宜過大，用量過大可能發生呼吸困難、心跳加快、全身小肌群抽搐、面色潮紅等龍鱗草生物鹼中毒症狀。

妙招87 七葉一枝花可以防癌抗癌

七葉一枝花又名：草河車、重樓、蚤休、土三七等。藥用為其根莖。味苦，性寒，有小毒。具有清熱解毒、消腫止痛、抗癌抑癌的功效，適用於鼻咽癌、食道癌、肺癌、腦腫瘤、肝癌、胃癌、淋巴癌、白血病、骨癌、膀胱癌、子宮頸癌、腸癌等。

抗癌功效

七葉一枝花含有甾體皂甙（如蚤休甙、薯蕷皂甙等）及胺基酸、微量元素等成分。研究顯示，七葉一枝花有較好的抗癌效用。臨床實踐顯示，七葉一枝花可用於多種惡性癌症的治療，如與威

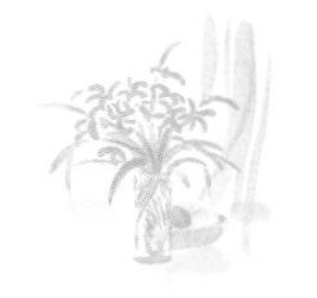

靈仙、金銀花配用治療鼻咽癌；與黃藥子、夏枯草配用治療甲狀腺癌；與三七、天南星、蜈蚣等配用治療腦瘤；與金銀花、白花蛇舌草配用治療肺癌等。

應用舉例

七葉一枝花抗癌多以單味、複方煎汁內服，煎湯內服一般15～20克，鮮品20～30克；研末服3～6克。若用量過大可引起噁心、嘔吐、腹瀉等不良反應。

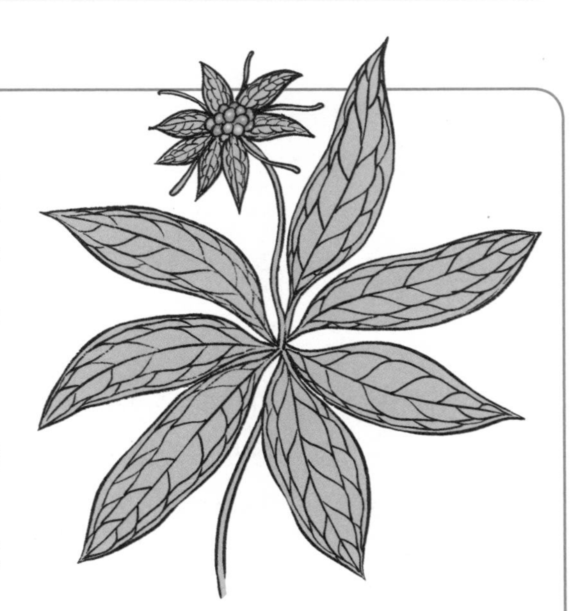

（1）取七葉一枝花20～30克，野蕎麥根、金銀花、山海螺各30克。加水煎汁，每日1劑，分2～3次服。適宜肺癌咳嗽痰多者。忌辛辣、菸酒之品。

（2）取七葉一枝花、威靈仙各20克，金銀花30克。加水煎汁，每日1劑，分2～3次飲服。適用於肺癌、鼻咽癌、胃癌等。忌菸、酒。

（3）取七葉一枝花20克、天南星12克、蜈蚣2～4條、炙甘草10克。加水煎汁，每日1劑，分2次飲服。適用於腦部癌症。忌食辛辣、菸酒。

（4）取七葉一枝花、蒼耳草各12克，遠志肉4克、石菖蒲6克，加水煎汁。每日1劑，分3次飲服；或七葉一枝花、威靈仙各30克，木瓜9克。加水煎汁，每日1劑，分2～3次服，同時吞服三七粉3克。適用於腦部癌症。

（5）取七葉一枝花20克、生鱉甲（或炮山甲）15～20克（先

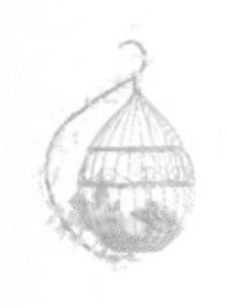

煎）、黃藥子15克、夏枯草20克。加水煎汁，每日1劑，分2～3次飲服。適用於甲狀腺癌。

（6）取七葉一枝花20～30克、石見穿20克、生鱉甲（或炮山甲片）15～30克、茵陳30克。加水煎汁，每日1劑，分3次飲服。適用於肝癌。忌菸酒及醃製品。

（7）取七葉一枝花20克、仙鶴草30克、藤梨根60克。加水煎汁，每日1劑，分2次飲服。適用於胃癌。忌菸酒及醃製品。

（8）取七葉一枝花20～30克，龍葵、小薊、白花蛇舌草各20克。加水煎汁，每日1劑，分2～3次飲服。適用於膀胱癌。忌菸酒辛辣之品。

（9）取七葉一枝花20～30克、山豆根15～20克、威靈仙20～30克。加水煎汁，每日1劑，分2～3次飲服。適用於食道癌。

（10）取七葉一枝花、紫草、敗醬草、白花蛇舌草各20克，莪朮15克。加水煎汁，每日1劑，分2～3次飲服。適用於子宮頸癌。忌辛辣之品。

（11）取七葉一枝花、紫草根各60克，前胡30克。加水煎煮，濾過取汁，再濃縮煎至糖漿狀流浸膏，冷卻後待乾燥研為細末，加入人工牛黃9克，和勻備用。每日服3次，每次1.5克，以溫開水送下。適用於肺癌。

（12）取七葉一枝花、夏枯草、山豆根各30克。共研為細末，拌勻，以蜂蜜適量調製為丸，每丸重3克。每日服3次，每次9克，溫開水送服。適用於食道癌。

（13）取七葉一枝花12克，炒大黃、木鱉子各9克，馬牙消12克、半夏3克。共研細末拌勻，以蜂蜜調製成丸劑，每丸重3克。每次1丸，每日服3～4次，口中徐徐含化。適用於食道癌。

（14）取鮮七葉一枝花、鮮白及各100克。洗淨搗成糊，拌和外敷患處，每日換1次。適用於肝癌疼痛。

（15）取鮮七葉一枝花60克、生何首烏240克。放入石臼內搗

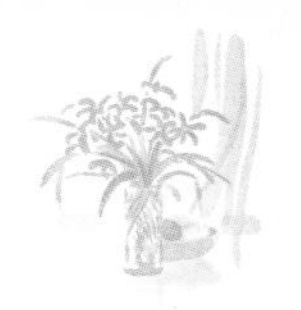

爛如泥，敷於癌症患處上，蓋上油紙。每日早、晚各換藥1次。適用於脂肪肉瘤。

健康小常識

七葉一枝花有較好的抗癌效用，是中醫臨床最常用的抗癌藥物，適用於各種惡性癌症的治療，而且藥源豐富，價格低廉，乾品、鮮品均可入藥，具有較高的抗癌實用價值。七葉一枝花的不良反應主要表現為噁心、嘔吐、頭暈、眼花、頭痛、腹瀉、面色蒼白、煩躁不安、精神萎靡、唇紺，嚴重者痙攣、抽搐、脈速、心律不齊、心音遲鈍。

妙招88

魚腥草可以防癌抗癌

魚腥草又名蕺菜、九節蓮、肺形草等。藥用為其帶根全草。魚腥草味辛，性微寒。入肺、大腸、膀胱經。具有清熱解毒、排膿消癰、止咳利尿、抗癌抑癌的功效，適用於肺癌、肝癌、絨毛膜癌等。

抗癌功效

魚腥草主要含揮發性成分如癸醯乙醛（即魚腥草素）、黃酮類成分如槲皮素、槲皮甙等，以及有機酸、胺基酸、蕺菜鹼、豆甾醇等物質。研究顯示，魚腥草有一定的抗癌效用。臨床實踐也顯示，魚腥草對肺癌等確有治療效果。

應用舉例

魚腥草抗癌以複方煎汁服為主，常用劑量乾品15～30克，鮮品50～60克。

（1）取魚腥草、山海螺各30克，全栝蔞15克，白英20克。加水煎汁，分3次服，每日1劑。適用於肺癌伴咳嗽、痰多。

（2）取魚腥草、金銀花、白花蛇舌草、仙鶴草、黛蛤散（包）各30克，山豆根15克。每日1劑，加水煎汁，代茶飲。本法可用於肺癌伴痰中帶血者。

（3）取魚腥草、七葉一枝花各30克、蒼耳子15克，威靈仙、石見穿各20克。每日1劑，加水煎汁，代茶飲。適用於鼻咽癌。

（4）取魚腥草、蒲公英、紫花地丁、白花蛇舌草各30克。加水煎汁，分3次服，每日1劑。適用於闌尾惡性癌症。

（5）取魚腥草、豬苓、藤梨根、白花蛇舌草、薏仁各30克。加水煎汁，每日1劑，分2～3次服。適用於絨毛膜上皮癌、子宮頸癌等。

（6）取魚腥草、馬鞭草、夏枯草各30克，紅豆60克。加水煎汁，每日1劑，分2次服。適用於癌性胸腹水。

（7）取魚腥草適量（乾品150克，鮮品250克）。加水煎湯，燻洗患處。適用於肛門癌。

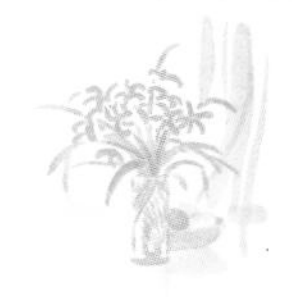

抗癌食譜

（1）取魚腥草芽30克、紅豆50克，白糖適量。將魚腥草芽洗淨，切寸段，水煮15分鐘，去芽，下紅豆煮至豆爛即可，溶入糖。飲湯食豆。適用於肺癌。

（2）取魚腥草100克、雪梨250克、白糖適量。將新鮮雪梨洗淨，晾乾後，連皮切成碎小塊，梨核部分可棄去。將魚腥草揀雜，洗淨，晾乾後切成碎小段，放入砂鍋，加水適量，煮沸後用小火煎煮30分鐘，用紗布過濾，去渣，收集過濾液汁再放入砂鍋，加入生梨碎小塊，視需要可加適量清水，調入白糖，用小火煨煮至梨塊完全酥爛。早晚2次分服，吃梨，飲湯汁。適用於肺癌患者，對肺癌痰多、吐黃稠膿痰者尤為適宜。

健康小常識

魚腥草抗癌主要用於肺癌及癌性胸腹水，對子宮頸癌、絨毛膜癌等亦有一定療效。魚腥草藥用以新鮮者為佳，作煎劑時不宜久煎。

妙招89

西洋參可以防癌抗癌

西洋參又名西洋人參、花旗參、洋參等。藥用為其根。西洋參味甘微苦，藥性涼。入心、肺、腎經。具有養肺陰、清虛火、生津止渴、抗癌抑癌的功效，適用於肺癌、胃癌、甲狀腺癌、鼻咽癌等惡性癌症，尤其適宜於癌症手術或放射、化學治療後陰虛口乾患者的輔助治療。

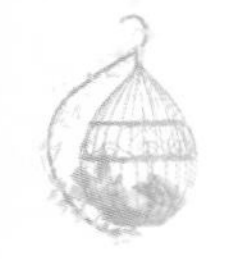

抗癌功效

西洋參主要含有人參皂甙、果膠、揮發油等成分，其抗癌有效成分為人參皂甙。研究顯示，西洋參有良好的抗癌及增強機體免疫功能的效用。其所含的人參皂甙對多種瘤細胞，如肉瘤細胞、白血病細胞、人類直腸癌細胞、人類結腸癌細胞等均有抑制作用。此外，西洋參能增強T細胞產生淋巴因子的能力，能明顯增加NK（自然殺傷）細胞的活性，從而間接產生抗癌功效。臨床實踐也顯示，西洋參可用於治療各種癌症，尤其對中、晚期肺癌、胃癌、鼻咽癌等陰虛患者最適宜。亦常作為輔助藥配伍其他抗癌藥物一起應用。

應用舉例

西洋參抗癌可單味煎服或切片泡茶飲，亦可隨證配入複方使用。常用量為2.5～10克。

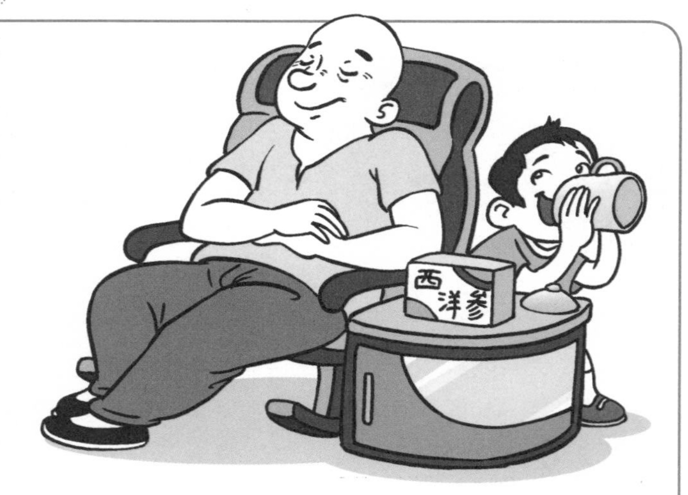

（1）取西洋參10克，冬蟲夏草3克，薏仁40克，天冬、七葉一枝花各30克。每日1劑，加水煎汁，分2～3次飲服。適用於小細胞肺癌。

（2）取西洋參6克，石斛10克，金銀花20克。每日1劑，煎湯代茶，不拘時飲。適用於中、晚期肺癌或肺癌手術後。

（3）取西洋參3克。煎服，每日1劑，於放射線治療前2星期開始服用，直至放射治療完畢。適用於鼻咽癌放射線治療反應。

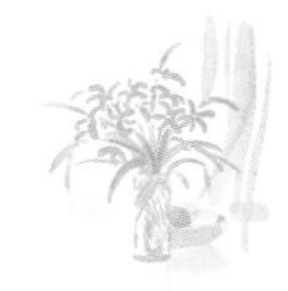

（4）取西洋參10克（另燉），藤梨根50克，白花蛇舌草、仙鶴草各30克，青黛9克（分沖）。每日1劑，分3次口服。適用於舌癌。

（5）取西洋參、石斛各100克。共研末，拌勻，裝入膠囊，每粒0.5克。每日服3次，每次4粒。用於肺癌、鼻咽癌手術或放射、化學治療後輔助治療。

輔助抗癌食譜

（1）取西洋參6克，銀耳、冰糖各15克。加水，小火濃煎至一半，取汁飲。適用於肺癌和胃癌氣陰兩虛以及各種癌症手術後有陰虛者。

（2）取西洋參片5克，紅棗20克，枸杞20克，薏仁60克。加水煮成粥，空腹食用，每日1劑。用於肺癌、肝癌、甲狀腺癌等手術後的食療。

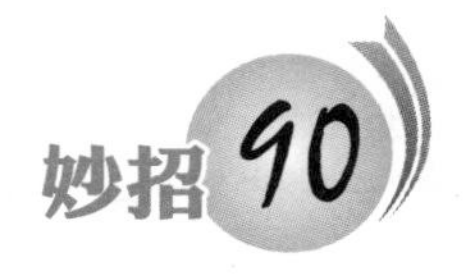

西洋參長於養陰生津，具有扶正抗癌之功效，是常用的扶正抗癌類中藥，也可用於放射線治療、化學治療及術後體虛，多與黃耆、黨參、當歸、熟地、雞血藤等補益氣血、活血通絡藥同用。中陽衰微，胃有寒濕者忌服西洋參。

妙招90

昆布可以防癌抗癌

昆布又名海帶、海帶菜、海昆布等。藥用為其葉狀體。昆布味鹹，性寒。入肝、胃、腎經。具有消痰利水、軟堅散結、防癌抗癌的功效，適用於甲狀腺癌、腮腺癌、淋巴肉瘤、食道癌、肝癌、肺癌等多種惡性癌症的治療和預防。

抗癌功效

昆布主要含多醣類如藻膠酸、昆布素等，多種胺基酸、無機元素碘、鉀、鈣等，以及揮發油、胡蘿蔔素、蛋白質、維生素C、維生素B_1、維生素B_2等成分。研究顯示，昆布有良好的抗癌防癌效用。其熱水提取物有很強的抗癌活性，對人體癌細胞有明顯的細胞毒作用，可殺滅50%以上的癌細胞，並對肉瘤癌症有顯著的抑制作用，抑制率可達90%以上；體外試驗對肺癌亦有抑制作用。此外，研究發現，昆布能預防乳癌、白血病、結腸癌和甲狀腺腫。臨床實踐顯示，昆布對甲狀腺腺瘤、甲狀腺癌、淋巴癌、鼻咽癌、胃癌及婦科癌症等，確有一定的治療效果，除防癌抗癌功效外，昆布還有防治高血壓、降血脂、降血糖等作用。

應用舉例

昆布預防癌症多以單味煎服或炒菜食用；用於治療則與其他抗癌藥物配製成複方煎服。常用劑量為15～30克。

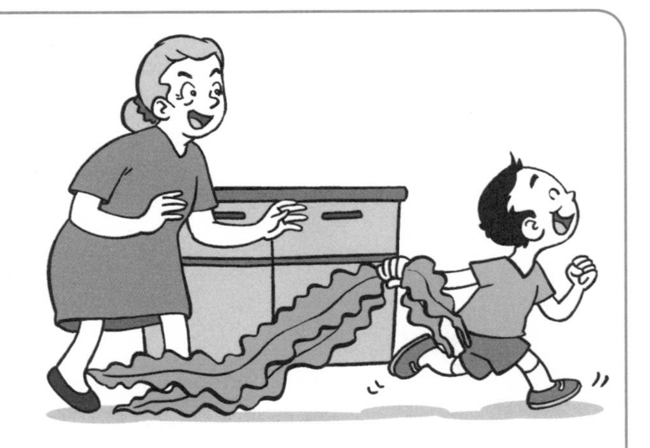

（1）取昆布、海藻、夏枯草、石見穿各15～30克。加水煎汁，分3次服，每日1劑。適用於惡性淋巴肉瘤、甲狀腺癌、食道癌、乳癌等。

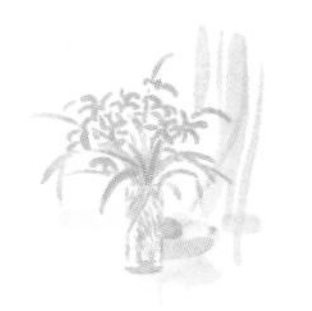

（2）取昆布、海藻、地龍各20～30克，炙蜈蚣3條。加水煎汁，分2～3次服，每日1劑。適用於甲狀腺癌、食道癌、惡性淋巴肉瘤。

（3）取昆布、生牡蠣、炮山甲、天冬各20～30克，山慈姑15克。加水煎汁，分2～3次服，每日1劑。適用於乳癌、鼻咽癌。

（4）取昆布、海藻、半夏、全栝蔞各15克，白花蛇舌草30克。加水煎汁，代茶飲，每日1劑。適用於肺癌。

（5）取昆布、海藻、白毛藤各20克，莪朮15克，薏仁30克。加水煎汁，分2～3次服，每日1劑。適用於子宮頸癌。

（6）取昆布、海藻、金銀花、黃柏、蒲公英各9克，何首烏、天花粉各18克。加水煎汁，分2次服，每日1劑。適用於鼻咽癌。

（7）取昆布30克，洗去鹹味，晾乾，搗研為末。每次用3克，以消毒紗布裹之，於好醋中浸過，含於口中至咽津覺藥味消失，再以上法醋浸後含之。適用於甲狀腺腺瘤、甲狀腺癌等。

（8）取昆布30～60克。洗淨，切碎，加水500～750CC，煎煮至250～350CC，取汁。代茶飲，每日1劑。用於預防癌症。

（9）取昆布（洗淨，晾乾，烘或焙後，研成細末）30克，米糠、老牛涎（老牛的唾液）、生百合汁（搗糊取汁）各100克。將昆布、米糠共研細末，拌勻；把牛涎、百合汁慢火煎煮，加入蜂蜜攪拌成膏，與上藥末搗杵製成丸，如芡實大。每日服2～3次，每次1丸，含化嚥下。適用於食道癌、賁門癌、胃癌伴梗噎不下食。

（10）取昆布150～250克，洗後浸泡2天，切絲，在鐵鍋內炒熟，加大蒜泥（大蒜剝去皮，搗成泥狀）及調味品，經常食用。用於預防癌症。

輔助抗癌食譜

（1）取昆布（洗淨，切碎）30～50克，薏仁50～100克。加水煎2次汁，每次煎煮1個小時，取汁服。用於預防癌症。

（2）取昆布100克，豬排骨250克，枸杞20克，米酒、植物油、精鹽、胡椒粉各適量。昆布用清水泡發，洗淨，切碎；豬排骨洗淨，砍成小塊。將鍋置大火上，放植物油煮冒煙時，放排骨、昆布翻炒數下，加入米酒、精鹽、胡椒粉同炒片刻，加清水適量，再加入枸杞，用小火燉熟即可食用。適用於癌症病人手術後或放射線治療、化學治療中氣血不足。

健康小常識

昆布不但能治療癌症，而且有預防癌症的作用。脾胃虛寒蘊濕者忌服。

妙招91

薏仁可以防癌抗癌

薏仁為禾本科植物薏苡乾燥成熟的種仁。薏仁味甘淡，性微寒，入脾、肺、腎經。具有抗癌抑癌、健脾利濕、排膿解毒功效。用於胃癌、肺癌、肝癌、腸癌、膀胱癌、子宮頸癌、卵巢癌及各種惡性癌症的預防與治療。

抗癌功效

薏仁主要含薏仁油、薏仁酯、薏仁內酯、甾醇及人體所需的蛋白質、脂肪、碳水化合物、胺基酸、維生素B_1、糖類等物質。研究顯示，薏仁有良好的抗癌效用，荷瘤小鼠腹腔注射薏仁的乙醇提取物，能抑制艾氏腹水癌細胞的增殖，顯著延長動物的生存時間。薏仁丙酮提取物還對子宮頸癌及腹水型肝癌實體瘤有明顯抑制作用。

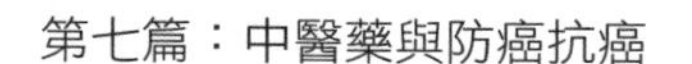

臨床實驗也顯示，應用薏仁配伍的煎劑，能觀察到對晚期癌症患者有延長生命的效果。薏仁對胃癌、肝癌、肺癌、腸癌等多種惡性癌症確有良好的治療效果。

應用舉例

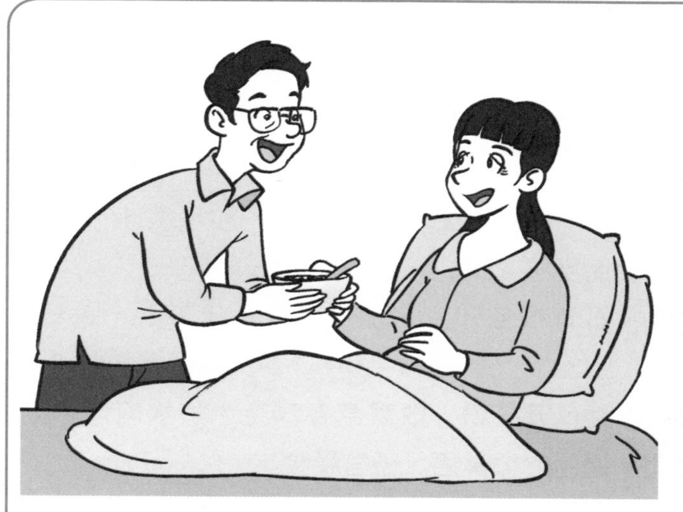

薏仁是食藥兩用性抗癌中藥，其用途有三：①用於預防癌症，多製成薏仁粥、餅食用。②用於癌症的治療，常以單味或複方製成煎劑內服，或提取有效成分製成注射劑用。③用於癌症手術或放射、化學治療後的輔助治療，多以單味或複方製成湯劑或煮粥等服用。常用劑量：煎汁或煮粥，一般每日30～100克。

（1）取薏仁30～60克，冬凌草30克，石見穿20克。每日1劑，加水煎汁，代茶飲。適用於食道癌。

（2）取薏仁50～100克，加水煎煮至粥狀。空腹連湯帶渣一道服食，每日1～2次。適用於胃癌、肝癌及各種癌症。

（3）取薏仁30～60克，蒼耳草15克，石見穿20克。每日1劑，加水煎汁，分2～3次服。適用於鼻咽癌。

（4）取薏仁50克，菱角60克。加水煎汁，每日1劑，代茶飲。適用於肺癌。

（5）取薏仁30～60克，全栝蔞15～20克，白花蛇舌草30克，鐵皮石斛20克。加水煎汁，分3次服，每日1劑。適用於肺癌。

（6）取薏仁60克，香茶菜30克，菱角（帶肉切開）60克。加水煎汁，代茶飲，每日1劑。適用於胃癌。

（7）取薏仁30～60克，藤梨根60～80克，石見穿20克。每日1劑，加水煎汁，分2～3次服。適用於肝癌。

（8）取薏仁60克，半邊蓮、半枝蓮各30克，石見穿20克。每日1劑，加水煎汁，分2～3次服。

（9）取薏仁50克，紅藤30克，白花蛇舌草20克，黃連6～9克。加水煎汁，分2～3次服，每日1劑。適用於腸癌。

（10）取薏仁50克，紅豆、土茯苓各30克。加水煎汁，代茶飲，每日1劑。適用於膀胱癌。

（11）取薏仁、石竹根各50克。加水煎汁，代茶飲，每日1劑。

（12）取薏仁50克，天花粉、敗醬草各20克。加水煎汁，分2～3次服，每日1劑。適用於卵巢癌、子宮頸癌。

（13）取薏仁、藤梨根各50克。加水煎汁，分3次服，每日1劑。適用於卵巢癌、子宮頸癌。

輔助抗癌食譜

（1）取薏仁50克，紅棗7枚。洗淨，加水煎湯或煮成稀粥。每日1劑，喝湯食薏仁。經常服食可利濕濁、健脾胃、防癌症。

（2）取炒薏仁500克（研成粉），紅棗250～350克。將紅棗洗淨，加水煮成七成熟，去皮、核，搗糊，和入薏仁粉，壓製成直徑10公分大小、1公分厚薄的薏仁紅棗餅。每日食1～2次，每次3塊。用於癌症的預防。

（3）取薏仁100克，白朮20克，紅棗9枚。加水煮成稀粥（以薏仁熟透為度）。每日1次，空腹服用，喝湯食薏仁。長期服食。用於胃、肝、腸、膀胱、子宮、卵巢等癌手術或放射、化學治療後

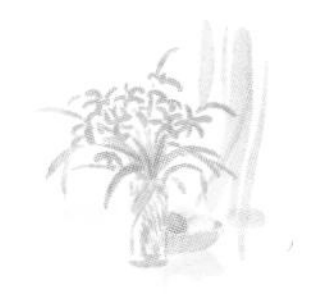

的輔助治療。

（4）取薏仁、玉米各1000克。共研粗末，拌勻備用。每日150克，加水適量，煮成稀糊，加少許白糖或食鹽，候溫空腹服食。用於胃、肝、腸、膀胱、子宮、卵巢等癌手術或放射、化學治療後的輔助治療。

（5）取薏仁30～60克，紅豆30克，加水煮成粥湯。每日1劑，早上空腹服食。用於膀胱癌手術後的輔助治療。

（6）取薏仁、白茅根各30克。加水煎湯，代茶飲，每日1劑。適用於膀胱癌手術後的輔助治療。

（7）取生薏仁50克，鮮藕50克，冰糖30克。加水煮成粥，空腹服食。每日1劑，經常服用。適用於陰莖癌。

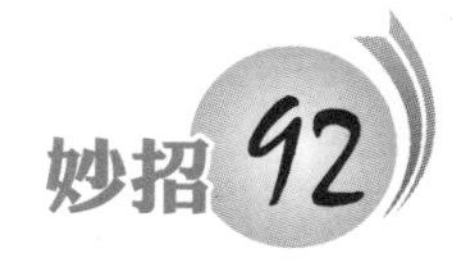

薏仁具有良好的解毒抗癌功效，是一味食藥兩用的抗癌藥物。薏仁也是一種美容食品，常食可以保持人體皮膚光澤細膩，消除粉刺、雀斑、老年斑、妊娠斑、蝴蝶斑，對脫屑、痤瘡、皸裂、皮膚粗糙等都有良好療效。

妙招92

蘆薈可以防癌抗癌

蘆薈又名盧會、象膽、奴會等，藥用為庫拉索蘆薈、好望角蘆薈及斑紋蘆薈的葉汁經濃縮的乾燥品。蘆薈味苦，性寒，入肝、胃、大腸經。具有清肝瀉火、解毒殺蟲、抗癌抑癌的功效，適用於肝癌、胃癌、腸癌、白血病、淋巴肉瘤等惡性癌症的治療。

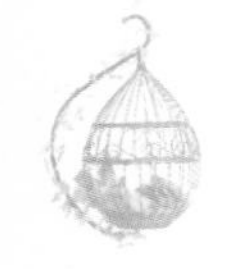

抗癌功效

蘆薈主要含有蘆薈大黃素、蘆薈大黃素甙、塔爾蘆薈素、大黃酚、蘆薈皂甙等蒽類及其甙類化合物，以及黃酮類、多醣、多種胺基酸、微量元素和維生素類如β胡蘿蔔素、維生素C、維生素B_2、維生素E、維生素K等人體所需的多種營養物質。其中，所含的β胡蘿蔔素、蘆薈素A、蘆薈苦素、蘆薈多醣為抗癌主要成分。研究顯示，蘆薈具有較好的廣譜抗癌功效，對多種癌症有抑制效果。蘆薈中的黏稠物質多醣類具有提高免疫力和抑制、破壞異常細胞的生長的作用，從而達到抗癌目的。用蘆薈治療癌症的另一種理論是「自身治癒力」，蘆薈具有增強人體的自身治癒力，這個事實已被得到證明。臨床實踐也顯示，蘆薈對肝癌、白血病、胃癌、肺癌等有效，其中提取物蘆薈素A的治癌率可達50%～60%以上；蘆薈提取物β胡蘿蔔素與化學治療配用，既能增強療效，又可減少化學治療的副作用。

應用舉例

蘆薈抗癌日常應用以煎汁或研末服為主，煎服常用量為9克，研末服1～5克。

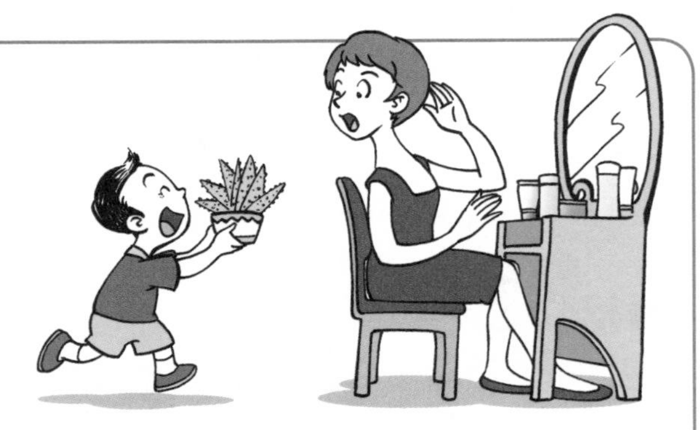

（1）取鮮蘆薈100克。加水750CC，煎成250CC濃縮液。每日1劑，分2次飲服。連續服用半個月為1個療程，休息1星期再服。服用4個療程後，改為每2日口服1次，可長期服用。適用於原發性肝癌。如出現腹痛腹瀉，應停藥。

（2）取蘆薈9克，藤梨根、半枝蓮各30克。每日1劑，煎2次

汁，分2～3次服。適用於胃癌、肝癌、淋巴肉瘤、腸癌等。

（3）取蘆薈9克，七葉一枝花、山海螺各20克，馬兜鈴15克。加水煎2次汁，分2～3次服，每日1劑。適用於肺癌痰多、色黃、胸悶、大便偏乾者。

（4）取蘆薈乾燥品150克，研末。每日服2次，每次2克，溫開水送下；或將蘆薈粉裝入膠囊，每粒0.5克，每日服2次，每次4粒。連服15天為1個療程，休息5天再服，可連服10個療程以上。適用於肝癌、鼻咽癌、胃癌、肺癌及多種惡性癌症。

（5）取蘆薈（乾品）50克，以白酒適量磨化，和入冰片適量，調勻後外擦。適用於直腸癌、肛門癌。

（6）取鮮蘆薈葉，切口向下直放於瓷碗中，取流出的生汁適量，外敷患處，每日數次。適用於鼻咽癌、腮腺癌放射線治療後的皮膚損傷。

（7）取蘆薈30克，當歸、炙鱉甲、石見穿各60克。共研細末，拌勻，以適量蜂蜜調和為丸，每丸重約5克。每日3次，每次2丸，溫開水送下。適用於肝癌。

（8）取蘆薈、乾蟾皮各30克，白芍、炙鱉甲各50克。共研細末，以蜂蜜適量調制為丸，每丸重6克。每日服3次，每次服2丸。用甘草湯或米湯飲送下。

（9）取蘆薈、青黛各50克。共研細末，以蜂蜜適量調製為丸，每丸重6克。每日服3次，每次服2丸，用甘草湯或米湯飲送下。適用於白血病。

（10）取蘆薈、蟾酥各9克。以酒100CC浸1月，蒸化如膏狀；取生半夏60克（研末），巴豆霜0.9克，拌勻，和入膏中，調製為丸，如玉米粒大小。早、晚各服10丸，以淡薑湯或米湯飲送下。適用於腹腔多種惡性癌症。

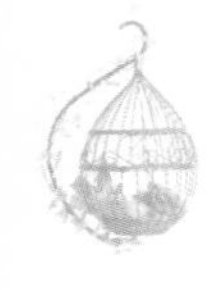

輔助抗癌食譜

（1）取白蘿蔔4公分長段，新鮮蘆薈葉3公分，海苔、麻油、醬油、精鹽各適量。將新鮮蘆薈葉仔細洗淨，去刺擦成泥；再將白蘿蔔洗淨後擦成泥，絞榨後把蘆薈泥鋪在蘿蔔泥上，撒上鹽及醬油就可食用。適用於消化道癌症。

（2）取鱸魚1000克，蘆薈葉肉片10克，橙色胡蘿蔔片、香菜、雞精、蛋清、澱粉各適量。將鱸魚剝皮，切下魚片放入碗中，加入少量蛋清和乾澱粉，拌勻後塗在魚片表面。油鍋用旺火，魚片、蘆薈葉肉片入鍋汆一下撈起。油、鹽、雞精兑成調味汁，汆過的魚片入鍋翻動幾下，盛起裝入煲內。沿煲邊緣放6片橙色胡蘿蔔片，再加香菜少量，加熱後即可食用。適用於肝癌、鼻咽癌、胃癌、肺癌及多種惡性癌症。

健康小常識

蘆薈原是清肝解毒、瀉火通便之要藥，多用於消化道癌症如肝癌、胃癌、腸癌、胰臟癌及白血病、淋巴肉瘤等屬熱毒較盛者的治療，均有不同程度的療效。蘆薈性寒，吃多了會造成上吐下瀉，成人每天不宜超過15克，老人和兒童食用蘆薈時更要謹慎。脾胃虛寒及孕婦禁服。

妙招93

蘆筍可以防癌抗癌

蘆筍又名石刁柏、小百部、山文竹、龍鬚菜等，藥用為其嫩莖

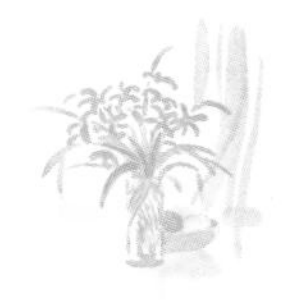

和嫩芽。蘆筍味甘而苦，性微寒。入肺、胃、膀胱經。具有清熱生津、潤肺止咳、解毒殺蟲、防癌抑癌的功效，適用於預防和治療肺癌、膀胱癌、淋巴肉瘤、皮膚癌、胃癌、肝癌、直腸癌等。

抗癌功效

蘆筍主要含有黃酮類化合物、天門冬素、甾體皂苷、多醣、谷胱甘肽、松柏苷、白屈菜酸及蛋白質、胡蘿蔔素、維生素A、維生素B、維生素C和胺基酸、微量元素硒等多種人體所需的營養物質與抗癌成分。研究顯示，蘆筍有良好的防癌抗癌效用。國內外有關實驗資料顯示，蘆筍絞汁或提取物口服，對肉瘤、肺癌、食道癌、肺腺癌、鼻咽癌、子宮頸癌和肝癌等均有明顯的抑制作用；體外試驗對由化學致癌物引起的胃癌變前期有顯著的抑制作用。此外，蘆筍對放射線治療和化學治療所致的骨髓損傷有保護作用。

應用舉例

蘆筍抗癌應用以鮮品搗汁、煎湯或燒成菜餚服食為主，也可製成糖漿等服用。常用劑量為鮮品150～250克。

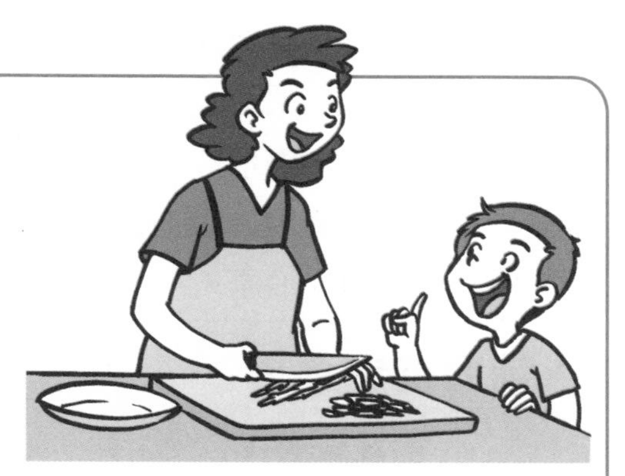

（1）取鮮蘆筍150克。洗淨，切碎，用沸水沖泡，悶10分鐘，或加水煮沸10分鐘。不拘時代茶飲，每日1劑。適用於膀胱癌、肺癌、食道癌、皮膚癌、淋巴肉瘤、肝癌、胃癌手術或放射、化學治療後的治療或食療。

（2）取鮮蘆筍150克，鮮石斛50克。加水煎煮2次，取汁代茶飲，每日1劑，經常服用。適用於膀胱癌、肺癌、食道癌、皮膚癌、淋巴肉瘤、肝癌、胃癌手術或放射、化學治療後的治療或食

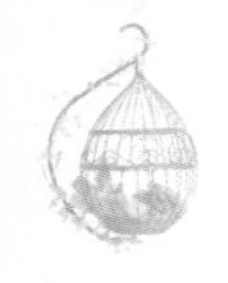

療。

（3）取鮮蘆筍150克，半枝蓮、藤梨根、薏仁各30克。加水煎2次汁，分3次服，每日1劑。適用於肝癌、肺癌、腸癌、淋巴肉瘤、胃癌、食道癌、皮膚癌、鼻咽癌等。

（4）取鮮蘆筍1500～2500克，洗淨，切碎，加3倍量水，煎煮40～50分鐘，濾取頭汁；渣加2倍量水，煎煮50分鐘，取二汁；合併兩次濾液，加入適量白糖或蜂蜜，再煎20～30分鐘即成。每日服3次，每次服50～100CC。保持長期服用。適用於肺癌、肝癌、膀胱癌、淋巴肉瘤、食道癌、直腸癌等。

（5）取鮮蘆筍1000克，鮮半枝蓮、薏仁各500克。洗淨，加3倍量水，煎煮1小時，取汁；渣加2倍量水，煎煮1小時，取汁；合併兩次煎汁，再煎20～30分鐘，加適量白糖或蜂蜜即成。每日服2～3次，每次50～100CC。保持長期服用。適用於肺癌、肝癌、膀胱癌、淋巴肉瘤、食道癌、直腸癌等。亦適宜於上述癌症病人手術或放射、化學治療後的輔助治療。

（6）取鮮蘆筍250～500克。洗淨，切碎，搗糊，用潔淨紗布或毛巾絞榨取汁，隔水蒸10～15分鐘即可。每日1劑，分2次飲服。保持長期服用。適用於膀胱癌、肺癌、皮膚癌、胃癌、食道癌、淋巴肉瘤等的預防與治療。

輔助抗癌食譜

（1）取鮮蘆筍250～500克，洗淨，用刀背輕輕拍扁，切成寸段；砂鍋或鐵鍋內放入適量清水，煮沸後倒入蘆筍，燜6～8分鐘，撈起，加少許精鹽、麻油即可。清脆鮮嫩，味美可口，食蘆筍喝汁。適用於肝癌、肺癌、胃癌、膀胱癌等的治療與食療。

（2）取鮮蘆筍250～500克。洗淨，切成纏刀塊，在鐵鍋內爆炒片刻，加少量清水燜煮5分鐘，和入適量大蒜泥（大蒜去皮，切碎，搗糊）及少許調味品即成。適用於肝癌、肺癌、胃癌、膀胱癌

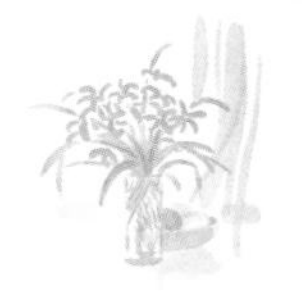

等的治療與食療。

（3）取鮮蘆筍250～500克，米醋、白糖各適量。將蘆筍洗淨，用刀背輕拍扁，切成寸段或薄片，在砂鍋或鐵鍋內沸水煮3～5分鐘後撈出，加上適量白糖、米醋及少許調味品即成。適用於肺癌、食道癌、肝癌等。

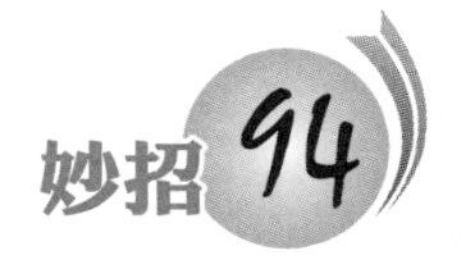

蘆筍可使細胞生長正常化，具有防止癌細胞擴散的功能。蘆筍對膀胱癌、淋巴肉瘤、肺癌及皮膚癌等有特殊療效，對肝癌、胃癌、腸癌等亦有較好的效果。研究發現，蘆筍之所以能治療癌症，抑制癌細胞，是由於它含有較豐富的組織蛋白，能使細胞生長正常化，並能誘導癌症分化或能直接殺滅腫瘤細胞。此外，還能防禦放射、化學治療時對骨髓的副作用。食用時必須煮熟，不能生食，而鮮蘆筍不能存放5天以上。

妙招94

冬蟲夏草可以防癌抗癌

冬蟲夏草又名蟲草、冬蟲草，藥用為麥角菌科真菌，冬蟲夏草菌寄生於蝙蝠蛾科昆蟲幼蟲上的子座及蟲體複合物。冬蟲夏草味甘，藥性平和，入心、肺、腎經。具有益肺補腎、扶正祛邪、抗癌症的功效，適用於肺癌、肝癌、癌症出血以及各種惡性癌症手術或放射、化學治療後的輔助治療。

抗癌功效

冬蟲夏草含有人體所需的多種營養物質，如蛋白質、胺基酸、微量元素、脂肪，維生素A、維生素B群、維生素C以及蟲草酸、麥角甾醇、水溶性多醣、甘露醇、生物鹼等。研究顯示，冬蟲夏草提取物在體外具有明確的抑制、殺傷腫瘤細胞的作用。冬蟲夏草中含有蟲草素，是其發揮抗腫瘤作用的主要成分。臨床上使用蟲草素多為輔助治療惡性腫瘤，症狀得到改善的在91.7%以上；主要用於鼻癌、咽癌、肺癌、白血病、腦癌以及其他惡性腫瘤的患者。北冬蟲夏草中蟲草酸的含量為3.09克，野生的蟲草為5.54克，蟲草酸是一種D-甘露醇，甘露醇能提高血漿滲透壓，導致組織內的水分進入血管內，從而減輕組織水腫，補充血漿。

應用舉例

冬蟲夏草抗癌多以單味或複方研末、煎汁內服為主。煎汁常用量為5～9克，研末服2～3克。

（1）取冬蟲夏草6克，煎汁代茶飲。每劑服2天，並將蟲草嚼服。適用於肺癌晚期，陰虛者尤適宜。

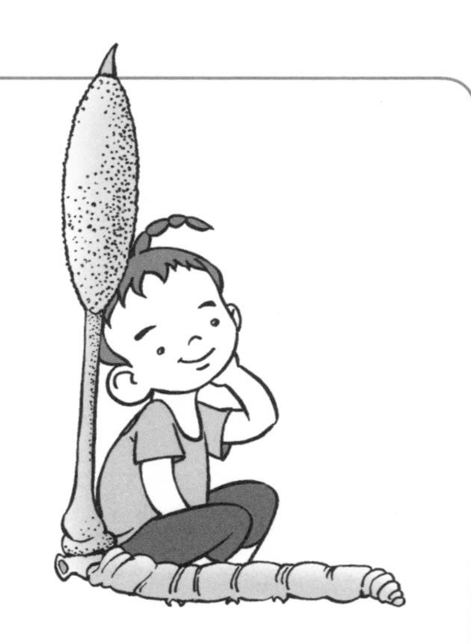

（2）取冬蟲夏草6克，白及20克，仙鶴草30克。加水煎汁，每日1劑，代茶飲。適用於肺癌咯血。

（3）取冬蟲夏草6～9克，生地黃、白茅根各30克。加水煎汁，每日1劑，代茶飲。適用於白血病，尤適宜於白血病化學治療後的輔助治療。

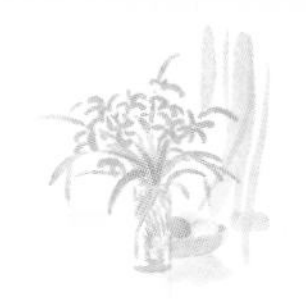

（4）取冬蟲夏草5克（另燉服），白花蛇舌草、半枝蓮各60克，石見穿、炙鱉甲各30克。加水煎汁，每日1劑，分3次服。適用於腎癌、胃癌、肝癌。

（5）取冬蟲夏草50克，靈芝150克。分別研粉，拌勻，備用。每日服3次，每次5克，溫開水送下。本法也可製成膠囊，每粒0.5克，每日服3次，每次3～5粒，溫開水送下。適用於肺癌、胃癌、肝癌、腎癌、子宮頸癌、卵巢癌、膀胱癌及白血病等手術或放射、化學治療後的輔助治療。

（6）取冬蟲夏草20克，白及50克。共研細末，拌勻備用，每日服2～3次，每次3～5克。或裝入膠囊，每粒0.5克，每日2～3次，每次3～4粒。適用於肺癌咯血。

（7）取冬蟲夏草3～5克，用溫水略清洗後，放置瓷杯或瓷碗內，加冰糖少許，以開水浸泡10分鐘，放置鍋內隔水燉約1個小時，候溫，代茶飲。上述劑量可服2天，並連渣嚼服。連服半個月為一個療程。適用於肺癌、胃癌。

輔助抗癌食譜

（1）取冬蟲夏草5克，老鴨一隻（雌雄均可，以重1000克左右為好）。老鴨去毛及肚雜，洗淨，將蟲草納入肚內，用棉線紮好鴨子，加水和適量調料，燉至老鴨熟透為準。喝湯，食蟲草及鴨肉，可分2天服完，每星期燉服一次；若體虛較甚者，可加黃耆30克，同燉。適用於肺癌、胃癌、肝癌晚期，陰虛或手術及放射、化學治療後的輔助食療。

（2）取冬蟲夏草5克，三七3克，母雞1隻，生薑片、植物油、精鹽各適量。將雞宰殺後去毛及內臟，洗淨，砍成小塊，與冬蟲夏草、三七同放入鍋中，加清水適量及薑片、植物油、精鹽，用小火燉至雞肉爛熟，加入味精調味即可。每日1劑，分2～3次食完，連食3～5日。適用於膽囊癌手術後氣血不足兼有瘀血者。

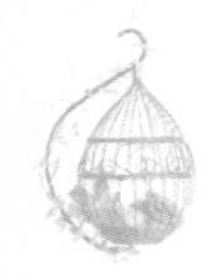

健康小常識

冬蟲夏草是扶正祛邪類抗癌藥，其補肺益腎，扶正益氣功效明顯，並有抗癌抑癌作用，能殺死癌細胞和抑制癌細胞的增殖，尤其對體虛正氣不足之晚期癌症患者，或癌症手術和放射、化學治療後陰虛體弱者更為適用。冬蟲夏草有較好的抗癌效用，但價格較貴。感冒者慎用。

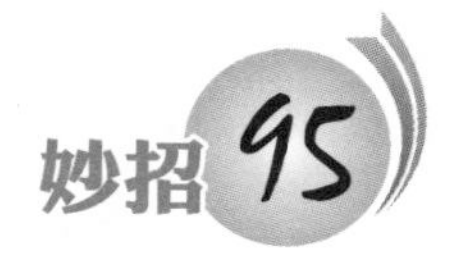

人參可以防癌抗癌

人參又名人銜、黃參、地精、神草、棒棰等。藥用為其根（鬚、葉亦可藥用）。人參味甘略苦，藥性平。入心、肺、肝、腎經。具有大補元氣、助益五臟、固脫生津、扶正抗癌的功效，適用於各種癌症，尤其適用於癌症手術或放、化學治療後的輔助治療。

抗癌功效

人參含有豐富的人體生命活動所需營養物質和多種強身抗癌成分，如含有30餘種人參皂苷及人參多醣、多種維生素、蛋白質、酶類、多肽、甾醇，含氮化合物、黃酮類、糖類、有機酸和多種揮發性成分等。研究顯示，人參有明顯的抗癌抑癌效用。其所含的人參皂苷、人參多醣及人參聚乙炔醇類化合物等均有較強的抗癌活性。實驗顯示，人參對DEN大鼠肝癌的發生、發展有顯著的抑制作用，對小鼠黑色素瘤、肉瘤也有較好的抑制作用。人參多醣則能明顯抑制小鼠艾氏腹水癌細胞增殖。研究還顯示，紅參的抗癌症作用

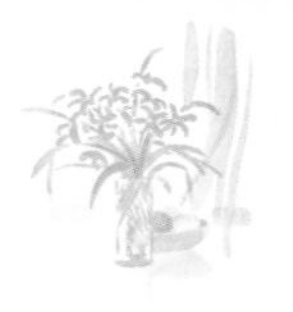

強於白參，紅參中特有的成分人參皂苷Rh2有明顯的抑制其增殖的作用，並能使癌細胞再分化誘導逆轉成非癌細胞。此外，人參皂苷Rh2還有明顯抗人早幼粒白血球生成作用。臨床實踐顯示，用人參或人參提取物，或以人參為主的複方製劑治療各種惡性癌症，均有令人滿意的療效。

應用舉例

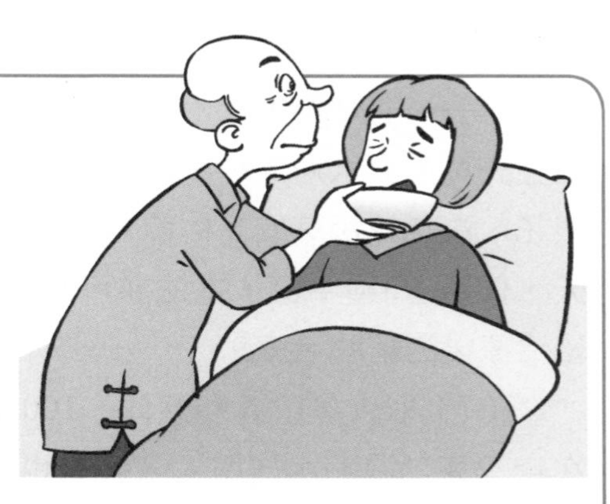

人參抗癌有三種效用：①用於強身防癌，即未病先防。②治療癌症，即以人參為主藥治療癌症，尤其適用於中、晚期癌症患者，或已廣泛轉移者的治療。③用於癌症患者手術或放、化學治療後的輔助治療。常用劑量為3～10克，煎湯服，或切片含服，或研粉吞服，或製成片劑口服，或製成注射液（如人參多醣注射液等）肌內注射或靜脈滴注等。

（1）取白參3～10克。置瓷杯內以溫開水浸泡30分鐘，隔水燉1個小時，分次飲服。此為3～5天的劑量，第一次燉汁服完後，第二天再加水燉服，第三天再加水燉服；3次燉服後，待參軟化後搗糊，用開水沖泡，飲服。適用於各種癌症手術或放射、化學治療後的輔助治療。若患者舌苔厚膩，或大便乾結者慎用。

（2）取白參10克，雞內金20克。加水煮熟，隔日1劑，飲汁食參與雞內金。適用於肝癌。

（3）取白參3克（另燉），黃耆、丹參、鬱金、香附各9克，炙鱉甲12克。加水煎汁，每日1劑，分2次飲服。

（4）取人參3～6克（或以參鬚、黨參30克代替），麥冬30克，五味子9克。加水煎汁，每日1劑，分2～3次飲服。適用於肺

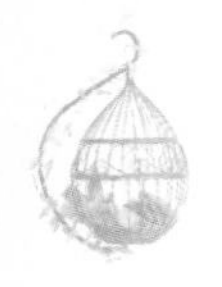

癌、白血病及晚期癌症體弱者或各種癌症手術或放射、化學治療後的輔助治療。

（5）取人參5～10克（切片，另燉），鱉甲15～30克，白茅根、生地各30克。加水煎汁，每日1劑，分3次飲服。適用於白血病。

（6）取人參3克，金銀花、白花蛇舌草（或夏枯草）各20～30克。加水煎服，並配合化學治療。放射線治療後，每半月服人參3克，第一天人參用開水沖飲服；第二天再用開水沖泡人參飲汁；第三天再用開水沖泡後連參渣服下，長期按此法服用。同時煎服金銀花、白花蛇舌草或夏枯草，每星期2次，連服2年。在服人參汁當天，停用上3種中藥。本法亦可作為鼻咽癌或肺癌手術或放射、化學治療後的輔助治療。

（7）取人參或人參鬚50～100克。研為細末，每日服2次，每次1～2克，溫開水送服。人參粉也可以裝成膠囊，每粒0.5克。每日2次，每次2～3粒。適用於各種癌症手術或放射、化學治療後的輔助治療。

（8）取人參30克，老菱角（去肉，用殼）500克。以上2味烘乾，研為細末，拌勻備用。每日服2～3次，每次5克，溫開水送服。適用於胃癌、肝癌。

（9）取人參、生鱉甲各18克，花椒9克。以上3藥共研為細末，拌勻，平均分為6包。每晚服1包，溫開水送下。連服24包為一個療程。適用於子宮頸癌。

輔助抗癌食譜

（1）取白參30克，牛乳300克，甘蔗30克，雪梨30克，蜂蜜適量。將甘蔗、雪梨榨汁備用。人參放入砂鍋中，加400克水，煮至100克，與牛乳、甘蔗汁、梨汁和勻，調入蜂蜜即成。不時頻頻咽服。適用於晚期食道癌。

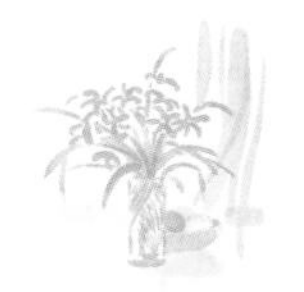

（2）取白參3克，蜂蜜50克，米100克，生薑汁、韭菜汁各適量。將人參切片，與淘洗乾淨的米一同放入鍋中，按常法煮粥，粥熟時調入生薑汁、韭菜汁和蜂蜜，稍煮即成。早晚餐食用。適用於食道癌患者。

健康小常識

人參大補元氣而益血養津，歷代本草均將其列為補品之首。中醫認為，大凡癌症之發病，多由於人體正氣之不足，抗病能力下降所致。人參抗癌抑癌，其作用機制就在於大補元氣，扶正祛邪，提高機體的免疫功能和抗病能力，抑制腫瘤細胞的繁殖和生長。人參製劑與其他化學治療藥物合用，既可產生增效作用，又可以減少化學治療藥物的副作用。

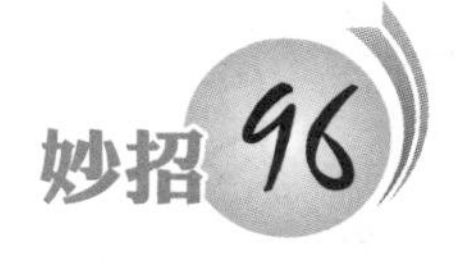

地黃可以防癌抗癌

地黃又名乾地黃、生地黃、生地等，藥用為其根狀莖。地黃味甘，性寒，入肺、胃、肝、腎、膀胱經。具有清熱涼血、養陰生津、抗癌抑癌的功效，適用於舌癌、鼻咽癌、肺癌、肝癌、皮膚癌、膀胱癌、白血病、惡性淋巴瘤等。

抗癌功效

地黃主要含有苷類、果糖類及多種胺基酸、多種微量元素、維生素A類等成分，其抗癌症有效成分為地黃多醣。研究顯示，地黃有較好的抗癌效用。實驗顯示，地黃多醣對肉瘤、肺癌、黑色素瘤

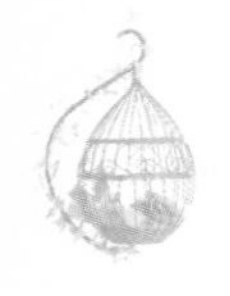

及肝癌等多種小鼠移植瘤有明顯的抑制作用，並能調節免疫功能，增強免疫細胞對癌症的殺傷能力。此外，還能增加白細胞及血小板，從而提高機體免疫功能，有利於抑制癌症生長。地黃廣泛應用於食道癌、肺癌、腎癌、子宮頸癌、淋巴癌、白血病、骨癌等多種癌症，尤其對食道上皮細胞重度增生有較好的治療作用，能阻斷和防止癌變。

應用舉例

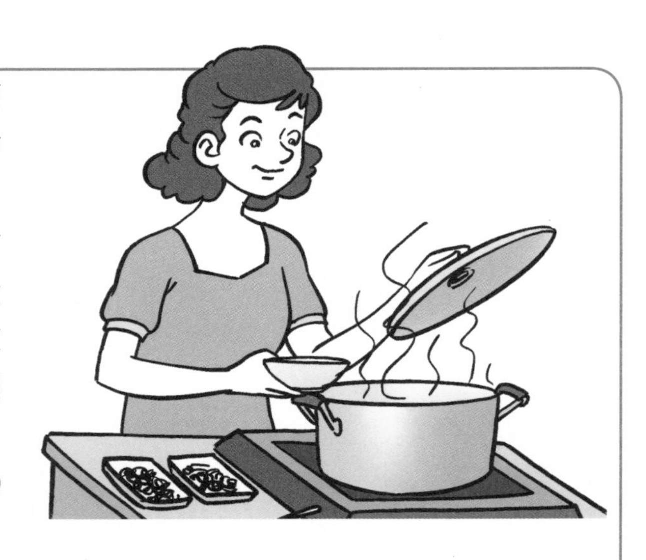

地黃抗癌有兩種用途：一是用作癌症患者的食療，尤其是手術或放射、化學治療後的食療；二是用於癌症的治療，常與它藥配伍為複方煎服。煎湯服常用量為30～60克。

（1）取生地、天冬、魚腥草、山海螺各30克，紫草根20克。加水煎汁，每日1劑，分3次飲服。適用於肺癌屬陰虛內熱者。

（2）取生地、龍葵、豬殃殃、土茯苓各30克。加水煎汁，每日1劑，代茶飲。適用於膀胱癌。

（3）取生地10克，生牡蠣30克，生龜版20克，鱉甲10克，天麻15克，天竺黃10克，川貝5克，紫雪丹3克（分沖）。加水煎汁，每日1劑，分2～3次服。適用於腦瘤。

（4）取地黃、黨參各30克，淮山藥15克，紅參鬚12克，麥冬9克，紅棗10枚。水煎服，每日1劑。適用於急性單核細胞性白血病。

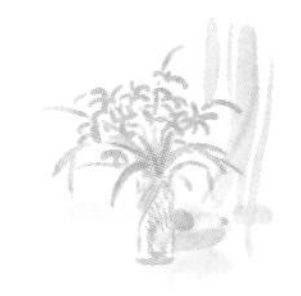

（5）取木香15克，鮮生地30克。木香研末，與鮮生地一同搗為餅，敷於患處，配以熱熨，每日2次，每次30分鐘。適用於乳癌。

（6）取乾地黃、黃耆、莪朮、炮山甲各30克。上藥為末，蜂蜜為丸，每丸重約10克。每服1丸，每日3次，以米湯送下。適用於腎癌、膀胱癌。

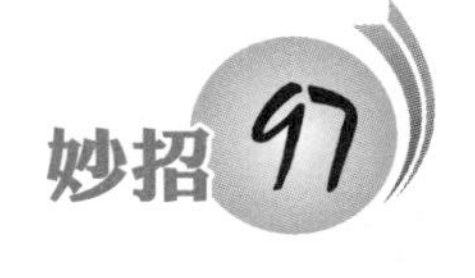

地黃屬滋補類扶正抗癌中藥，可用於肝腎陰虛、邪盛正衰的癌症患者。經常服用地黃能增強機體抵抗力，改善免疫功能，抑制腫瘤細胞的增生，延長生存期。脾虛便溏、食欲不振者慎用。

妙招97

茯苓可以防癌抗癌

茯苓又名茯菟、雲苓、白茯苓、松薯等。藥用為其菌核。茯苓味甘淡，性平。入心、肺、脾、腎經。具有健脾利濕、防癌抗癌的功效，適用於鼻咽癌、食道癌、胃癌、皮膚癌、膀胱癌、子宮癌、卵巢癌等的預防和治療。

抗癌功效

茯苓主要含茯苓聚糖、茯苓次聚糖等多醣類和茯苓酸等三萜類化合物，其抗癌有效成分為茯苓多醣。研究顯示，茯苓有良好的抗癌功效。其茯苓次聚糖能明顯抑制肉瘤的生長，抑制率高達95%以上，並可阻止子宮頸癌的肺轉移。臨床實踐顯示，茯苓及其提取物茯苓多醣對鼻咽癌、胃癌、皮膚癌、膀胱癌等有治療作用。

應用舉例

茯苓防治癌症以煎汁或提取有效成分內服為主。煎服常用劑量為每日15～20克。

（1）取白茯苓20克，菱角80克，薏仁30克。加水煎汁，分2～3次服，每日1劑。適用於胃癌、肺癌、肝癌等。

（2）取白茯苓20克，蘆薈15克，薏仁30克，石見穿20克。加水煎汁，代茶飲，每日1劑。適用於肝癌、膀胱癌、子宮頸癌等。

（3）取茯苓、豬苓、天花粉、半枝蓮各20～30克。加水煎汁，分2～3次服，每日1劑。適用於子宮頸癌、卵巢癌等。

（4）取茯苓、丹皮、赤芍各9克，元參6克。加水煎汁，分2次服，每日1劑。適用於原發性肝癌。

（5）取茯苓皮20克，牽牛子15克，石見穿20克，大腹皮15克。加水煎汁，分2次服，每日1劑。適用於肝癌腹水。

（6）取茯苓（研粉）1000克，紅棗（加水煮至七成熟，去皮、核，搗糊）1500克。將茯苓粉與紅棗糊拌勻，壓製成餅，曬乾備用。每日1～2次，每次3～5個，蒸熟食用。用於預防消化系統和泌尿系統癌症。

（7）取茯苓皮、蒲公英、白花蛇舌草、漢防己各30克，紅豆60克，生地、當歸各12克，赤芍、丹參、川牛膝、僵蠶、金銀花各9克，乾蟾皮6克，制乳沒、甘草各4.5克。水煎取藥汁。每日1劑，分2次服。適用於皮膚癌患者。

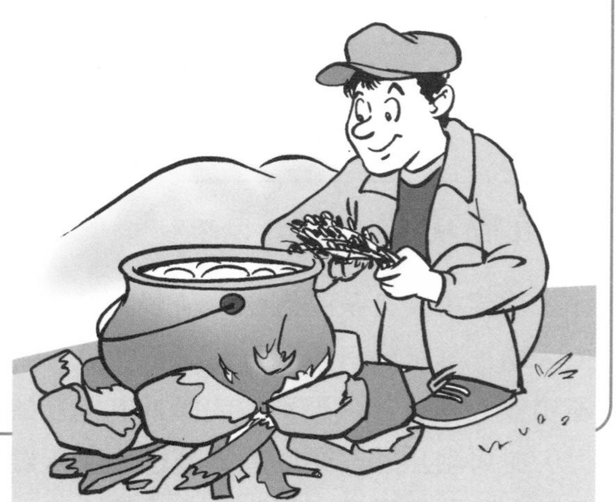

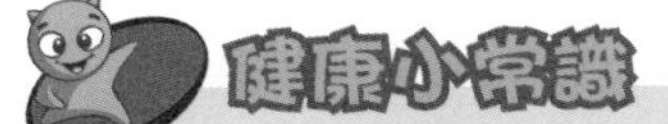

茯苓是一味常用的扶正類抗癌中藥，功效以健脾利濕，扶正抗癌見長，故較多地應用於消化系統、泌尿系統屬脾虛濕重類型癌症的治療。但虛寒精滑或氣虛下陷者忌服。

半枝蓮可以防癌抗癌

半枝蓮又名牙刷草、通經草、水韓信、狹葉韓信草等，藥用為其全草。半枝蓮味辛、苦，性寒。歸肺、肝、腎經。具有清熱解毒、散瘀止痛、利尿消腫、抗癌抑癌的功效，適用於食道癌、胃癌、肝癌、胰臟癌、膀胱癌、子宮頸癌、卵巢癌、白血病、淋巴肉瘤等。

抗癌功效

半枝蓮主要含黃酮類、多醣、生物鹼、甾醇、有機酸、酚類等成分。研究表明，半枝蓮有較好的抗癌效用，對肉瘤、艾氏腹水癌、腦瘤及急性粒細胞性白血病細胞均有不同程度的抑制作用；用細胞呼吸法篩選試驗，測得對上述白血病細胞的抑制率大於75%。臨床實踐顯示，半枝蓮對腸癌、肝癌、食道癌、淋巴肉瘤、絨毛膜癌、急性淋巴型白血病等惡性腫瘤有良好的治療效果。

應用舉例

半枝蓮抗癌以單味或複方煎汁服用為主，亦有製成丸劑、糖漿

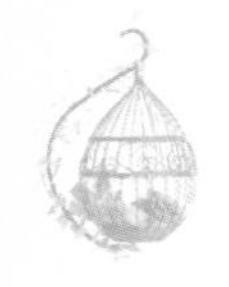

內服或注射液用。煎服常用量為鮮品50～160克，乾品15～30克。

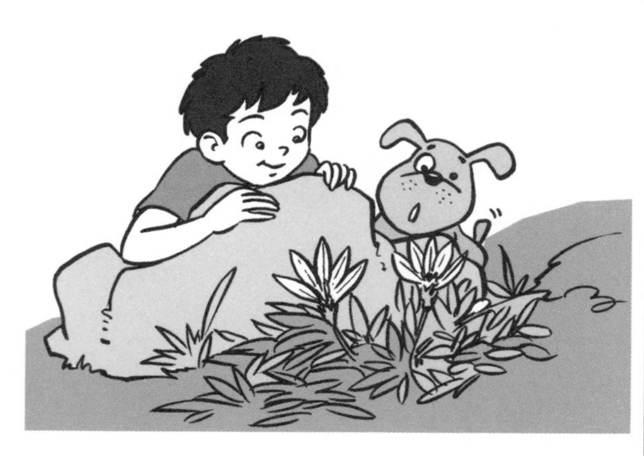

（1）取鮮半枝蓮100克（乾品30克），綿茵陳、石見穿各30克。加水煎汁，每日1劑，分3次服。適用於肝癌。

（2）取鮮半枝蓮120克（乾品30克），洗淨，加水煎汁。每日1劑，當茶飲服，連服3～5個月。適用於直腸癌、肝癌。

（3）取半枝蓮30克，白花蛇舌草60克。加水1500克，煎煮1～2小時，取汁。每日1劑，日夜當茶飲，連續服用3～5個月。適用於直腸癌、胃癌、子宮癌等。

（4）取鮮半枝蓮80克（乾品30克），香茶菜30克。加水煎汁，每日1劑，當茶飲服。適用於胃癌。

（5）取黨參30克，白朮10克，山藥15克，丹參15克，半枝蓮30克，瓦楞子30克。水煎取藥汁。每日1劑，分2次服。適用於子宮頸癌。

（6）取半枝蓮、水楊梅、藤梨根各30克，加水煎汁，代茶飲，每日1劑。適用於胃癌。

（7）取半枝蓮、獨角蓮各50克。加水煎汁，每日1劑，分3～5次飲服。適用於鼻咽癌。

（8）取鮮半枝蓮45克，白英30克，銀花15克。水煎代茶飲，每日1劑。治療鼻咽癌、子宮頸癌及放射線治療後熱性反應。

（9）取半枝蓮120克（乾品30克），蒲公英30克。加水煎汁，當茶飲服，每日1劑。病情減輕後，劑量可減半。適用於縱隔淋巴

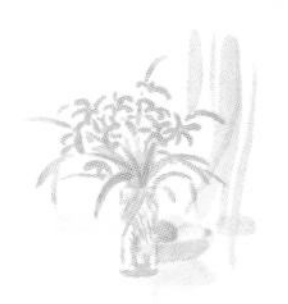

肉瘤。

（10）取半枝蓮、山海螺各30克（鮮品各加倍）。加水煎汁，當茶飲服，每日1劑。適用於肺癌。

（11）取鮮半枝蓮、白英各30克（鮮品各加倍）。加水煎汁，代茶飲，每日1劑。

（12）取半枝蓮、威靈仙、黃藥子各20～30克。加水煎汁，每日1劑，分3次飲服。適用於食道癌。

（13）取半枝蓮、鮮老鸛草各60克。加水煎汁，當茶飲服，每日1劑。適用於鼻咽癌。

（14）取半枝蓮、白茅根、龍葵各30克。加水煎汁，當茶飲服，每日1劑。適用於膀胱癌。

（15）取鮮半枝蓮100克（乾品減半），白頭翁30克，紫草20克。加水煎汁，每日1劑，分3次飲服。適用於卵巢癌、絨毛膜上皮癌、子宮頸癌。

（16）取半枝蓮100克，山豆根、山慈姑、露蜂房各50克。共研細末，拌勻，用蜂蜜或麵粉糊適量調製成丸，每丸重3克。每日3次，每次服2丸，溫開水送下。適用於肝癌、食道癌、胃癌、大腸癌、淋巴肉瘤、乳癌等各種惡性腫瘤。

健康小常識

半枝蓮是應用廣泛的抗癌中草藥，既可單味煎汁代茶飲，又可與其他抗癌中草藥配伍成複方煎服，各種癌症均可酌情服用，有較好的治療效果。

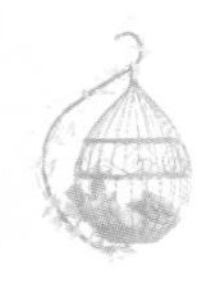

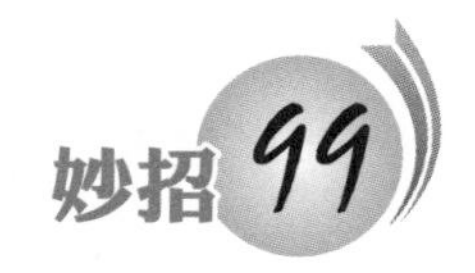

妙招99 藤梨根可以防癌抗癌

藤梨根又名奇異果根，藥用為軟棗奇異果的根。藤梨根味淡帶澀，性平。具有抗癌抑癌、清熱解毒、活血消腫的功效，適用於胃癌、食道癌、肝癌、胰臟癌、腸癌、肺癌、乳癌、卵巢癌、子宮頸癌、膀胱癌等。

抗癌功效

藤梨根主要含熊果酸、齊墩果酸、胡蘿蔔苷及奇異果鹼、葉綠素、胡蘿蔔素等成分。研究顯示，藤梨根有良好的抗癌效用，其煎劑或水溶性成分、醇提取液對消化道腫瘤及子宮頸癌等均有較明顯的抑制作用。此外，藤梨根有較好的防癌（尤其是預防胃癌）作用，其有效活性成分能顯著阻斷致癌物質亞硝胺的合成，阻斷率達95%，故能有效地預防胃癌等惡性腫瘤的發生。臨床實踐顯示，藤梨根對胃癌、腸癌、肝癌、淋巴肉瘤、肺癌、腺癌等確有一定的治療效果。

應用舉例

藤梨根抗癌多以單味或複方煎汁內服為主，亦有製成合劑、沖劑、糖漿、片劑等內服。煎服常用劑量為每日乾品30～80克，鮮品100～150克。

（1）取藤梨根60～150克，加水1000CC，煎沸後用小火煮3小時以上，濾取藥汁約2小碗，分2次服完。每日1劑，連服15～20天為1個療程，停藥幾天再服，連服4個療程。適用於胃癌及上頜竇、篩竇惡性腫瘤。

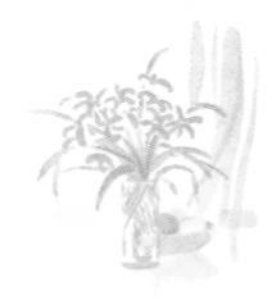

（2）取鮮藤梨根、鮮菱角各120克（乾品各80克）。加水煎煮，至菱角熟透即成，取汁代茶飲，每日1劑。適用於肺癌、肝癌、胃癌等。

（3）取藤梨根、水楊梅根各90克，虎杖根60克。加水煎汁，分2～3次服。適用於直腸癌、胃癌、肝癌等。

（4）取藤梨根60～80克，石見穿、炙鱉甲各20～30克，白毛夏枯草20克。加水煎汁，分3次服，每日1劑。適用於淋巴肉瘤。

（5）取藤梨根60克，石見穿、急性子各20克，石斛30克。加水煎汁，分3～5次服，每日1劑。適用於食道癌。

（6）取藤梨根60～80克，白英20～30克，白頭翁20～30克，半枝蓮30克。加水煎汁，分2～3次服，每日1劑。適用於子宮頸癌、卵巢癌。

（7）取藤梨根、野葡萄根各30克，八角金盤、生南星各3克。每日1劑，加水煎汁，分2～3次服。適用於乳癌。

（8）取鮮藤梨根2500克（乾品1500克），洗淨，切片，加4倍量水，煎煮3小時，濾取汁；藥渣加4倍量水煎煮2.5小時，濾取汁；合併兩次濾液，加少量蔗糖或蜂蜜，再用小火煎煮30分鐘即成。每日服2～3次，每次50CC。注意貯存，防止變質，一般煎煮一料以7～10天服完為好。適用於胃、腸、肝、食道等消化道惡性腫瘤或這類腫瘤手術後的輔助治療。

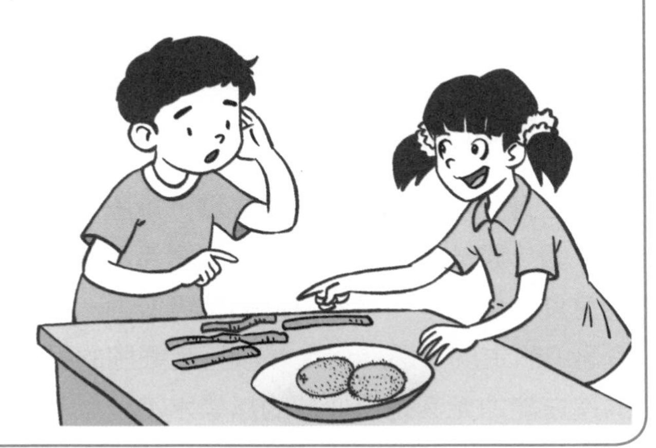

（9）取鮮藤梨根1000克（乾品500克），菱角1000克（乾品500克），半枝蓮500克，石見穿500克。洗淨，加水煎煮

製成糖漿。每日服3次，每次服30～50CC。連服15～20天為1個療程，可連服4～6個療程。適用於消化系統腫瘤及淋巴肉瘤、肺癌、乳癌等。

健康小常識

藤梨根是最具廣譜抗癌效用的抗癌中藥之一。對胃癌、直腸癌、肝癌等消化道腫瘤確有良好的治療效果。孕婦不宜服用。

妙招100

靈芝可以防癌抗癌

靈芝又稱靈芝草、神芝、芝草、仙草、瑞草，藥用為其全株。靈芝性平，味甘，具有益精氣、堅筋骨、利關節、療虛勞、抗腫瘤的功效。靈芝化學成分主要含麥角甾醇0.3%～0.4%，真菌溶菌酶及酸性蛋白酶、L-甘露醇、烯醇。在水溶性提取液中含有水溶性蛋白質，天門冬氨酸、穀氨酸、精氨酸、賴氨酸、亮氨酸、丙氨酸、色氨酸、蘇氨酸、脯氨酸、蛋氨酸、苯丙氨酸、絲氨酸等多種胺基酸，多肽及多醣類。尚含樹脂、內酯、香豆精等。

抗癌功效

自身免疫功能的低下或失調，是腫瘤之所以會發生並擴展的重要原因。靈芝是最佳的免疫功能調節和啟動劑，它可顯著提高機體的免疫功能，增強患者自身的抗癌能力。靈芝可以透過促進白血球介素-2的生成，透過促進單核巨噬細胞的吞噬功能，透過提升人體的造血能力尤其是白血球的指標水準，以及透過其中某些有效成分

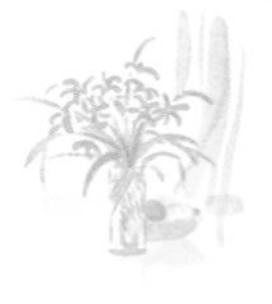

對癌細胞的抑制作用，成為抗腫瘤、防癌以及癌症輔助治療的優選藥物。靈芝對人體幾乎沒有任何副作用。這種無毒性的免疫活化劑的優點，恰恰是許多腫瘤化學治療藥物和其他免疫促進劑都不具有的。

靈芝對多種理化及生物因素引起的肝損傷有保護作用。無論在肝臟損害發生前還是發生後，服用靈芝都可保護肝臟，減輕肝損傷。靈芝能促進肝臟對藥物、毒物的代謝，對於中毒性肝炎有確切的療效。靈芝所含的多醣、多肽等有著明顯的延緩衰老功效。

應用舉例

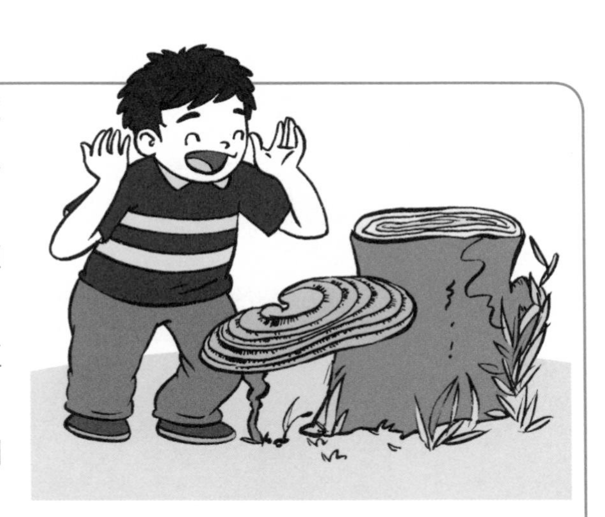

（1）取靈芝15克，向日葵髓心6克，水煎當茶喝，長期飲用，能使自覺症狀消滅。適用於胃癌。

（2）取平蓋靈芝30克，燉豬心或豬肺。一次頓服，每日2～3劑。適用於食道癌。

（3）取野生平蓋靈芝30克、野生赤芝（無柄）10克，水煎服，4個月1個療程，一般患者1～2個療程，有顯效。適用於慢性粒細胞性白血病。

（4）取靈芝200克，水煎，飯前空腹服用，每日3次。適用於慢性粒細胞性白血病。

（5）取靈芝30克，加水煎2小時，煎3次，口服。同時服蜂乳以增強療效。適用於慢性粒細胞性白血病。

（6）取靈芝切成薄片，再磨成細粉。用溫開水沖服或嚼服，每日3～4克，能治療子宮頸癌、子宮出血等。

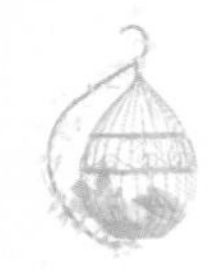

輔助抗癌食譜

（1）取靈芝15克，豬蹄1隻，料酒、精鹽、蔥段、薑片、豬油適量。將豬蹄去毛後洗淨，放入沸水鍋中汆一段時間，撈出再洗淨，靈芝洗淨切片。鍋中放入豬油，燒熱加蔥薑煸香，放入豬蹄、水、料酒、精鹽、靈芝、大火燒沸，改用小火燉至豬蹄熟爛，出鍋即成。

（2）取靈芝15克，紅棗50克，蜂蜜5克。靈芝、紅棗入鍋加水共煎，取煮液2次，合併後加入蜂蜜再煮沸即成。對腫瘤細胞有抑制作用，可防治癌症。

健康小常識

新鮮的靈芝可以直接食用，但保存期很短。靈芝採收後，去掉表面的泥沙及灰塵，自然晾乾或烘乾，水分控制在13%以下，然後用密封的袋子包裝，放在陰涼乾燥處保存。市場上散裝的靈芝，使用前最好清洗後食用。置乾燥處，防黴，防蛀。

國家圖書館出版品預行編目資料

你不可不知的防癌抗癌一〇〇招 / 黃衍強主編. -- 初版. -- 新北市：華志文化, 2013.02

面；　公分. --（健康養生小百科；14）

ISBN 978-986-5936-33-4（平裝）

1. 癌症　2. 健康法

417.8　　101027142

華志文化事業有限公司

書名／你不可不知的防癌抗癌一〇〇招

系列／健康養生小百科 014

主　　編　黃衍強醫師、謝英彪醫生

執行編輯　林雅婷

美術編輯　黃美惠

文字校對　陳麗鳳

企劃執行　康敏才

總 編 輯　黃志中

社　　長　楊凱翔

出 版 者　華志文化事業有限公司

電子信箱　huachihbook@yahoo.com.tw

地　　址　116台北市文山區興隆路四段九十六巷三弄六號四樓

電　　話　02-22341779

總經銷商　旭昇圖書有限公司

地　　址　235新北市中和區中山路二段三五二號二樓

電　　話　02-22451480

傳　　真　02-22451479

郵政劃撥　戶名：旭昇圖書有限公司（帳號：12935041）

電子信箱　s1686688@ms31.hinet.net

出版日期　西元二〇一三年二月初版第一刷

售　　價　三〇〇元

華志文化